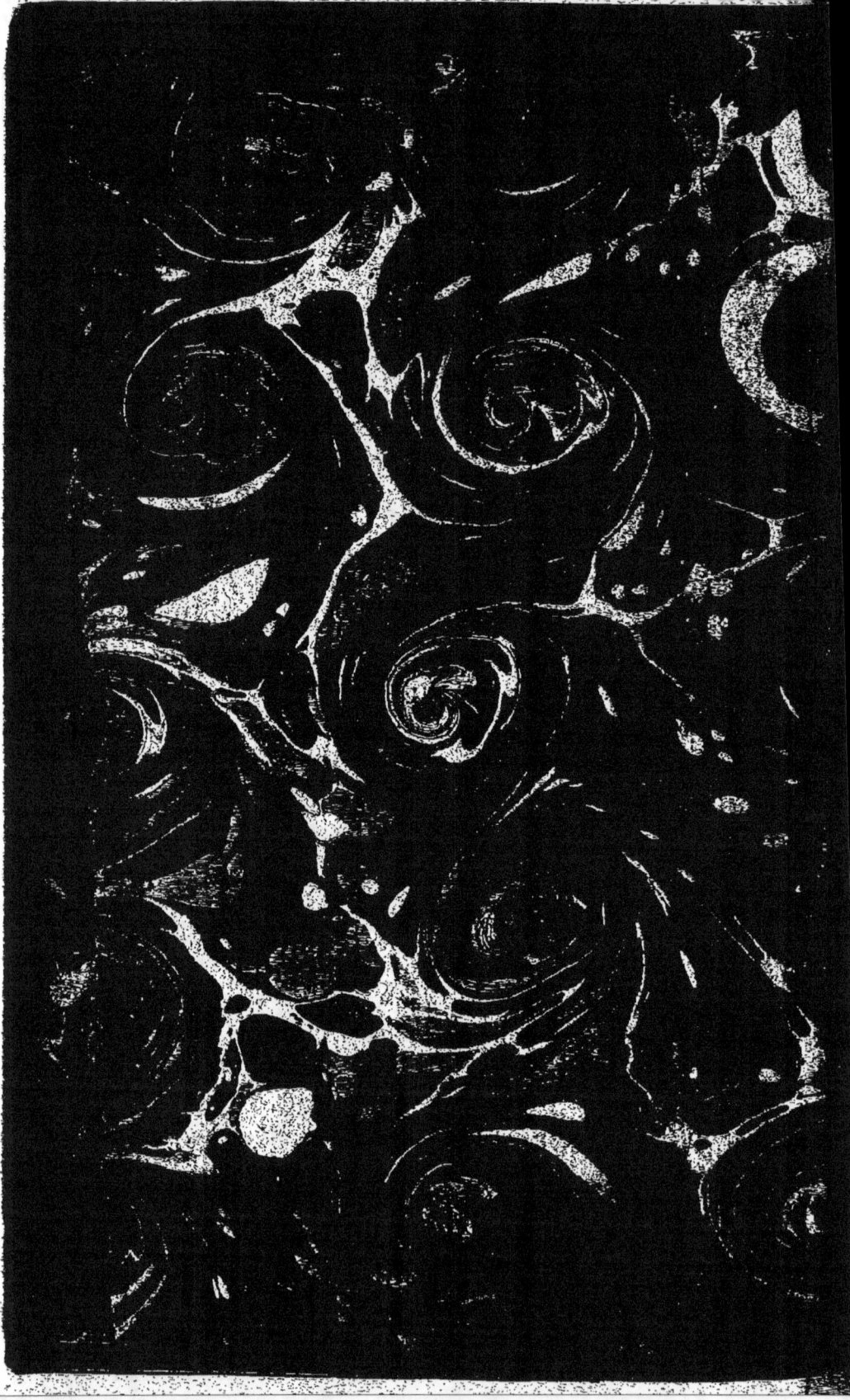

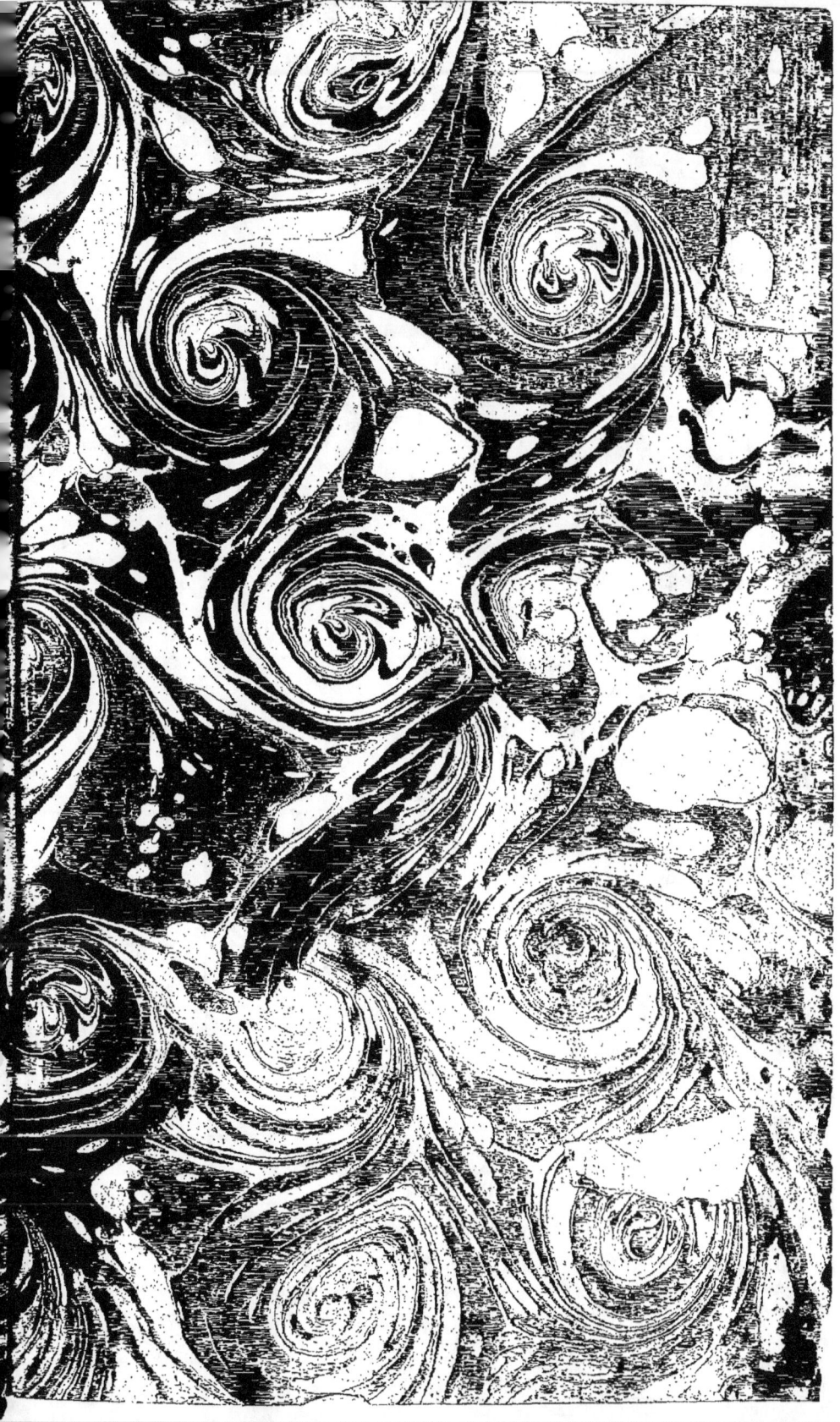

MANUEL
ALIMENTAIRE.

MANUEL
ALIMENTAIRE
DES PLANTES,

Tant indigênes qu'exotiques, qui peuvent servir de nourriture & de boisson aux différens Peuples de la terre ;

Contenant leurs noms triviaux & botaniques, suivant les Auteurs les plus célebres, l'utilité qu'on en peut tirer dans la vie animale, & les différentes manieres de les préparer pour la cuisine, l'office, la distillation, &c.

Par M. Buc'hoz, Médecin du feu Roi de Pologne, &c.

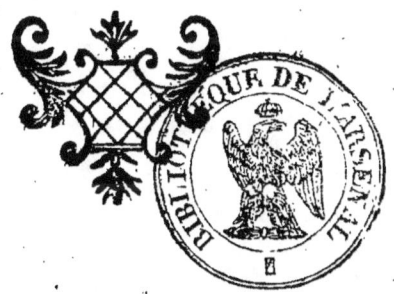

A PARIS.

Chez J. P. Costard, Libraire, rue Saint-Jean-de-Beauvais.

___

M. DCC. LXXI.

Avec Approbation & Privilége du Roi.

8°.S. 8100

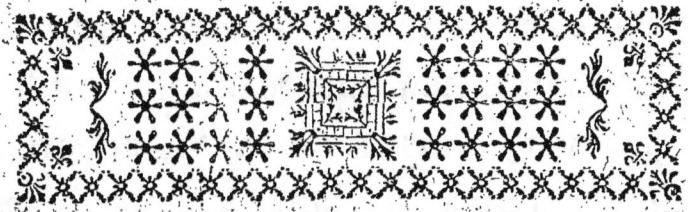

PRÉFACE.

L'OUVRAGE que nous mettons au jour, est le premier aussi complet en ce genre qui ait paru en France; rien n'est plus important à l'homme que de savoir distinguer parmi les différentes substances qui l'environnent, celles qui peuvent lui servir de nourriture & de boisson dans quelque partie de la terre qu'il puisse se trouver. Par le moyen de ce Manuel Alimentaire il acquérera une connoissance exacte de tous les Végétaux, dont il peut faire usage en cette qualité. Pour la plus grande facilité nous les avons arrangés par ordre alphabétique; quand ils se trouvent de la classe des Exotiques, nous avons dé-

PRÉFACE.

signés dans quelle partie de l'une ou de l'autre hémisphere on pouvoit les trouver; nous avons aussi rapportés leurs noms triviaux & botaniques d'après les Auteurs les plus célébres; nous avons pareillement expliqué l'usage qu'on en peut faire dans la vie animale, & nous avons exposés les différentes manieres de les préparer, ensorte qu'on peut dire que ce Manuel sera en même-tems un traité de cuisine végétale, de confiturerie & de distillation, non-seulement pour la France, mais aussi pour les différens Royaumes. Nous nous proposons de donner dans le même goût un Traité sur les alimens qu'on peut tirer du regne animal. Nous faisons précéder celui-ci comme le plus nécessaire & comme celui qui nous fournit les mêts les plus sains & les plus analogues à notre tempérament; nous publierons aussi, pour

PRÉFACE. vij

servir de suite à cet Ouvrage, une Chymie champêtre & végétale, où nous n'omettrons aucunes des liqueurs & ratafiat qu'on peut tirer des végétaux, nous y rapporterons pareillement toutes les eaux distillées, tant cosmétiques que médicinales; ensorte que les deux ouvrages que nous annonçons, réunis avec celui-ci, pourront former un ensemble aussi utile qu'agréable.

Pour ne rien laisser à desirer sur un objet aussi intéressant que celui dont il est question dans ce Manuel, nous avons expliqué quelquefois, selon les principes de la Médecine, parmi les différens mets qui y sont rapportés, ceux qui peuvent fournir la nourriture la plus salutaire suivant la différence de nos tempéramens. Nous ne craignons point d'ajoûter que ce Manuel Alimentaire & Usuel, ne fait en quelque façon qu'un seul &

viij PRÉFACE.
même ouvrage avec notre Manuel Médical; l'un considere les Plantes comme alimens, & l'autre comme médicamens.

APPROBATION.

J'AI lu par ordre de Monseigneur le Chancelier, un ouvrage intitulé: *Manuel Alimentaire des Plantes, &c.* par la collection d'un grand nombre de Plantes réunies dans cet ouvrage & qui peuvent entrer dans les alimens; cet ouvrage ne peut qu'être utile dans bien des cas. Fait à Paris, ce 4 Mars 1771, GUETTARD.

PERMISSION.

LOUIS, PAR LA GRACE DE DIEU, ROI DE FRANCE ET DE NAVARE: A nos amés & féaux Conseillers, les Gens, tenant nos Cours de Parlement, Maîtres des Requêtes ordinaires de notre Hôtel, Grand-Conseil, Prévôt de Paris, Baillifs, Sénéchaux, leurs Lieutenans Civils & autres nos Justiciers qu'il appartiendra: SALUT, notre amé le S' BUC'HOZ, Docteur en Médecine, Nous a fait exposer qu'il désireroit faire imprimer & donner au public, un Ouvrage de sa composition intitulé : *Manuel Alimentaire & Usuel de toutes les Plantes, tant exotiques qu'indigènes, &c.* S'il Nous plaisoit lui accorder nos Lettres de Permission pour ce nécessaires. A CES CAUSES, voulant favorablement traiter l'Exposant, Nous lui avons permis & permettons par ces Présentes, de faire imprimer ledit Ouvrage autant de fois que bon lui semblera, de le vendre, faire vendre & débiter par tout notre Royaume, pendant le temps de trois années consécutives, à compter du jour de la date des Présentes. FAISONS défenses à tous Imprimeurs, Libraires & autres personnes de quelque qualité & condition qu'elles soient, d'en introduire d'impression étrangere dans aucun lieu de notre obéissance: A LA CHARGE que ces Présentes seront enregistrées tout au long sur le Registre de la Communauté des Imprimeurs & Libraires de Paris, dans trois mois de la date d'icelles; que l'impression dudit Ouvrage sera faite dans notre Royaume & non ailleurs, en beau papier & beaux caracteres; que l'Impétrant se conformera en tout aux Réglemens de la Librairie, & notamment à celui du dix Avril mil sept cent vingt-cinq, à peine de déchéance de la présente Permission; qu'avant de l'exposer en vente, le Manuscrit qui aura servi de copie à l'impression dudit Ouvrage, sera remis dans le même état où l'Approbation y aura été donnée, ès mains de notre très-cher & féal Chevalier-Chancelier Garde des Sceaux de France, le sieur DE MAUPEOU ; qu'il en sera ensuite remis deux Exemplaires dans notre Bibliotheque publique, un dans celle de notre Château du Louvre, & un dans celle dudit S*r* DE MAUPEOU, le tout à peine de nullité des Présentes ; DU CONTENU desquelles vous MANDONS & enjoignons de faire jouir ledit Exposant & ses ayans causes, pleinement & paisiblement, sans souffrir qu'il leur soit fait aucun trouble ou empêchement. VOULONS qu'à la copie des Présentes, qui sera imprimée tout au long, au commencement ou à la fin dudit Ouvrage, foi soit ajoutée comme à l'original. COMMANDONS au premier notre Huissier & Sergent sur ce requis, de faire pour l'exécution d'icelles, tous actes requis & nécessaires, sans demander autre permission, & nonobstant clameur de haro, chartre normande & lettres à ce contraires ; Car tel est notre plaisir. DONNÉ à Paris le vingt-huitieme jour du mois de Mars, l'an mil sept cent soixante onze, & de notre Régne le cinquante sixieme. PAR LE ROI EN SON CONSEIL.

LEBEGUE.

Registré sur le Registre XVIII, *de la Chambre Royale & Syndicale des Libraires & Imprimeurs de Paris, n°.* 892, *fol.* 464, *conformément au Réglement de* 1723, *qui fait défenses article* 41, *à toutes personnes de quelque qualité & condition qu'elles soient, autres que les Libraires & Imprimeurs, de vendre, débiter, faire afficher aucuns livres pour les vendre en leur nom, soit qu'ils s'en disent les Auteurs ou autrement, & à la charge de fournir à la susdite Chambre neuf Exemplaires prescrits par l'article* 108 *du même Réglement. A Paris ce* 6 *Avril* 1771.

HERISSANT, Syndic.

MANUEL ALIMENTAIRE ET USUEL.

I.

ABRICOTIER.

Armeniaca fructu majore, Tourn.
Prunus armeniaca, Linn.

L'ABRICOT fait l'ornement des tables ; soit crud, soit confit au sucre ou préparé de quelqu'autre maniere, il est agréable au goût : il humecte & rafraîchit ; mais il contient un suc visqueux & épais, qui peut causer quelquefois dans les premieres voies des vents & des crudités ; aussi prefere-t-on pour cette raison les Abricots confits aux cruds. Les plus savoureux sont ceux qui viennent en plein vent; ceux qui proviennent d'espalier sont plus gros, mais ils ont moins de goût. Les Abricots de haut vent sont faciles à connoître à leur peau, qui est comme rissolée du côté opposé au soleil. On fait en Auvergne, avec les Abricots, des pâtes & de la gelée, qui deviennent d'un rouge brun; mais qui conservent le goût du fruit comme si on le mangeoit naturel. L'Abricot que nous nommons *Abricot de Saint-Domingue*, est une espece totalement différente de l'espece ordinaire; ce fruit est très-sain & très-nourrissant: pour le manger, il faut le laisser tremper, lorsqu'il est coupé, dans du vin & du sucre. Les Espagnols font avec ce fruit une marmelade excellente, en y mêlant du gingembre, des épiceries & des odeurs, dont ils remplissent des oranges qu'ils font confire & sécher; ils regardent l'usage de ces oranges après le repas, comme propre à faciliter la digestion. Les Abricots qui viennent en France, sont de plusieurs especes; on nomme la premiere espece le *gros Abricot*: son fruit est assez bon, sa beauté & sa grosseur dépendent de la qualité de la terre & de l'exposition. La seconde espece est l'*Alberge*: on la cultive en Touraine; son goût est de beaucoup supérieur au gros Abricot. La troisieme espece est l'*Abricot Alexandrin*: elle est très-commune en Provence, où le fruit devient des plus exquis.

On donne à la quatrieme espece d'Abricot, le nom d'*Angoumois*, parce qu'on le cultive dans cette Province; il est petit, plus long que rond, bien coloré & fort exquis; sa chair est d'un jaune foncé, vineuse, fondante, parfumée; son amande est douce & se mange comme des avelines. La cinquieme espece d'Abricot est l'*Abricot natif musqué*; son fruit n'est ni excellent ni chargé d'odeur; on ne l'estime qu'à cause de sa primeur. La sixieme espece est connue sous le nom d'*Abricots blancs*; sa chair est délicate & a le goût de pêche. Nous nommerons la septieme espece, *Abricot de Bruxelles*; sa chair est ferme & a beaucoup d'odeur, mais il est sujet à se fendre avant sa maturité: c'est l'espece la plus tardive.

Nous allons actuellement rapporter les différentes préparations qu'on fait avec l'Abricot; nous observerons seulement que ceux qui sont confits sont plus sains que les cruds; le sucre & la coction les rendent même becchiques & pectoraux.

Maniere de préparer & faire blanchir les Abricots verds.

1. Quand on veut confire les Abricots avec leur peau, il faut bien les nettoyer de la bourre ou duvet dont ils sont chargés. On y parvient au moyen d'une lessive dans laquelle on les fait blanchir; pour cet effet on met de l'eau dans une grande poële avec de

la cendre de bois neuf, qu'on place sur le feu, on écume bien tous les chardons qui viennent au-dessus de cette eau comme étant plus légers, & quand après plusieurs bouillons cette eau devient douce & grasse, on l'ôte de dessus le feu & on la laisse reposer pour n'en prendre que le clair. On remettra ensuite sur le feu cette lescive clarifiée, & quand elle commencera à bouillir, on y jettera trois ou quatre Abricots pour voir s'ils se nettoyent bien, & en ce cas on y mettra les autres, ayant sur-tout attention qu'ils ne bouillent pas, ce à quoi on obviera en remuant toujours avec la queue de l'écumoire. On examine ensuite si la bourre s'enleve comme dans le premier essai ; pour lors on les tire de l'eau & on les met dans une autre eau un peu tiede ; après quoi on les nettoye de leur bourre. On les remet ensuite dans une poêle d'eau sur le feu & on les fait blanchir, & quand ils sont bien blanchis, on les met sur un petit feu pour reverdir pendant une heure, ayant soin de les couvrir avec un plat & une serviette par-dessus, & on finit par les mettre au sucre, ainsi qu'il sera expliqué plus au long dans un des articles subséquens. Pour connoître si les Abricots sont suffisamment blanchis, on les piquera avec une épingle : si l'épingle résiste, c'est une marque qu'ils ne le sont pas assez ; mais si elle entre aisément, on peut dire qu'ils le sont suffisamment.

Autre méthode pour blanchir les Abricots verds.

2. On prendra des Abricots verds avant que les noyaux soient durcis; on aura en même-temps du sel qui ne soit point trop gros, environ deux poignées plus ou moins suivant la quantité des Abricots; on les mettra dans une serviette avec le sel, & on les remuera bien d'un bout à l'autre, en les arrosant d'un peu de vinaigre. Quand on les aura suffisamment remués, & que l'on s'appercevra que la bourre en sera ôtée, on les maniera un peu dans les mains pour faire tomber le sel; après quoi on les jettera dans de l'eau fraîche pour les laver, & on finira par les faire blanchir; quand ils le seront suffisamment, on les jettera dans de l'eau fraîche. On prendra ensuite du sucre clarifié la quantité nécessaire, & on le mettra sur le feu; quand le sucre commencera à bouillir, on les jettera dedans après les avoir égouttés de leur eau, & on les mènera à petit feu jusqu'à ce qu'ils commencent à verdir. Lorsque les Abricots auront bien pris le sucre, on les mettra sur un clayon pour les égoutter; après quoi on les arrangera sur des ardoises ou feuilles de fer blanc, & on mettra du sucre en poudre dans une serviette pour les saupoudrer légerement, on les fera ensuite sécher à l'étuve; quand ils seront secs, on les levera de dessus les ardoises & on les

mettra sur des tamis pour achever de sécher. Après quoi on les range dans des boîtes bien séchement, pour s'en servir au besoin; ils sont fort beaux au candi.

Abricots verds au liquide.

3. Après avoir nettoyé, blanchi & reverdi les Abricots, on met du sucre clarifié dans une poële la quantité proportionnée au fruit; on passe ensuite les Abricots deux fois à l'eau fraîche & on les égoutte sur des tamis; on les coule ensuite dans le sucre & on leur donne un petit bouillon; après quoi on les ôte du feu pour les écumer, & on les met dans une terrine: on doit avoir l'attention qu'ils nagent un peu dans le sucre, en observant cependant que le premier sucre soit léger en cuisson. Le lendemain on les met égoutter dans une passoire, on donne une douzaine de bouillons au sucre & on le verse sur le fruit; on continuera cette opération pendant deux ou trois jours, & on augmentera le sucre clarifié à mesure que le fruit se nourrira. Pour les finir, il faut les mettre égoutter & voir s'il y a assez de sucre; s'il n'y en a pas assez, on y remettra du sucre cuit au même degré que celui dont on les a retirés; on remettra le sucre sur le feu & on le fera cuire jusqu'à la grosse perle; ensuite on coule le fruit dedans & on lui donne cinq ou six bouillons couverts, on les ôte de

dessus le feu, on les écume bien, & étant à demi-froids on les empote.

Abricots verds pelés.

4. Si on veut confire des Abricots verds pelés, il faut, après les avoir tournés proprement, les jetter dans de l'eau fraîche. On fait en même-temps bouillir de l'autre eau, dans laquelle on les jette, & quand ils seront montés au-dessus, on les descendra & on les laissera refroidir dans leur eau; on les remettra sur le feu pour les faire amortir & blanchir, jusqu'à ce qu'ils quittent l'épingle, après quoi on les mettra au sucre de la même maniere que nous l'avons indiqué dans les articles précédens, tant pour le sec que pour le liquide.

Abricots mûrs pelés.

5. On prendra des Abricots qui ne soient ni trop mûrs ni trop verds; si on veut les avoir entiers, il faut simplement faire avec un petit couteau une petite taillade à la pointe de l'Abricot, & pousser le noyau par la queue. Quand on en aura préparé environ quatre livres, on les jettera dans de l'eau bouillante qu'on aura eu la précaution de mettre auparavant sur le feu, cela s'appelle les faire blanchir; il faut avoir sur-tout attention qu'ils ne se lâchent pas dans l'eau. Quand ils sont blanchis comme il faut, on les ôte bien proprement avec une écumoire,

A iv

& on les met dans de l'eau fraîche; ensuite on les met égoutter sur un tamis & on clarifie quatre livres de sucre que l'on fait cuire à la plume. On y met les Abricots dedans tout doucement l'un après l'autre; après quoi on les passe sur le feu & on les laisse refroidir; ils jettent par-là leur humidité & leur eau, & prennent sucre. On égoutte le sucre & on le fait rebouillir. Quand il aura bouilli sept ou huit bouillons, on remet les Abricots dedans & on donne encore cinq ou six bouillons; on les laisse reposer deux ou trois heures, ou si l'on veut, jusqu'au lendemain. On les acheve pour lors & on les garde liquides avec leur syrop dans des pots; & si on veut les faire secs, qui est ce qu'on appelle à mi-sucre, on les dresse sur des ardoises ou feuilles de fer blanc, après quoi on les fait égoutter; quand ils sont dressés, on secoue du sucre en poudre au travers d'une toile de soie pardessus, & on les met à l'étuve. Lorsqu'ils sont secs d'un côté, on les retourne de l'autre, on les arrange sur un tamis ou clayon, & on y secoue encore du sucre en poudre au travers de la toile de soie ou d'étamine; quand ils seront secs & froids, on pourra les mettre dans des boîtes avec du papier blanc: si au bout de quelque temps ils deviennent humides, il ne faut que changer le papier.

On n'oubliera pas, en pelant ou tournant les Abricots, de les jetter à mesure dans de l'eau fraîche.

Abricots à mi-sucre.

6. On prend quatre livres de sucre qu'on fait cuire à la plume ; on a ensuite quatre livres d'Abricots mûrs que l'on pele : on les met dans le sucre & on leur fait prendre un petit bouillon pour leur faire jetter leur eau. On les laisse refroidir, & étant refroidis, on les remet sur le feu & on les fait bouillir jusqu'à ce qu'ils n'écument plus. On les ôte ensuite de dessus le feu & on les laisse dans leur sucre jusqu'au lendemain qu'on les égoutte sur une passoire, & on fait cuire le syrop à perlé ; quand il est ainsi cuit, on le met dans une terrine & on glisse les Abricots dedans, on les écume & on les met à l'étuve pour les achever. Le lendemain on les égoutte & on les dresse sur des ardoises ou feuilles de fer blanc, pour les mettre sécher à l'étuve poudrés de sucre ; sinon on les conserve liquides jusqu'à une autre fois, & on les tire ensuite au sec comme les précédens.

Abricots à oreilles.

7. Pour faire des Abricots à oreilles, il s'agit uniquement de contourner une des moitiés, lorsqu'on les confit, sans la détacher tout à fait d'avec l'autre ou d'en joindre deux moitiés ensemble, ensorte qu'elles

se débordent mutuellement par les deux bouts, l'une d'un côté, l'autre de l'autre.

Les Abricots mûrs, de même que les verds, font sujets à s'engraisser; on ne peut pas en conséquence les garder long-temps, sur-tout lorsqu'ils sont confits au liquide, car ils se conservent mieux au sec.

Abricots verds à l'eau-de-vie.

8. Il faut avoir des Abricots verds préparés pour le liquide; on les passe à l'eau bouillante pour les faire blanchir & reverdir; ensuite on les met au sucre clarifié, on leur donne sept ou huit bouillons couverts, on les écume & on les met dans une terrine jusqu'au lendemain. Après avoir donné sept ou huit bouillons au sucre, on le jette sur le fruit; le troisieme jour on égoutte le syrop du fruit, & on lui fait prendre cinq ou six bouillons. On coule en même-temps le fruit dans le sucre, & on lui donne encore sept ou huit bouillons couverts; on les ôte de dessus le feu, on les écume, on les laisse refroidir & on les met dans des bouteilles, moitié syrop, moitié eau-de-vie par dessus, & on les bouche bien. Ce fruit peut servir en compote, au caramel, & on en peut tirer au sec.

Abricots mûrs à l'Eau-de-vie.

9. Ayez des Abricots presque mûrs, passez-les à l'eau bouillante pour les blanchir;

quand ils feront montés fur l'eau, vous ôterez la poële de deſſus le feu, vous tirerez les plus mollets pour les mettre à l'eau fraîche, & vous remettrez les autres fur le feu pour les achever de blanchir. Quand ils font montés de même & qu'ils font mollets, tirez la poële de deſſus le feu & les mettez dans de l'eau fraîche comme les autres; enſuite mettez-les égoutter fur des tamis & les mettez au ſucre clarifié, donnez leur cinq ou ſix bouillons couverts.

Crême d'Abricots.

10. Après avoir fait cuire les Abricots dans le ſucre, on les paſſe au tamis, & on y ajoute du vin du Rhin ou de celui de champagne; & lorſque le tout eſt d'un bon goût, on le laiſſe réfroidir, puis on y met des jaunes d'œufs une demi-douzaine pour un petit plat. Quand on a paſſé ce mélange à l'étamine, on le fait cuire au bain marie dans le plat où on le ſervira. Cette crême ſe ſert pour entremets, froide ou chaude.

Compote d'Abricots verds.

11. Pelez vos Abricots, ou mettez-les à la leſſive, ou bien paſſez-les au ſel. Après les avoir bien lavés & nettoyés de leur bourre, percez-les par le milieu & jettez-les dans de l'eau fraîche; enſuite mettez bouillir de l'eau ſur le feu & jettez-les dedans pour les faire blanchir. Quand ils feront blanchis, ce

qui se connoit en les piquant avec une épingle, lorsqu'ils ne font aucune résistance ou qu'ils s'écrasent aisément sous les doigts; alors vous les tirez du feu & les couvrez d'un plat & d'une serviette pardessus, pour les faire reverdir. Ensuite vous les faites égoutter sur un tamis & vous les mettez au petit sucre, vous leur faites prendre trois ou quatre bouillons, en les laissant prendre sucre pendant une heure ou deux; vous les remettrez ensuite sur le feu, & vous leur donnerez cinq ou six bouillons. Vous les tirerez dans une terrine, & étant froids, vous les servirez en compote; si vous en faites pour plusieurs jours, il faut le lendemain donner cinq ou six bouillons à votre syrop.

Autre compote d'Abricots verds.

12. Si hors de la saison vous voulez faire une compote d'Abricots verds, il vous sera très-facile, il vous suffira d'avoir des Abricots au liquide; vous en prendrez la quantité que vous en aurez besoin & une partie du syrop que vous remettrez dans une poële avec un peu d'eau pour le décuire, & après lui avoir donné quelques bouillons, vous le verserez sur vos Abricots pour les servir chauds ou froids, suivant que vous le jugerez à propos. Si vous n'avez que des Abricots secs, vous ne laisserez pas que de faire une fort bonne compote en les mettant dans une poële avec du syrop d'autres Abri-

cots verds ou semblable, en le décuisant cependant; & après quelques bouillons, vous n'aurez qu'à dresser votre compote & la servir.

Compote d'Abricots jaunes.

13. Dans leur premiere nouveauté on les laisse sans les peler; mais dans la suite vous les tournez & ôtez le noyau, vous les passez à l'eau sur le feu comme ceux qu'on veut confire. Quand ils montent au-dessus & qu'ils sont mollets, vous les tirez & les faites rafraîchir; il faut ensuite les mettre égoutter, puis au petit sucre clarifié; après quoi leur faire prendre trois ou quatre bouillons & les bien écumer. Si le syrop n'est point assez cuit, vous lui donnerez à part encore quatre ou cinq bouillons, & le verserez sur le fruit; quand ils seront froids, vous les verserez dans un compotier pour les servir. S'ils n'avoient pas pris assez de sucre, vous pourrez leur donner encore quelques bouillons & de même au syrop, supposé qu'il y en eût trop, & vous les verserez ensuite sur votre fruit.

Autre compote.

14. On fait aussi des compotes d'Abricots sans les passer à l'eau; ils en sont plus savoureux & ont plus de goût de fruit. On ne fait que les tourner; on en ôte le noyau, & on les met tout de suite dans du sucre cla-

rifié, ou si on n'en a point, on fait fondre du sucre avec de l'eau, environ un quarteron, ou un peu plus pour une compote. On les fait bouillir jusqu'à ce qu'ils soient bien mollets, il faut pour cela de l'eau en suffisante quantité, quoique cependant les Abricots en jettent assez. Quand ils n'écumeront plus, ou qu'ils auront pris sucre, vous les pouvez tirer & examiner en même-temps si le syrop a besoin de cuire un peu plus pour le réduire; car il suffit qu'il y en ait seulement pour baigner le fruit.

Compote d'Abricots à la Portugaise.

15. Prenez une douzaine d'Abricots jaunes; fendez-les en deux & en ôtez le noyau; rangez-les sur une assiette d'argent, & y mettez du syrop ou du sucre avec de l'eau. On les met ensuite sur un fourneau & on ne les couvre point. Quand ils sont cuits, on ôte le feu de dessous, on les poudre de sucre & on met dessus le couvercle d'une tourtiere ou plat d'argent, avec un bon feu dessus pour leur donner une belle couleur.

Conserve d'Abricots.

16. Vous prendrez des Abricots blancs à demi-mûrs, vous les pélerez & les couperez par petites tranches; vous les ferez dessécher sur un petit feu. Vous en péserez quatre onces & vous ferez cuire une livre de sucre à la plume un peu forte; vous le lais-

ferez un peu refroidir & vous mettrez le fruit dedans, que vous remuerez avec une cuiller, vous le délayerez bien & le dresserez en petites pâtes.

Marmelade d'Abricots verds.

17. Prenez des Abricots verds, avant que le noyau soit formé; mettez-les dans une serviette avec du sel & les sassez jusqu'à ce que le duvet en soit ôté; ensuite mettez-les dans de l'eau fraîche. Il faut ensuite les faire bouillir à gros bouillons, jusqu'à ce qu'ils soient bien mollets; faites-les égoutter & les passez à travers un tamis, recevant ce qui passera dans une poêle. Vous le ferez ensuite dessécher sur le feu, ayant soin de remuer & de retourner cette pâte de tout côté avec la spatule, ensorte qu'il n'y reste point d'humidité & qu'elle commence à s'attacher à la poêle; puis vous ferez cuire le sucre à cassé, vous le délaierez avec votre marmelade après en avoir pesé ce qu'il en faut, c'est-à-dire, livre pour livre; on la fait ensuite frémir & on l'empote, ou bien on la tire au sec.

Marmelade d'Abricots jaunes.

18. Vous prendrez des Abricots bien mûrs, vous les pélerez & ôterez les noyaux, vous les dessécherez sur le feu & en péserez quatre livres; ensuite vous ferez cuire quatre livres de sucre à la poêle, & vous mettrez

votre fruit dedans. Remuez-le bien avec une spatule, & faites-le cuire à grand feu quatorze ou quinze bouillons ; descendez-les ensuite de dessus le feu, laissez-les reposer un quart d'heure, puis mettez la marmelade dans des pots.

Pâtes d'Abricots.

19. Prenez six Abricots bien mûrs, pelez-les & les mettez dans une poële bien propre, desséchez-les à petit feu ; quand ils seront à moitié desséchés, vous ferez cuire trois livres de sucre à la forte plume, les verserez sur les Abricots & remettrez votre poële sur le feu : vous remuerez bien avec une spatule jusqu'à ce que vous voyiez qu'ils soient à leur parfaite cuisson, ensuite dressez-les.

Autre maniere de la faire.

20. Vous prendrez quatre livres d'Abricots blancs qui soient à demi-mûrs ; vous les pélerez & les passerez à l'eau quatre ou cinq bouillons ; après quoi vous les passez au tamis, vous les desséchez & les repassez encore une fois. Sur trois livres de pâte vous y ajoutez trois livres de sucre cuit à la forte plume, & vous y mettez la pâte dedans, que vous remuez bien avec une spatule ; ensuite vous les remettez dessus le feu recuire cinq ou six bouillons, enfin vous dressez de nouveau la pâte & vous la mettez à l'étuve.

Autre.

ABR

Autre.

21. Prenez six livres d'Abricots bien mûrs, pelez-les & les deſſechez; après quoi vous les repoſez. Sur quatre livres de pâte vous y mettez quatre livres de ſucre en poudre; vous remuez bien la pâte & vous la mettez ſur le feu cuire quatorze ou quinze bouillons, enſuite vous la dreſſez toute chaude & la mettez à l'étuve; que le feu n'y manque ni jour ni nuit modérément.

Syrop d'Abricots.

22. Mettez quatre livres d'Abricots bien mûrs dans deux pintes d'eau, faites-les bouillir à grand feu juſqu'à ce qu'ils ſoient en marmelade; enſuite jettez-les dans un tamis deſſus une terrine, puis paſſez-les à la chauſſe juſqu'à ce qu'ils ſoient bien clairs. Peſez-en quatre livres, mettez-y deux livres de ſucre clarifié, faites cuire le tout à grand feu juſqu'à ce qu'il ſoit en ſyrop, & mettez-le dans des bouteilles.

Autre Syrop d'Abricots.

23. Prenez des Abricots bien mûrs, pelez-les & les coupez par morceaux; faites enſuite cuire du ſucre à ſoufflé, où vous jettez votre fruit avec les amandes écraſées. Après que le tout a pris huit ou dix bouillons, pourvû que ce ſoit entre liſſe & perlé, vous le verſez ſur un tamis & vous

B

en prenez le syrop qui passera, pour vous en servir au besoin; il faut cinq quarterons de sucre sur une livre de fruit : ou bien prenez des Abricots que vous pélerez & senderez par la moitié, vous les rangerez sur des petites buchettes mises en travers sur une terrine, & à chaque couche ou rangée, vous mettrez du sucre en poudre, en y employant pareille quantité que ci-dessus. Vous laisserez cela de la sorte jusqu'au lendemain en lieu frais; ensuite vous ferez chauffer un peu d'eau, & y ayant mis vos Abricots, vous verserez le tout sur un linge pour couler cette eau sans presser le fruit, laquelle eau vous servira avec celle qu'auront rendue les Abricots dans la terrine pour en faire le syrop, ayant soin d'employer toutes les attentions ordinaires, jusqu'à ce qu'il soit cuit à perlé.

Glace d'Abricots.

Prenez une douzaine d'Abricots bien mûrs que vous écrasez avec la main; ajoutez-y une chopine d'eau; il faut les laisser infuser pendant une heure ou deux, on les passe au travers d'un tamis en les pressant sans remuer pour en exprimer tout le jus. On y met ensuite une demi-livre de sucre; lorsqu'il sera fondu, on mettra l'eau dans une sablonniere pour faire prendre la glace.

Ratafia d'Abricots.

25. Il se fait de deux façons, ou en faisant infuser des Abricots coupés par morceaux dans de l'eau-de-vie pendant deux jours, en les passant à la chausse & y mettant les ingrédiens ordinaires, ou bien l'on fait bouillir les Abricots avec du vin blanc & on les laisse refroidir; ensuite on tire la liqueur au clair & on y met de l'eau-de-vie pinte pour pinte, & par pinte un quarteron de sucre, de la canelle, du clou, du macis & les amandes des Abricots concassés; puis on laisse infuser le tout pendant huit ou dix jours; on le passe à la chausse & on le met dans des bouteilles pour s'en servir au besoin.

Tourte d'Abricots.

26. Prenez une tourtiere d'une abaisse de feuilletages bien mince, épluchez vos Abricots, c'est-à-dire, coupez-les en deux & ôtez la peau, faites-les cuire à moitié dans un peu d'eau & de sucre, garnissez le fond de sucre en poudre & de morceaux d'écorce de citron confit, arrangez vos Abricots dessus avec leurs amandes que vous aurez blanchies & épluchées; remuez encore du sucre en poudre, abaissez un morceau de feuilletage bien mince, farinez-les & les pliez en quatre. Coupez en de petits filets gros comme une lardoire, pour bander

votre tourte. Formez tel deſſein que vous jugerez à propos, ſur-tout que cela ne ſoit point confus. Coupez de votre feuilletage deux ou trois bandes de la largeur du pouce & épaiſſe de quatre écus, poſez-là autour de votre tourtiere en humectant l'abaiſſe avec un peu d'eau, bordez-là comme il faut, appuyez le pouce également par tout pour la ſonder, coupez l'excédent & façonnez-le d'abord avec le dos du couteau; faites cuire juſqu'au temps que le feuilletage aura fait ſon effet & aura belle couleur, & que la tourte ſera reſſuyée, rapez du ſucre deſſus & la glacez avec un brin de fagot du côté du fond ou avec la pelle rouge.

Abricots verds au caramel.

27. Prenez des Abricots verds confits à l'eau-de vie, faites-les égoutter & ſécher à l'étuve; vous leur mettrez à chacun un petit bâton pour pouvoir les tremper dans un ſucre cuit au caramel. A meſure que vous les trempez, vous les dreſſez ſur un clayon, c'eſt-à-dire, vous mettez les petits bâtons dans la maille du clayon, afin que le caramel puiſſe ſécher en l'air; après quoi vous les dreſſez ſur une aſſiette de Porcelaine garnie d'un rond de papier découpé.

Abricots verds au candi.

28. Prenez des Abricots verds confits & bien ſéchés à l'étuve, mettez-les ſur les

grilles qui se mettent dans les moules à candi; vous prenez du sucre suivant la quantité que vous avez d'Abricots, faite-le cuire au soufflé & le versez sur les Abricots, vous les mettrez à l'étuve jusqu'à ce qu'ils soient candi.

Abricots au surtout.

29. Il faut prendre des Abricots confits au liquide de ceux qui sont entiers, que vous mettez égoutter de leur syrop, vous prenez un Abricot entier que vous fendez par le côté, pour qu'il s'ouvre par la moitié sans se détacher tout à fait, & l'appliquez sur un autre entier, de façon qu'il l'entoure tout à fait & que les deux ne paroissent en faire qu'un; ensuite vous les retrempez légerement dans le syrop & les mettez égoutter sur des feuilles de fer. Poudrez-les partout avec du sucre fin, que vous faites tomber avec le tamis, & les mettez à l'étuve pour les faire sécher; lorsqu'ils seront secs d'un côté, il faut les mettre sur un tamis du côté sec & les saupoudrer de l'autre. Remettez à l'étuve pour rachever de les faire sécher, vous les conserverez dans une boîte garnie de papier blanc dans un endroit sec.

Dragées d'Abricots.

30. Faites tremper avec de l'eau un peu de gomme adraganthe pendant vingt-quatre heures; quand elle sera fondue, vous en

prendrez le plus épais, que vous mettrez dans un mortier avec de la marmelade d'Abricots & du sucre en poudre. Broyez-les ensemble jusqu'à ce que vous en puissiez former une pâte maniable, ensuite vous la mettrez sur une feuille de papier posée sur une table avec du sucre fin dessus & dessous; abattez cette pâte en douceur avec le roulleau : quand elle sera abattue de l'épaisseur d'un écu, vous en coupperez pour en former des ronds de la grosseur d'un pois, ou si vous avez des fers à découper, vous en découperez les cœurs & autres façons, & les mettrez à l'étuve pour les faire sécher; ensuite vous les finirez de la façon ordinaire.

Abricots tappés.

31. Ayez un cent de beaux Abricots presque mûrs, faites-leur une incision du côté de la queue, faites sortir le noyau en le poussant avec la pointe d'un couteau par le côté de la tête. Il faut casser les noyaux pour en tirer l'amande entiere, que vous pelez proprement & mettez à part; mettez vos Abricots dans une eau bouillante pour les faire blanchir, jusqu'à ce qu'ils fléchissent sous les doigts, vous les retirez pour lors à l'eau fraîche. Sur une livre d'Abricots vous ferez cuire une demi-livre de sucre au petit lissé; mettez-y les Abricots pour leur faire prendre deux bouillons couverts, après les avoir

écumés vous les mettrez dans une terrine jusqu'au lendemain que vous remettrez le sucre dans une poêle pour le faire cuire à la grande plume. Mettez-y les Abricots avec leurs amandes que vous avez mises à part, faites leur faire bouillon dans le sucre, & les ôtez du feu pour les remettre dans la terrine jusqu'au lendemain que vous les retirez de leur syrop avec les amandes pour les mettre égoutter; remettez une amande dans chaque Abricot, & les posez à mesure sur le côté dessus des grilles pour les faire sécher à l'étuve. Quand ils seront secs d'un côté, vous les retournerez de l'autre, ils s'applatiront d'eux-mêmes sans les tapper; après qu'ils seront également secs, vous les conserverez dans des boîtes garnies de papier blanc dans un endroit sec.

Abricots glacés en fruits.

32. Prenez la quantité d'Abricots que vous jugerez à propos, suivant ce que vous en voulez faire; qu'ils ne soient pas trop mûrs; ôtez-en la peau & les noyaux, coupez-les par morceaux pour les mettre dans une poêle avec une livre de sucre fin pour une livre de fruit, faites-les cuire à grand feu en les remuant toujours avec l'espatule jusqu'à ce qu'ils soient en marmelade. Lorsque votre marmelade commence à se lier, vous l'ôtez du feu pour écraser ceux qui ne sont pas fondus; remettez-la ensuite sur le

feu pour lui donner quelques bouillons; elle sera faite quand vous aurez trempé un doigt dedans & qu'appuyant le pouce contre, ils se collent ensemble. Lorsque votre marmelade sera froide, vous la mettrez dans une sabloniere pour la faire prendre à la glace ; quand elle sera prise vous la travaillerez bien & la mettrez dans des moules pour lui faire prendre la figure des fruits naturels ; enveloppez tous les moules avec du papier, & les mettez à la glace avec de la glace pilée en neige, mêlée avec du sel ou du salpêtre: vous aurez soin que le vaisseau où vous les mettrez soit percé & qu'il ne retienne pas l'eau. Avant de les servir vous leur donnerez la couleur d'Abricots que vous mettrez dessus avec un petit pinceau, un peu de gomme gutte où vous ajouterez un peu de cochenille & du carmin, comme pour faire une couleur d'Abricots en plein vent.

Cannelons d'Abricots.

33. Ayez un quarteron d'Abricots bien mûrs que vous écrasez avec la main, & les délayez avec une pinte d'eau: vous les laisserez infuser ensemble pendant deux heures; ensuite vous les passerez dans un tamis en les pressant fort pour en exprimer tout le jus ; mettez fondre dans ce jus une livre de sucre, mêlez bien ensemble pour les faire prendre à la glace dans une sablotiere. Lorsque votre glace sera prise, vous la travaille-

rez bien & la mettrez dans des moules à cannelons, que vous remettrez à la glace après avoir enveloppé les moules avec du papier; quand vous voudrez les servir, vous avez de l'eau chaude dans un chaudron; trempez-y les moules seulement pour les faire quitter, & vous les aiderez à sortir en donnant un coup par le bout avec le plat de la main en les présentant sur une assiette.

Eau d'Abricots.

34. Prenez une livre de syrop d'Abricot confit, une pinte d'eau & une pinte d'eau-de-vie, mêlez bien le tout ensemble avec huit amandes d'Abricots ou noyaux pilés; le mélange étant bien fait, colorez-le, ou bien attendez que vous l'ayiez soutiré. Après qu'elle aura déposé suffisamment, colorez-la pour lors & passez-la à la chausse, si elle n'est pas assez claire.

Beignets d'Abricots.

35. Ayez des Abricots qui ne soient pas trop mûrs, ouvrez-les en deux & les mettez dans une casserole avec un peu de sucre & un verre d'eau-de-vie; laissez-les mariner une couple d'heure, en les retournant de temps en temps. Prenez ensuite une bonne poignée de farine que vous détremperez dans une casserole ou autre vaisseau avec du vin blanc ou de la bierre, (le vin blanc est toujours préférable) ayez de la friture toute

prête sur le feu, mettez vos Abricots dans la pâte & les faites frire sur le champ ; il faut que la friture soit bien chaude. Observez de laisser vos beignets prendre une belle couleur, tirez-les, poudrez-les de sucre, glacez-les avec la pelle rouge & servez chaudement pour entremets. Lorsque les Abricots sont d'une bonne qualité & que leur chair est ferme, il n'est pas besoin de faire une pâte, il suffit de les poudrer de farine.

I I.
ABSYNTHE.

Absynthium ponticum seu romanum, Officinarum sive dioscoridis, Pin.
Artemisia Absynthium, Linn.

Dans quelque pays on mêle l'Absynthe dans la Bierre en place de Houblon. Le vin d'Absynthe se fait en laissant fermenter les feuilles & les sommités seches de cette plante dans du vin sortant de la cuve, qu'on garde ensuite pour le besoin, ou bien on en met une poignée dans une chopine de vin blanc, on la laisse infuser pendant vingt-quatre heures ; ce vin pris à jeun est excellent pour donner de l'appetit.

Absynthe, liqueur.

1°. Vous prendrez dix-huit poignées

d'Abſynthe, verte ou ſeche, n'importe, deux onces de Canelle, un demi-litron de Genievre, une demi-once de racine d'Angélique; mettez ces aromates en infuſion dans neuf pintes d'eau-de-vie pendant quinze jours, remuez la cruche de temps à autre; après quoi vous diſtillerez au bain marie, au fort filet. D'abord votre eſprit ſortira blanc, clair, limpide, il pourra ſe faire qu'inſenſiblement vous le verrez changer & tomber dans le récipient d'une couleur ambrée; cela ne doit pas vous inquiéter. Quand vous aurez recueilli la valeur de ſix pintes d'eſprit, verſez le tout dans la cucurbite & cohobez; diminuez pour lors le feu d'un degré, c'eſt-à-dire, qu'il ne faudra plus diſtiller qu'au filet médiocre, & enfin au petit filet. Ayant extrait cinq pintes d'eſprit, bien chargé d'odeur, vous diſcontinuerez cette premiere opération & vous procéderez à la compoſition. Prenez cinq livres de ſucre que vous ferez fondre dans quatre pintes d'eau de fontaine ou de riviere, vous ajouterez à cette quantité une pinte de bonne eau de fleurs d'orange double; votre ſyrop étant fait, vous le mêlerez avec vos cinq pintes d'eſprit, vous colorerez le mélange en rouge avec la cochenille & l'alun, obſervant toujours qu'il faut diminuer la meſure d'eau de fontaine, à proportion de celle que vous emploierez pour votre teinture; vous finirez par la filtration qui ne vous donnera pas grande peine.

De toutes les liqueurs celle-ci est la plus médicale & la mieu faisante; elle est souveraine dans les maladies hystériques, elle emporte les obstructions des visceres, elle excite l'appetit & provoqne les urines.

I I I.
A C A J A.

Prunus Americana, Mer. Suv.
Spondias foliolis nitidis, Linn.
Spondias Lutea.

Cette arbre croît dans l'Isle de Ceylan; on y fait usage du jus de son fruit pour arroser le rôti; ce même fruit qu'on nomme *Prune de Monbain*, fournit une liqueur vineuse, ces prunes sont de la grosseur de nos prunes impériales & sont aussi saines que nos cerises; on confit les fleurs lorsqu'elles ne sont encore qu'en boutons.

I V.
ACAJOU, CAJOU.
Anacarde Antarctique.

Anacardii alia species, Pin.
Anacardium occidentale, Linn.

Les Indiens font usage du fruit d'Acajou

en guise d'alimens. La noix de ce fruit contient une amande blanche, qui est fort bonne à manger en guise de cerneau ou grillée: elle a un goût d'Aveline; on exprime des fruits d'Acajou un suc qui étant bien fermenté devient vineux, & dont on retire par la distillation un esprit ardent fort vif. Ces fruits qui sont des especes des pommes, lorsqu'elles sont bien mûres sont excellentes, ceux qui veulent tempérer leur goût aigrelet, y mettent du sucre; ils sont doués d'une vertu rafraîchissante & pectorale. On met ces fruits en compote en les coupant par la moitié, & joignant au sucre un peu de canelle; cette compote est très-saine & très-agréable.

V.

ACHE.

Apium palustre.
Apium officinarum.

L'Ache de marais est le Céleri sauvage: plusieurs personnes en mangent en alimens; on en fait aussi une conserve; on a observé que cette plante étoit très-nuisible aux personnes délicates. Il y a encore une autre espece d'Ache qui se nomme Ache de montagnes: cette espece est commune dans les Alpes; elle est bonne à manger au printemps lorsqu'on n'a plus de Célery. Ses jeunes tiges sont tendres & de bon goût, elles se mangent en salade.

Conserve d'Ache.

1. Prenez les feuilles les plus vertes d'Ache, passez-les sur le feu & leur faites prendre trois ou quatre bouillons, ensuite vous les égouttez bien & les pilez dans un mortier; étant bien pilées vous les passez à travers le tamis. Vous faites cuire du sucre à la petite plume, & le bouillon étant abaissé, vous y jettez ce qui a passé par le tamis, & vous le délayez bien dans votre sucre; vous travaillez ensuite ce mêlange comme on fait pour les conserves, & quand il faut une glace par dessus, vous le vuidez dans les moules.

V I.

ADRACHNÉ, *Tour.*

C'est un sous-arbrisseau qui croît dans l'Isle de Candie, son fruit est bon à manger. M. de Tournefort prétend qu'il est un peu aigrelet, il vient en grappes & est de la couleur & de la grosseur de la framboise.

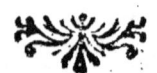

VII.
AGATY.

Turia, Rumph.
Æschynomene grandi flora, Linn.

Cet arbre croît dans les Indes occidentales, on cuit ses fibres & ses feuilles tendres en guise de potage, avec du sucre de Coco; mais quoique ce mets soit d'une saveur assez douce, son odeur est cependant désagréable.

VIII.
AGUTIGUEPA.

La racine de cette plante qui croît au Bresil est bonne à manger : aussi dans les temps de disette, la fait-on bouillir ou griller pour s'en nourrir.

IX.
AIL.

Allium sativum, Bauh. Pin. & Linn.

L'ail est de fort peu d'usage à Paris pour la cuisine, l'on craint en général son goût, & on n'ose presque pas se présenter nulle part quand on a mangé quelque chose qui a eu le moindre soupçon d'Ail; mais Paris ne fait pas une regle pour tous les autres pays: autant son goût y est redouté, autant il plaît dans la plûpart des Provinces & dans une grande partie de l'Europe, dans les pays chauds, l'Italie, l'Espagne, l'Afrique & les lieux circonvoisins, l'Allemagne même ne trouvant rien de bon, si l'ail n'y entre pour quelque chose; on en frotte son pain à défaut d'autres ragoûts, c'est le goût décidé de toutes les Nations.

Cette plante a beaucoup de vertus, elle anime la circulation, augmente la transpiration, donne de l'appétit, rend la digestion plus prompte; elle préserve des maladies vermineuses, putrides, scorbutiques, & elle en dissipe même les légers commencemens, elle est en outre apéritive, stomachique & cordiale. C'est par toutes ces vertus que l'Ail pris en petite quantité & comme assaisonnement, est salutaire à la plûpart des tempéramens.

X.

AIRELLE, MYRTILLE, RAISIN DES BOIS.

Vitis idæa foliis oblongis, crenatis, fructu nigricante, Pin.
Vaccinium myrtillus, Linn.

Les fruits de ce sous-arbrisseau sont agréables

agréables cruds. Les Suédois les font entrer dans leurs assaisonnemens. Les Cabaretiers s'en servent pour rougir leurs vins blancs; cette falsification, quoique mauvaise, est moins dangereuse que d'autres qui se pratiquent communément à Paris. Les Bergers & les Montagnards en mangent avec plaisir; on dit que les fruits d'Airelle de la grande espece enyvrent. Il y a des pays où on les fait sécher pour les garder en hiver, & ensuite pour les servir aux desserts. A la Louisiane on écrase dans l'eau le fruit d'Airelle & on en fait une boisson agréable; on le met quelquefois à l'eau-de-vie pour faire une liqueur gracieuse, sans qu'il soit besoin d'y ajouter du sucre.

XI.
ALGUES.

Algæ marinæ species esculentæ, Rumph.
Alga coralloïdes seu agarum coralloïdes.
Acetabulum marinum.
Agarum bracteatum.
Agarum funiculare seu foliatum.
Agarum lactucarium, seu lactuca marina.
Agarum corticosum seu culeola.

Toutes ces Algues, dès qu'on les tire de la mer, sont couvertes d'un mucus visqueux & imprégnées de sel marin; aussi exhalent-elles une odeur de marée & ont-elles un goût salé; mais si on les macere & si on les lave dans l'eau, une grande partie de leur mucosité & du sel dont elles sont imprégnées se dissipe; alors on les mange crues avec l'Atsjar, dont nous parlons à l'article du Roseau en arbre des Indes; ou on les mange avec du jus de limons & un peu de gingembre; ou bien après les avoir macérées & séchées au soleil, on les confit avec de la saumure & du vinaigre pour pouvoir les manger: on les fait aussi cuire avec d'autres mets. Il faut cependant prendre garde qu'elles ne cuisent trop ou qu'on ne les laisse trop long-temps dans le jus de limons, car elles perdroient pour lors de leur bonté.

XII.

ALGUE d'Irlande.

Alga saccharifera.

Lorsque l'Algue d'Irlande a été exposée pendant quelque temps aux rayons du soleil, il se forme sur sa surface de petits grumeaux d'un sel doux & de bon goût dont les habitans des côtes d'Irlande se servent en guise de sucre; ils recueillent aussi cette plante avant qu'elle soit couverte de ce sucre pour la manger en salade.

XIII.
ALIZIER TORMINAL, SORBIER TORMINAL.

Cratægus Torminalis, Lin.
Sorbus Torminalis & Cratægus Theophrasti, J. B.

Quand les Alises sont molles comme des Nesles, elles sont assez agréables à manger. On en fait du Vin passable, soit en les exprimant, soit en les mettant entieres dans un tonneau, où l'on verse de l'eau à proportion, & les laissant ainsi fermenter deux ou trois jours.

XIV.
ALIZIER CIRIER, ALOUCHIER, DROUILLIER.

Cratægus aria, Linn.
Sorbus alpina, J. B.

On fait du Cidre avec les fruits de cet arbre, on les mange aussi mous.

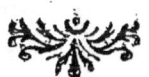

XV.

ALLELUIA, OXALIDE,
Pain de Coucou, Herbe de Bœuf,
Trefle aigre.

Oxalis acetosella, Linn.
Trifolium acetosum vulgare, Pin.

Les feuilles de cette plante entrent quelquefois dans les fournitures de salade; on peut s'en servir pour les potages en guise d'oseille, dont elle a le goût & les vertus.

XVI.

ALLIAIRE, herbe des Aulx.

Alliaria, Pin.
Erysimum Alliaria, Linn.

Quelques-uns mettent cette plante dans les ragoûts au lieu d'Ail; mais une longue ébullition lui en ôte tout le goût.

XVII.

AMANDIER.

Amygdalus sativa, Pin.
Amygdalus communis, Linn.

Les amandes qui sont les fruits de cet arbre, sont de deux sortes, savoir les amandes douces & les ameres. Elles sont douées chacune des vertus qui leur sont propres. Pour les avoir bonnes, il faut les choisir nouvelles, larges, bien nourries, hautes en couleur; les meilleures sont celles que nous tirons du Comtat Vénaissin près d'Avignon. M. l'Emery dans son Traité des Alimens, dit que les amandes douces nourrissent beaucoup; qu'elles sont très-adoucissantes & pectorales; qu'elles excitent le crachat, procurent le sommeil, & sont apéritives. Les amandes ameres, selon le même Auteur, détergent, atténuent & raréfient les humeurs grossieres & visqueuses, & poussent les urines. Les amandes ameres & douces, ajoute le même Auteur, étant seches, se digerent difficilement, demeurent long-temps dans l'estomac & causent des maux de tête. En général on peut dire que les amandes sont fort utiles parmi les alimens; les douces sont préférées aux ameres. Toute amande est couverte de deux écorces comme la noix; quand les deux écorces sont encore tendres, & lorsque l'amande se trouve à peine formée, on peut manger le tout; il y a même un petit goût aigrelet qui plaît; c'est le ragoût ordinaire des filles dans les pays chauds; on prétend même que cela ne contribue pas peu à leur causer des obstructions, auxquelles elles sont presque toujours sujettes par leur constitution naturelle. Les amandes ameres, dit-on, ont la vertu d'empêcher l'yvresse. Plutarque rapporte à ce sujet une histoire d'un certain Médecin qui demeuroit chez Drusus, fils de l'Empereur Tibere, & qui par l'usage des amandes ameres, étoit devenu si excellent buveur qu'il ne s'enyvroit jamais, & qu'il surpassoit tous les buveurs de son temps. On a transporté aux Isles de l'Amérique des amandiers de Provence ; ils y sont venus en perfection quant aux bois ; mais, faute d'avoir été taillés & bien cultivés, ils n'ont point porté de fruits. Sennert fait un grand éloge des amandes. Sperlingius dit que c'est aux amandes douces qu'il faut appliquer tous les éloges que les Savans donnent en général aux amandes ameres. Les amandes vertes confites sont non-seulement propres à l'ornement des desserts ; mais elles donnent encore des forces aux malades, pourvu qu'on leur en donne de temps à autre. M. Bruyer qui a commenté le Traité des alimens de l'Emery, dit, en parlant des amandes, que malgré tous les éloges qu'on leur donne, il est cependant certain qu'elles sont un aliment indigeste, & par conséquent peu convenable aux malades & à ceux qui ont l'estomac mauvais. On fait avec le sucre & les amandes, différentes sortes de préparations, comme des massepains, des macarons ; lorsque les amandes sont mûres & séches, on en fait des nouga & des pralines, &c. vertes on les confit comme les abricots. Si dans une livre de lait d'amandes un peu épais, l'on fait fondre sur le feu deux livres de sucre, l'on aura alors le syrop d'orgeat que l'on aromatise quelquefois avec l'eau de fleurs d'orange. Nous allons rapporter actuellement la plûpart des préparations qu'on fait avec les amandes.

Macaroni, liqueur.

1. Pour faire cette liqueur si flatteuse, pilez dans un mortier de marbre une livre d'amandes ameres; ajoutez, gros comme le pouce, de racines d'angélique de Boheme; mettez le tout en infusion pendant quinze jours dans neuf pintes d'eau-de-vie, remuez la cruche fréquemment: le terme de l'infusion passé, versez pêle-mêle les amandes & l'eau-de-vie dans la cucurbite, placez l'alambic au bain-marie, & distillez au petit filet, entretenez votre feu le plus également qu'il sera possible, pour ne pas être obligé de cohober. Ayant extrait cinq pintes d'esprit bien imprégné de l'odeur d'amandes, vous ferez votre syrop avec cinq livres de sucre, trois bouteilles d'eau commune & deux bouteilles d'eau de fleurs d'orange douce. Le syrop fait, commencez la composition en mêlant votre syrop avec vos esprits, & en ajoutant vingt ou trente gouttes d'essence de cédras; filtrez ensuite par le papier gris. Cette derniere opération ne vous donnera aucune peine, & votre liqueur étant passée, sera claire, limpide, brillante, aussi agréable à la vue qu'elle sera délicieuse au goût.

Grillage d'Amandes à l'Angloise.

2. Prenez une livre d'amandes douces; passez-les à l'eau bouillante & les pelez; mettez-les ensuite dans de l'eau fraîche & les égouttez; faites fondre une livre de sucre, & jettez-y vos amandes; faites cuire le tout ensemble, jusqu'à ce qu'elles pétillent & qu'elles commencent à roussir; ayez de la nompareille toute prête; versez vos amandes sur un clayon, & jettez promptement de la nompareille par-dessus; renversez-les sur un plat, & remettez encore de la nompareille par-dessus, pour qu'il y en ait par-tout; séparez un peu vos amandes avec la fourchette, pour que votre grillage ne soit point matériel; quand elles seront froides, vous les mettez à l'étuve pour vous en servir quand vous voudrez.

Amandes à la Praline.

3. Faites fondre dans une poêle une demi-livre de sucre avec un peu d'eau, mettez y une demi-livre d'amandes douces avec leur peau que vous aurez frottées dans un linge propre pour en ôter la poudre; faites les bouillir sur un bon feu avec le sucre, en les remuant souvent jusqu'à ce qu'elles pétillent. Lorsque le sucre commence à se colorer, vous les retournez doucement & également avec la spatule, pour leur donner le temps de se colorer. Lorsque l'amande est luisante & qu'elle a ramassé tout le sucre, vous l'ôtez du feu & la

mettez à l'étuve; deux heures après vous l'ôtez de la poële pour vous en servir.

Amandes à la Praline blanche.

4. Pour préparer des amandes ainsi, il faut échauder & peler les amandes, les passer dans du sucre cuit à cassé, leur faire prendre ensemble un ou deux bouillons, & les remuer & retourner continuellement, pour que le sucre s'y attache bien de tous les côtés. On peut aussi, si l'on a un pot à perlé pour les dragées ou autre semblable invention, y mettre du sucre cuit à perlé, & le faire dégoutter sur les amandes, le faisant tenir par quelqu'un jusqu'à ce qu'elles soient assez chargées.

Amandes à la Praline grise.

5. Prenez une livre de sucre que vous faites fondre avec un peu d'eau. Quand il est fondu vous y jettez une livre d'amande que vous faites bouillir ensemble jusqu'à ce qu'elles pétillent; vous les retirerez pour lors de dessus le feu, & les remuerez toujours bien avec la spatule. Si vous voyez qu'il y ait du sucre de reste, vous le mettez tant soit peu sur le feu pour le réchauffer, afin qu'il s'attache entierement aux amandes, continuant de les remuer toujours jusqu'à la fin : ces pralines sont grises. Il faut remuer les amandes dans un torchon ou une serviette pour en ôter la poudre avant que de les mettre dans le sucre.

Amandes à la Praline rouge.

6. Pour les faire rouges, vous prenez trois quarterons de sucre que vous faites fondre avec un peu d'eau ; vous y jettez ensuite vos amandes, & vous les faites bouillir, de même que dans les autres procédés, jusqu'à ce qu'elles pétillent, ayant soin de les remuer de temps en temps, afin qu'elles ne s'attachent pas à la poële. Quand elles pétillent, vous les retirez de dessus le feu, & les remuez toujours bien jusqu'à ce qu'elles ayent pris tout le sucre qu'elles peuvent prendre, sans les remettre sur le feu, puis vous les criblez & vous remettrez dans la même poële le sucre qui tombera des cribles avec encore un quarteron & un peu d'eau pour faire fondre le tout, faites-le cuire à cassé, puis mettez-y de la cochenille préparée, ce qu'il en faut pour lui donner une belle couleur ; vous le ferez encore cuire sur le feu pour le faire revenir à cassé, parce que la cochenille l'aura décuit. Etant à cassé, vous y jetterez vos amandes, & vous l'ôterez en même temps de dessus le feu ; vous remuerez toujours comme la premiere fois, jusqu'à ce qu'elles soient séchées.

La cochenille préparée, est de l'eau dans laquelle on a fait bouillir de la cochenille avec de l'alun & de la crême de tartre.

Amandes à la siamoise.

7. Prenez des amandes que vous faites

roussir dans le four ; faites cuire du sucre à perlé, & jettez-les dedans, les remuant bien dans la poële sans les passer sur le four; vous les tirerez sur une grille, & les mettrez à l'étuve, si vous voulez les servir de cette façon: sinon en les tirant de la poële vous les jetterez une à une dans du sucre en poudre, vous remuerez toujours afin qu'elles prennent bien du sucre de tous côtés, puis vous les tirerez & les mettrez à l'étuve sur du papier.

Amandes vertes en compote.

8. On fait d'abord une lessive avec de la cendre neuve & de l'eau, en la faisant bouillir pendant long-temps sur le feu ; on enleve avec une écumoire les charbons qui s'y trouvent. Quand cette lessive a suffisamment bouilli, on la laisse reposer pour n'en prendre que le clair ; cela fait, on remue cette lessive sur le feu ; quand elle commence à bouillir, on y met les amandes, & on regarde avec une épingle pour voir si elles ne cuisent pas trop parce qu'elles s'ouvriroient. On les jette ensuite dans de l'eau fraîche. On les met égoutter après dans un suc clarifié qui soit léger. Lorsque le sucre bout, on y jette les amandes, afin qu'elles prennent leur verd ; on les acheve promptement de peur qu'elles ne noircissent ; pour les garder, on met livre pour livre, & on a attention que le syrop soit fait à propos.

Amandes vertes au sec.

9. Après qu'elles ont été confites au sucre, on met du sucre clarifié dans une poële, on le fait cuire à la plume; à l'instant on y jette les amandes après les avoir fait égoutter sur un tamis; on les remet après sur le feu; on les remue bien, on les fait bouillir; on les retire de dessus le feu; on les laisse refroidir à moitié, on frote ensuite avec une cueillere, ou le dos de l'écumoire, le sucre qui est tout autour de la poële, jusqu'à ce qu'on l'ait troublé par-tout; après quoi l'on tire les amandes avec l'écumoire; on en fait égoutter le sucre sur un clayon de fil d'archal, ou sur une paille épluchée qu'on range sur un plat, les amandes se séchent dans un moment.

Amandes glacées.

10. On jette les amandes pelées dans de la glace composée de sucre en poudre, blanc d'œuf, fleurs d'orange ou de citron, & orange de portugal si on en a; on leur fait prendre la glace en les y roulant bien; ensuite on les dresse sur une feuille de papier, & on les fait sécher au four à petit feu.

Tourtes d'Amandes.

11. Prenez un quarteron d'amandes, faites-leur faire un bouillon dans l'eau, pelez-les ensuite, & mettez-les dans l'eau froide, reti-

rez-les, essuyez-les entre deux linges, pilez-les bien dans un mortier en les arrosant de temps en temps de lait; quand elles seront bien pilées, mettez-y de l'écorce de citron verd, quelques biscuits d'amandes ameres, de la moële de bœuf la quantité qu'il en faut, du sucre, trois ou quatre jaunes d'œuf; repilez bien le tout ensemble; faites une abaisse de pâte feuilletée, & enfermez-la dans la tourtiere; étendez-y votre pâte d'amandes; faites quelques ornemens, & mettez cuire au four; quand elle sera cuite rapez-y du sucre, glacez-la au four, ou bien avec la pele rouge, dressez-la dans un plat & servez.

Tourtes d'Amandes en maigre.

12. Les tourtes se font de même que celles en gras, à l'exception qu'au lieu de moële de bœuf, on y met du beure frais, ou même de la crême.

Gâteau d'Amandes.

13. Mettez sur une table un litron de farines; faites un trou dans le milieu pour y mettre gros comme la moitié d'un œuf de bon beure, quatre œufs blancs & jaunes, une pincée de sel, un quarteron de sucre fin, six onces d'amandes douces pilées très-fin; pétrissez le tout ensemble, & en formez un gateau à l'ordinaire; faites-le cuire, & le glacez avec du sucre & la pele rouge.

Maſſepains.

14. Prenez une livre d'amandes douces que vous faites piler; après les avoir échaudées ou mondées, arroſez-les de trois blancs d'œufs en les pilant; vous les mêlez enſuite avec de la marmelade d'abricots, ou autres confitures qui ne ſoient pas liquides, de la fleur d'orange confite & pilée. Quand le tout eſt bien mêlé, vous mettez vos amandes dans une caſſerole, avec du ſucre en poudre, & les faites deſſécher ſur le feu; vous les mettez enſuite ſur une table, & les mondez avec du ſucre fin; mettez-en juſqu'à ce que la pâte ne tienne plus dans vos mains; vous la roulez enſuite pour en former des maſſepains de telle figure que vous voulez; vous avez ſix blancs d'œufs que vous fouettez à moitié, & que vous mêlez avec du citron verd haché; vous trempez dedans les maſſepains, & les mettez après dans du ſucre fin, autant qu'ils peuvent en prendre; dreſſez-les ſur des feuilles de papier blanc que vous mettrez ſur des feuilles de cuivre, & faites-les cuire au four à une chaleur douce.

Biſcuits d'Amandes.

15. L'on en fait de deux ſortes, d'amandes ameres & d'amandes douces. Ces derniers ſe font en prenant un quarteron d'amandes douces que vous émondez & pilez très-fin dans un mortier; & pour empêcher qu'elles

ne tournent en huile, vous y mettez de temps en temps une pincée de sucre fin, ensuite vous les battez pendant un quart d'heure avec une once de farine, trois jaunes d'œufs & quatre onces de sucre fin ; fouettez quatre blancs d'œufs, & les mêlez avec le reste de votre composition ; vous avez des moules de papier faits en caisse de grandeur en quarré de deux doigts ; beurrez-les légerement en dedans, & y dressez vos biscuits ; jettez par-dessus du sucre fin mêlé de moitié de farine ; faites cuire dans un four très-doux : quand ils seront de belle couleur, vous les ôterez du papier quand ils seront bien chauds.

Ceux d'amandes ameres se font de la même façon, à l'exception que pour deux onces d'amandes ameres il faut une once d'amandes douces ; vous vous reglerez sur cette dose pour en faire la quantité que vous voudrez, en mettant tout le reste à proportion.

Beurre d'Amandes.

16. Pelez & pilez environ quarante amandes douces ; mettez-y environ une demi-livre de bon beurre frais, quantité de sucre en poudre & un peu d'eau de fleur d'orange ; pilez le tout ensemble ; passez-le à la seringue avec le fer rond à petit trous, & le dressez sur une assiette.

Amandes du Languedoc frittes.

17. Mettez dans de l'eau des amandes bien

pilées; faites-les égoutter, & les mettez dans un bassin avec beaucoup de sucre en poudre, faites chauffer de l'huile dans un poëlon, comme pour frire; faites-y cuire vos amandes jusqu'à ce qu'elles paroissent un peu dorées; tirez-les avec l'écumoire, & les dressez sur du papier avec la cueillere comme de la conserve.

Amandes soufflées.

18. Vous prenez des amandes; & les ayant échaudées & pelées, vous les jettez dans des blancs d'œufs ou vous les remuez; ensuite jettez-les dans du sucre en poudre, & les tournez bien. Quand vous les aurez glacées une fois, si vous voyez qu'elles ne le soient pas assez, vous les remettrez de nouveau dans du blanc d'œuf, & ensuite dans du sucre en poudre; puis vous les dresserez sur une feuille de papier, & les ferez cuire au four à petit feu ou bien;

Il faut peler des amandes douces, les couper par petits morceaux, & y mêler une rapure de citron; ensuite mettre le tout dans un blanc d'œuf qui n'ait point été fouetté. Il faut mettre du sucre en poudre jusqu'à ce qu'on ait une pâte maniable, & qu'on la puisse rouler dans les mains par petites boules grosses comme de petites noix, & les arranger sur une feuille de papier de cinq en cinq. Il faut un feu modéré.

Compote

AMA

Compote d'Amandes vertes.

19. Prenez des amandes vertes la quantité que vous jugerez à propos; faites une lessive dans laquelle vous jetterez vos amandes pour les nettoyer de leur bourre. Quand elles sont bien nettoyées, passez-les dans de l'eau fraîche, ensuite mettez-les égoutter, & ayez une poële d'eau bouillante sur le feu, dans laquelle vous les ferez blanchir ou reverdir; après quoi vous les passerez dans une eau fraîche, les ferez égoutter & les mettrez ensuite au petit sucre; vous leur ferez prendre trois ou quatre bouillons, en les laissant prendre sucre pendant une heure ou deux; vous les remettrez sur le feu, & leur donnerez cinq ou six bouillons; vous les placerez dans une terrine; & étant froides, vous les servirez en compote; si vous en faites pour plusieurs jours, il faut le lendemain donner cinq ou six bouillons à votre syrop.

Conserve d'Amandes douces.

20. Prenez un quarteron d'amandes douces; pilez-les dans un mortier; & en les pilant mettez-y un jus de citron; faites cuire une livre de sucre à la plume; descendez votre poële du feu; blanchissez le sucre, & mettez les amandes dedans; mêlez bien le tout ensemble; & quand il commence à prendre, vous le versez dans les moules.

D

Amandes lissées.

21. Prenez des amandes douces & bien entieres ; mettez-les sécher pendant deux jours dans l'étuve ; ensuite nettoyez-les bien en les secouant dans une serviette ; mettez-les dans la bassine branlante, avec un grand feu dessous, les remuant un peu de temps pour les faire bien sécher ; puis faites bouillir de la gomme arabique avec de l'eau sur le feu, en la tournant jusqu'à ce qu'elle soit fondue ; ôtez-la du feu, & mettez, suivant la quantité, la moitié du sucre clarifié, cuit à lissé, que vous mêlerez ensemble, & en chargez les amandes d'une couche, les remuant jusqu'à ce qu'elles soient séches. Il en faut mettre à chaque fois environ un demi-septier, plus ou moins suivant la quantité ; ensuite il faut mettre une autre couche de sucre cuit à lissé sans gomme, & cela alternativement jusqu'à huit à dix couches, ayant soin de le faire sécher à chaque couche ; quand la dixieme couche est séche, vous ôtez les amandes de la bassine, la lavez avec de l'eau, & l'essuyez ; quand elle est bien séche, vous remettez les amandes dedans & continuez de les saupoudrer de sucre, jusqu'à ce qu'elles soient assez chargées, les menant sur la fin fortement sans les faire sauter, ce qui les lisse ; on les met à l'étuve pour achever de sécher, & ensuite dans des boîtes avec du papier, les mettant dans un lieu sec.

Lait d'Amandes.

22. Il faut échauder quatre onces d'amandes douces, les peler & piler fortement, les arrosant de temps en temps d'un peu de lait, les passer par un tamis de crin fin ; & cependant faire bouillir une pinte de bon lait que l'on fait consommer environ de moitié ; pendant qu'il est tout chaud, il faut y mêler les amandes avec quatre onces de sucre en poudre & quelques gouttes d'eau de fleurs d'orange, à quoi on donne seulement un bouillon, puis on le passe dans un tamis, on le dresse dans une porcelaine, & on le sert.

Crême d'Amandes.

23. L'on met quatre onces d'amandes douces dans de l'eau bouillante pour les peler ; on les tire & les rafraîchit dans de l'eau fraîche ; on les égoutte & on les pile bien, en les arrosant d'un peu d'eau pour les maintenir en leur blancheur ; on a ensuite une chopine de bon lait, avec lequel on délaie le blanc de deux œufs frais, & quatre onces de sucre que l'on fait bouillir à petit feu & consommer d'environ le quart, le remuant incessamment avec une spatule ; quand la crême commence à se former, on y ajoute les amandes qu'on fait bouillir huit à dix bouillons ; on les passe aussi-tôt par un tamis de moyenne grosseur ; on y joint cinq ou six gouttes d'eau de fleurs d'oranges, & on la dresse sur une porcelaine

pour la servir froide, garnie autour du petit caramel, & même par-dessus d'une grille que vous dressez sur le col d'une assiette après l'avoir frotté légerement d'huile.

Amandes vertes confites.

24. Passez de la cendre de bois neuf dans un tamis, mettez-en cinq ou six poignées avec de l'eau, que vous faites bouillir, jusqu'à ce que la tâtant avec les doigts vous la trouviez bien grasse & très-douce; mettez-y les amandes que vous aurez soin de bien remuer avec l'écumoire, pour que la cendre ne se mêle point au fond. Lorsque le duvet des amandes s'ôte facilement, vous les retirez du feu & les nettoyez une à une, & les jettez à mesure dans de l'eau fraîche; lorsque vous les aurez toutes nettoyées, vous les piquerez chacune en plusieurs endroits avec une épingle; mettez-les dans de l'eau sur le feu, seulement qu'elles ne fassent que frémir; vous aurez soin de couvrir la poële pour les faire reverdir. Lorsqu'elles seront vertes, vous les rafraîchissez & les mettez ensuite dans un petit sucre pour les y laisser jusqu'au lendemain, vous les jettez pour lors sur un égouttoir pour donner trois ou quatre bouillons au sucre; mettez le sucre sur les amandes, pour les y laisser encore jusqu'au lendemain; à la troisieme fois vous les augmenterez de sucre clarifié, & à la quatrieme fois vous donnerez cinq ou six bouillons à votre sucre,

mettez-y les amandes pour les faire cuire, jusqu'à ce que votre syrop soit cuit au perlé; vous les ôterez du feu pour les mettre dans des pots. Vous observerez qu'il faut que vos amandes ayent assez de syrop pour qu'elles trempent dedans.

Amandes vertes au Candi.

25. Il faut prendre des amandes vertes confites au suc; vous les dresserez sur les grilles qui se mettent dans les moules à candi; versez dessus du sucre cuit au soufflé; lorsqu'il sera à moitié froid, mettez-les jusqu'au lendemain à l'étuve avec un feu modéré. Si le sucre n'étoit point encore assez candi, vous égouttez ce qui reste de liquide, & les laissez encore une heure ou deux avant que de l'ôter des moules; pour être plus sûr de votre candi, vous mettez quatre petits bâtons blancs secs aux quatre coins du moule que vous enfoncez jusqu'au fond pour vous servir d'essai; lorsque vous croyez que votre candi est fait, vous ôterez doucement les bâtons, & vous verrez s'ils font le diamant dessus & également; pour lors vous égoutterez votre candi en penchant le moule par le coin, que vous laissez égoutter pendant deux heures, ensuite vous renversez le moule sur une feuille de papier blanc, en appuyant un peu fort & également; vous les conserverez dans des boîtes garnies de papier dans un endroit sec,

Amandes vertes en filigrame.

26. Prenez des amandes vertes à l'eau-de-vie, que vous faites passer à l'étuve; ensuite vous les coupez en petits filets, le plus mince que vous pouvez; vous avez des feuilles de cuivre que vous frottez légerement de bonne huile d'olive; semez-y dessus les filets d'amandes; vous avez tout prêt un sucre cuit au caramel, que vous tenez chaudement, où vous trempez deux fourchettes tenant ensemble; vous faites couler légerement le sucre sur tous les filets, de façon qu'il se trouve des vuides, ce qui forme un filigrame; ensuite vous les retournez sur une autre feuille aussi frottée d'un peu d'huile, pour faire couler du sucre comme vous avez fait du côté précédent.

Amandes vertes à l'arlequine.

27. Il faut prendre des amandes vertes à l'eau-de-vie que vous faites sécher à l'étuve; ensuite vous les trempez une à une avec une fourchette dans un sucre cuit au caffé, que vous tenez chaudement sur un feux doux, sans qu'il bouille, & mettez à mesure chaque amande dans de la nompareille de toutes couleurs; roulez-les dedans pour qu'elles en soient bien garnies tour à tour; vous les rangerez à mesure sur une feuille.

Amandes vertes à l'eau-de-vie.

28. Vous ôterez le duvet à vos amandes,

ensuite vous les mettrez dans de l'eau bouillante & les tiendrez sur le feu sans les faire bouillir, qu'elles ne fassent seulement que frémir; vous aurez soin de couvrir la poële pour les faire reverdir. Lorsqu'elles seront vertes, vous les changerez d'eau & les ferez bouillir jusqu'à ce qu'elles commencent à fléchir sous les doigts, vous les mettrez égoutter sur un tamis; sur trois livres d'amandes, faites cuire une livre & demie de sucre au lissé; mettez-y les amandes pour les faire bouillir avec le sucre cinq ou six bouillons couverts; ôtez-les du feu pour les écumer, & les retirez doucement avec une écumoire pour les mettre dans une terrine; faites encore prendre neuf ou dix bouillons à votre sucre & le versez sur les amandes; laissez-les vingt-quatre heures dans leur syrop. Quand elles auront pris sucre, vous coulerez doucement le syrop dans la poële pour lui donner encore sept ou huit bouillons, ensuite vous mettrez les amandes pour leur faire prendre trois ou quatre bouillons couverts; descendez-les du feu: lorsqu'elles seront froides, vous les retirerez du syrop pour les mettre dans les bouteilles, ensuite vous faites un peu chauffer le syrop pour y mettre autant d'eau-de-vie, que vous remuez ensemble pour les bien mêler, & le mettrez sur les amandes dans les bouteilles. Il faut que la liqueur couvre les amandes.

Marmelade d'Amandes vertes.

29. Ayez des amandes vertes & tendres; ôtez-en le duvet comme à celles qui font confites au liquide, & jettez-les à mesure dans de l'eau fraîche; vous faites bouillir de l'eau & vous y mettez les amandes pour les faire aussi bouillir, jusqu'à ce qu'elles soient bien cuites : retirez-les de l'eau pour les écraser & les passer dans un tamis, en les pressant fortement avec une spatule. Prenez cette marmelade pour la mettre dans une poële; ayez soin de la remuer toujours avec une spatule, de crainte qu'elle ne brûle; prenez autant pesant de sucre que de marmelade; faites-le cuire au cassé, mettez-y la marmelade pour la bien délayer avec le sucre, en la tenant sur un feu très-doux, sans qu'elle bouille : lorsqu'elle sera bien mêlée, vous la verserez dans les pots.

Pâte d'Amandes.

30. Vous faites une marmelade d'amandes vertes, de la même façon que la précédente; lorsque vous avez bien mêlé la marmelade avec le sucre, & que vous l'ôtez du feu, vous la dressez dans des moules à pâte, que vous avez rangés sur des feuilles de cuivre; vous les mettez sécher à l'étuve.

XVIII.
AMBARE.

Ambare indica, Garc. Acoſt. Trag.
Arbor indica, foliis juglandis, fructus nucis magnitudine, Pin.

Cet arbre croît dans les Indes, ſon fruit a une odeur agréable & un goût aigrelet, on en mange pour exciter l'appetit; il ſe confit avec du ſel & du vinaigre.

XIX.
AMBELA.
Charamei.

C'eſt un arbre de Perſe: on confit ſon fruit, qui eſt de la groſſeur d'une noiſette, lorſqu'il eſt mûr; & on le mange avec du ſel.

XX.
AMARANTHE.
Amaranthus.

Il croît dans les Iſles Lucayes une eſpece d'Amaranthe, dont on ſe ſert dans ce pays comme aliment.

XXI.

AMELANCHIER, MELANCHIER.

Mespilus Amelanchier, Linn.
Alni effigie, lanato folio, minor. Pin.

Les fruits d'Amelanchier sont fort bons à manger, lorsqu'ils sont mous.

XXII.

ANACARDE.

Anacardium, Pin.
Avicennia germinans, Linn.

Les Indiens font cuire les sommités tendres de l'Anacarde pour les manger; les amandes d'Anacarde sont très-bonnes & ont un goût de Pistache. On confit ses fruits soit verds dans du sel, soit mûrs dans du sucre.

XXIII.

ANAGYRIS DES INDES.

Phaseolus Balicus, Rumph.
Cytisus foliis ovato lanceolatis, intermedio petiolato, pedunculo ex alis multifloro, Linn.

Les Semences de ce Cytise sont des especes de feve qu'on peut employer en aliment après cependant les avoir bien cuits, car elles font très-dures.

XXIV.
ANANAS.

Anaſſa, Rumph.
Bromelia Ananas, Linn.

De toutes les plantes l'Ananas eſt la plus précieuſe par le goût exquis & le parfum de ſon fruit; on le mange ou crud, ou confit, ou macéré dans du vin. Lorſqu'on le mange crud, on le pele & on le coupe par tranches, & comme le ſuc de ce fruit eſt extrêmement actif, on le corrige en mettant les tranches d'Ananas dans du vin de liqueur avec du ſucre. Au bout d'une heure, on peut les manger ſans accident; on boit enſuite pardeſſus le vin dans lequel on les a trempés, c'eſt pour lors une liqueur agréable & bienfaiſante.

On nous envoye des Iſles de l'Amérique beaucoup d'Ananas confits entiers avec leur couronne; on les ſert ainſi au deſſert, où ils ornent parfaitement bien la table. Le goût & l'odeur de ces Ananas, dit le P. Labat, reſtent en Amérique; le ſucre & le feu alterent néceſſairement l'un & l'autre. J'en ai apporté en France, ajouta-t-il, que j'avois fait faire à la Martinique avec tout le ſoin poſſible; mais qui ne me paroiſſoient plus que comme de la filaſſe ſucrée, en comparaiſon de ce qu'ils étoient avant qu'ils fuſſent confits. Si on laiſſe fermenter pendant deux jours le ſuc exprimé de l'Ananas mûr, il ſe change en une liqueur vineuſe, très-agréable, d'une belle couleur & d'une odeur merveilleuſe. Cette liqueur ſemble rafraîchir & déſaltérer; mais elle enyvre promptement, enſorte qu'elle eſt dangereuſe quand on la prend en certaine quantité.

Pour avoir l'Ananas dans ſa perfection, il faut le cueillir le jour qu'on veut le manger, & cela de grand matin avant que le ſoleil ait pu l'échauffer; on lui conſerve le plus de tige qu'il eſt poſſible, on le garde au frais dans un endroit ſec, & on lui laiſſe la tige & la couronne juſqu'à ce que toute la chair ſoit mangée.

XXV.
ANETH.
Anethum.

On confit les graines d'Aneth quand elles commencent à ſe former avec des Cornichons: il y a des endroits d'Allemagne où l'on en aſſaiſonne les mets.

XXVI.
ANGÉLIQUE.

Angelica sativa.
Angelica major.

L'Angélique est une plante qu'on cultive dans nos jardins : elle passe pour stomachique, pectorale, un peu échauffante & sudorifique ; on lui attribue aussi une vertu carminative ; elle divise les glaires & la pituite, facilite la digestion ; elle est encore anti-scorbutique, elle communique une odeur agréable à l'haleine & garantit quelquefois de la peste. Quand elle est confite, soit à l'eau, soit au sucre, elle n'en est que plus efficace.

Eau d'Angélique.

1. Pour faire cette liqueur, choisissez de la graine de l'année la meilleure, pilez-la ensuite & la mettez dans l'alembic avec une quantité suffisante d'eau & d'eau-de-vie. Les esprits de cette graine ainsi préparés par la trituration, monteront assez vîte. Lorsque vous en aurez tiré une suffisante quantité, vous les mettrez dans le syrop que vous aurez eu soin de faire pendant que l'alembic sera sur le feu, en faisant fondre à l'ordinaire du sucre dans de l'eau fraîche, vous remuerez bien le tout pour le mêler au syrop ; vous passerez ensuite ce mélange à la chausse:

ou bien prenez une once d'Angélique que vous pilerez bien, faites distiller, avec cette Angélique ainsi préparée, trois pintes & une chopine d'eau-de-vie; mettez pour faire le syrop une livre de sucre, que vous ferez fondre en trois pintes d'eau.

Essence d'eau d'Angelique.

2. Prenez une demi-once d'Angélique, autant de Cannelle, un quart d'once de Girofle, autant de Macis, de Coriandre & d'Anis verd, & une démi-once de bois de Cedre, le tout concassé dans un mortier, vous le mettrez infuser dans une pinte de bonne eau-de-vie; étant infusé du soir au matin dans un alembic de verre, vous le distillerez au bain marie, & de cette essence vous en mettrez sur une pinte d'eau-de-vie, depuis une demi-once jusqu'à deux ou trois onces : vous y mettrez aussi de l'Ambre & du Musc préparé ce qu'il en faut.

Angélique au liquide.

3. Faites blanchir des Cardons d'Angélique jusqu'à ce qu'ils fléchissent sous les doigts, vous les retirez du feu & les laissez dans la même eau pour qu'ils se reverdissent; ensuite vous les jettez dans l'eau fraîche. Quand ils seront égouttés, il faut les mettre dans une poële avec autant pesant de sucre clarifié, pour leur faire prendre environ quatorze ou quinze bouillons. Après les avoir

écumés, il faut les mettre dans une terrine jusqu'au lendemain que vous les retirez du sucre. Remettez le sucre dans une poêle pour le faire recuire jusqu'au petit perlé, remettez les Cardons dans la terrine, & le sucre pardessus pour les y laisser encore trois jours, que vous les mettez égoutter & remettez le sucre sur le feu pour le faire cuire jusqu'au grand perlé ; remettez les Cardons dans le sucre pour leur donner quatre bouillons : quand ils feront à demi-froids, vous les mettrez dans les pots.

Angélique en compote.

4. Coupez par morceaux des Cardons d'Angélique, ôtez-en la peau qui est dessus, & les faites cuire dans l'eau jusqu'à ce qu'ils fléchissent sous les doigts ; vous les ôtez du feu & les laissez dans la même eau pour qu'ils se reverdissent, ensuite vous les retirez à l'eau fraîche & les mettez égoutter. Faites clarifier trois quarterons de sucre pour une livre d'Angélique, mettez-la dans le sucre pour lui donner une douzaine de bouillons, ôtez-la du feu pour l'écumer ; il faut la laisser quelques heures dans le sucre, ensuite vous lui donnerez encore quelques bouillons jusqu'à ce que votre syrop ait la consistance ordinaire d'une compote, & le dresserez dans le compotier.

Si vous voulez faire une compote d'Angélique dans le temps hors de la saison, vous prenez de celle qui est confite au liquide, & la mettez dans une poêle avec son syrop & un peu d'eau pour la faire décuire un bouillon ; mettez l'Angélique dans le compotier & redonnez encore quelques bouillons au syrop après l'avoir écumé, vous le verserez sur l'Angélique.

Angelique au sec.

5. Mettez confire de l'Angélique de la même façon que celle qui est au liquide ; quand vous l'aurez finie, laissez-la dans le syrop jusqu'au lendemain que vous la mettrez égoutter, & ensuite poudrez-la par tout avec du sucre fin pour la mettre sécher à l'étuve sur des feuilles de cuivre. Lorsqu'elle sera bien seche, il faut la serrer dans une boîte garnie de papier blanc.

XXVII.
ANGÉLIQUE SAUVAGE.
Herbe a Gérard, Podagraire.

Ægopodium podagaria, Linn.
Angelica sylvestris minor, sive erratica, Bauh. Pin. 155.

Les Suédois mettent de cette plante dans leurs herbes cuites pour les parfumer.

XXVIII.
ANIS.

Anisum vulgare, Chef.
Pimpinella Anisum, Linn.

On emploie l'anis dans plusieurs ratafias & liqueurs qu'on boit pour son plaisir, & dans certaines pâtisseries qu'on fait en beaucoup de pays : on en met même dans le pain du côté de Rome, ainsi qu'en Allemagne; c'est l'usage dans les Cabarets de servir de l'anis sur une assiette, qu'on mange avec le pain ; les riches & les pauvres l'aiment également. Pour que la semence d'anis soit bonne, il faut la choisir grosse, nette, récemment séchée, d'une bonne odeur, d'un goût doux, mais cependant mêlé d'une petite acrimonie agréable. On appelle l'anis commun, anis verd; il nous en vient une grande quantité de la Touraine; le meilleur & le plus gros vient de Malthe & d'Alicante; l'anis aide la digestion & fortifie l'estomac, il chasse les vents, appaise la colique, & rend la bouche bonne quand on le mâche; on le met dans le thé & le caffé pour empêcher l'eau chaude de relâcher trop l'estomac, & pour donner de l'agrément. Les Napolitains regarderoient un festin comme très-médiocre, si on n'y servoit pas de l'anis; cette semence entre dans les biscuits de mer; on fait aussi avec l'anis & d'autres substances une espece de biscuit sans sucre: on s'en sert pour prendre le chocolat. Les biscuits d'Abbeville se font avec l'anis, le sucre & l'écorce de citron verd.

Anis, liqueur.

1. Pilez en poudre fine une demi-livre d'anis, faites ensorte qu'il soit de l'année, infusez cette dose pendant quinze jours dans neuf pintes d'eau-de-vie, distillez au bain marie & au filet médiocre; le produit est de quatre à cinq pintes d'esprit. Dans la préparation du syrop dont vous vous servirez pour cette liqueur, vous aurez soin de diminuer un peu la dose du sucre. Ce syrop & l'eau distillée d'anis deviennent laiteux par leur mélange à proportion de la quantité de sel essentiel & d'huile dont la liqueur se trouve chargée; pour la rendre parfai-

tement claire, on se servira des moyens usités.

Ratafia d'Anis.

2. Pour en faire un ratafia commun, concassez une demi-livre d'anis vert, un quarteron de coriandre, une demi-once de cannelle & un gros de macis; mettez le tout en infusion dans neuf pintes d'eau-de-vie pendant un mois, vous aurez soin de sucrer votre liqueur avant que de boucher votre cruche, six onces de sucre pour chaque pinte d'eau-de-vie suffiront. Vous casserez votre sucre par morceaux gros à peu près comme le poing; vous tremperez chaque morceau dans de l'eau commune en le retirant tout de suite, & vous le jetterez imbibé d'eau dans la cruche à infusion. Après le mois prescrit pour l'infusion, passez votre ratafia par la chausse.

Ratafia des Sept Graines.

3. Prenez semences d'anis, de cumin, de fenouil, d'ache, d'ammi, de panais sauvage & d'amôme, connu particulierement sous le nom de sison, deux onces de chacune; pilez les graines dans un mortier, mettez-les infuser pendant six semaines dans neuf pintes d'eau-de-vie, ajoutez six onces de sucre par pinte; ayez soin de le casser par morceaux gros comme le poing, & de tremper chaque morceau dans l'eau com-

mune avant que de le jetter dans l'eau-de-vie. L'infusion faite, passez votre ratafia par la chausse; plus il sera gardé, meilleur il sera. La plus grande vertu de ce ratafia est d'expulser les vents par haut & par bas, & ses effets sont si prompts, qu'il est impossible de les révoquer en doute.

Esprit d'Anis distillé.

4. Pour faire deux pintes d'esprit d'anis, vous mettrez dans un pot très-propre & bien couvert, quatre pintes d'eau-de-vie avec trois quarterons d'anis du meilleur; mettez le pot sur de la cendre chaude, pour tenir tiede la liqueur qui est dedans, ou à l'étuve pendant huit jours. Lorsque votre anis est bien infusé, vous mettez le tout dans l'alembic pour le faire distiller, après quoi vous le versez dans des bouteilles pour vous en servir à vos différens besoins.

Dragées d'Anis.

5. Il faut prendre du bon anis bien doux, le mettre sécher à l'étuve pendant deux ou trois jours, ayant soin de le bien frotter sur un tamis pour en ôter la poussiere, faisant ensorte qu'il n'y reste que le grain, puis le mettre dans la bassine sur le tonneau avec un feu modéré, le charger d'une couche de sucre cuit à lissé, en le remuant continuellement avec les mains pour le faire sécher. Pour connoître quand il est bien sec, il

faut que le sucre paroisse comme de la poudre sur le dos des mains, le continuer de même jusqu'à ce qu'il soit assez gros pour le petit anis; ensuite étant bien sec, passez-le dans un gros tamis. Celui qui reste dans le tamis sert à en faire du gros anis que l'on charge à la grosseur que l'on souhaite.

Glace d'Anis.

6. Faites infuser de l'anis dans une pinte d'eau tiede avec trois quarterons de sucre; vous aurez soin de l'égoutter pour que l'eau n'en prenne pas trop le goût. Lorsque vous trouvez qu'elle a pris suffisamment le goût d'anis, vous la passez dans un tamis bien serré pour la faire prendre à la glace dans la sablotiere.

XXIX.

ANIS ÉTOILÉ, Badiane.

Anisum stellatum Chinense.

C'est un arbre qui croît dans la Chine, en Siberie aux Isles Philippines, aux Indes; sa semence est plate, rougeâtre, d'un goût doux & presque sucré, & sent fort l'anis; elle est renfermée dans une coque rougeâtre & dure, qui a la forme d'une étoile régulière. Les Orientaux en mettent dans le sorbet & le thé avec de la racine de nisi, pour rendre ces liqueurs plus agréables; la dose est de deux gros de racine de nisi, quatre onces d'eau bouillante, une demi-once de thé & un gros de semence d'anis. On fait à la Chine, avec cet anis, un esprit de vin anisé que les Hollandois appellent *Anis Arak*. Bien des personnes mâchent de l'anis étoilé pour se donner une bonne haleine.

Badiane, liqueur.

1. Pilez en poudre fine six onces de badiane, faites infuser cette poudre pendant quinze jours dans neuf pintes d'eau-de-vie, distillez au filet médiocre; si l'esprit est suffisamment imprégné d'odeur, vous vous en tiendrez à cette seule distillation, faute de quoi après six pintes, vous cohoberez. A la seconde fois vous vous contenterez de cinq pintes; vous prendrez vos cinq pintes d'esprits & vous les mêlerez au syrop préparé avec cinq livres de sucre, quelquefois moins & cinq pintes d'eau : ce mêlange contractera un œil désagréable, louche ou laiteux, il faudra le clarifier au blanc d'œuf & filtrer selon l'art; on teint cette liqueur en violet ou en gris de lin.

X X X.
ANONA, ASSIMINIER, GUÈR.

Guanabanus, Annona.

On mange les bayes de l'anona; les fruits de l'espece d'anona, qui se nomme *Asimina*, & qui est connu au Sénégal sous le nom trivial de *Guèr*, & par les François sous celui de Maniguette & Poivre d'Éthiopie, se mangent comme le Poivre.

X X X I.
ARBOUSE.

C'est une espece de fruit commun à Astracan & à Moscou; sa pulpe est très-succulente & très-saine, elle se fond dans la bouche & y fait une sensation des plus agréables; elle rafraîchit singulierement & sans incommoder.

X X X I I.
ARBOUSIER, FRAISIER en ARBRE.

Arbutus folio serrato, Pin.
Arbutus unedo, Linn.

Le fruit de cet arbre est un an à mûrir; les enfans en font friands.

E iv

XXXIII.
ARBRE AUX POIX, CARAGAGNE DE SIBERIE.

Caragana Sibirica, Roy. Ludg.
Robinia pedunculis symplicibus, foliis abrupte pinnaris, Linn.

Les Tartares Tangufes & les habitans de la Siberie feptentrionale, recherchent beaucoup les fruits de cet arbre; ce font prefque les feuls légumes dont ils fe fervent pour nourriture. Selon M. Strahlamberg, les fruits de l'arbre aux poix font un aliment affez bon & très-nourriffant, quand paffés par l'eau bouillante pour leur ôter une certaine âcreté, ils font cuits & apprêtés comme les feves ordinaires & les pois de marais, & fi on les réduit en farine, on en fait d'affez bons gâteaux.

XXXIV.
ARBRE DE JUDÉE, GAINIER.

Arbor Judæ, Dod.
Cercis Siliquaftrum, Linn.

On confit au vinaigre les boutons des fleurs de cet arbre; ils ont cependant peu de goût & font ordinairement fort durs.

XXXV.

ARBRE DE PAIN.
Arbre de l'Isle de Tinian.

Les Indiens appellent le fruit de cet arbre *Rima*; les gens de l'équipage de l'Amiral Anſon, dans le voyage qu'ils firent autour du monde, l'appelerent le fruit à pain; ils en mangerent tous au lieu de pain dans le ſéjour qu'ils firent dans cette Iſle; ils le lui préféroient même. On ne mange le Rima que lorſqu'il eſt parvenu à ſa groſſeur; en cet état il eſt d'une ſaveur à peu près ſemblable à celle qu'à le cul d'artichaut, lorſqu'il eſt cuit. Quand ce fruit eſt mûr, il a un goût doux & une odeur agréable, qui approche de celle de la pêche mûre; mais on prétend qu'alors il eſt mal ſain & cauſe la dyſenterie.

XXXVI.

ARISARUM des Indes.

Ariſarum eſculentum, Rumph.

Cette plante croît dans les Bois des Indes, elle n'a preſque point d'acrimonie; c'eſt pourquoi on fait bouillir un peu dans l'eau ſes petites tiges avec ſes groſſes racines, ensuite on jette l'eau. On les fait cuire de nouveau avec du suc de *Calappus*, qui est le Cocotier; elles fourniffent alors une nourriture paffable aux mêmes Peuples de ces pays, & fur-tout à ceux qui n'oferoient point manger de viandes. Quelques-uns font encore cuire, pour manger, les feuilles de cette plante avec les tiges.

XXXVII.

ARROCHE, BELLE-DAME, BONNE-DAME, FOLLETTE.

Atriplex fativa, Trag.
Atriplex hortenfis, Linn.

L'arroche eft très-utile pour les foupes & les farces, où on l'emploie avec l'oseille au défaut de la poirée; la blanche eft préférable à la rouge. On accommode auffi l'arroche comme les épinards, elle a cependant une fadeur que bien des gens regardent comme nuisible aux eftomacs foibles; c'eft probablement pour cette raifon que les Anglois n'en font pas grand cas. On confit l'arroche avec l'oseille, le cerfeuil & la poirée, pour pouvoir en avoir facilement en hiver.

Maniere de confire l'Arroche avec les autres herbes pour l'hiver.

1. Prenez de l'oseille, cerfeuil, poirée,

bonne-dame, pourpier, concombres, & si c'est la saison, persil, ciboules; mettez de ces herbes à proportion de leurs forces. Après les avoir épluchées & lavées plusieurs fois, mettez-les égoutter, après quoi vous les hacherez & les presserez dans vos mains pour qu'il ne reste pas tant d'eau.

Vous prenez un chaudron de la grandeur que vous avez d'herbes à y mettre, vous y jettez un gros morceau de beurre & vos herbes pardessus, du sel autant qu'il en faut pour bien sécher les herbes; vous les faites cuire à petit feu jusqu'à ce qu'elles soient bien cuites & qu'il n'y reste point d'eau. Quand elles sont un peu refroidies, vous les mettez dans les pots qui leur sont destinés, que vous aurez soin de choisir bien propres.

Moins vous en ferez de consommation, plus vos pots doivent être petits, parce que quand ils sont une fois entamés, les herbes ne se gardent au plus que trois semaines. Quand les herbes sont entierement refroidies dans les pots, vous prenez du beurre que vous faites fondre, & vous le laissez jusqu'à ce qu'il soit tied; vous le mettez ensuite sur les herbes.

Après que le beurre est bien pris, vous couvrez de papier les pots & vous les mettez dans un endroit ni trop chaud, ni trop frais; ces sortes d'herbes se conservent jusqu'à Pâques & sont d'une grande utilité pour l'hiver. Quand vous voulez vous en servir, vous en mettez dans du bouillon qui ne doit pas être salé, & vous aurez de la soupe faite dans le moment.

Si vous voulez faire de la farce avec, vous les mettrez dans une casserole avec un morceau de beurre, vous les faites bouillir un instant & vous y mettez une liaison de quelques jaunes d'œufs avec du lait, & vous vous en servez pour votre besoin. Le temps le plus convenable pour confire les herbes est sur la fin de Septembre.

XXXVIII.
ARTICHAUT.

Cinara hortensis, Pin.
Cinara scolimus, Linn.

L'artichaut est un des légumes les plus distingués du potage & des plus goûtés; le riche & le pauvre en jouissent également, & s'en nourrissent; on le mange à la sauce blanche après avoir été cuit dans l'eau; on le sert de même au bouillon, & c'est aujourd'hui la façon qui plaît le mieux, d'autant plus que les sauces blanches incommodent beaucoup de personnes; on le mange frit, en pâte ou sans pâte, soit au beurre fondu, soit au saindoux, soit à l'huile. On le mange encore grillé dans une tourtière ou sur le gril, après en avoir ôté la mousse & mis en place une cuillerée de bonne huile, ou un peu de beurre avec du poivre & du sel, ce qu'on appelle de la *Berigoule*; on le mêle dans les fricassées de poulets & autres ragoûts. On le mange encore crud & à la poivrade, quand il est jeune & tendre; il sert enfin en gras & en maigre pour beaucoup d'usages différens; on jouit de ce fruit depuis le mois de Mai jusqu'en Janvier & Février, & on le peut conserver sec toute l'année. Il y a plusieurs variétés d'artichaut, des blancs, des verds, des violets, des rouges & des sucrés de Gênes. Le blanc est assez tendre; le verd est d'un bon goût & fort tendre, quand l'eau ne lui a pas été épargnée pour le cuire; le violet est aussi tendre & aussi bon, mais il fait beaucoup moins de profit, il est plus d'usage que le verd en bien des Provinces; c'est de l'artichaut vert qu'on consomme le plus à Paris; le rouge est très-délicat à manger à la poivrade, il n'est bon aux environs de Paris que dans sa naissance; le sucré de Gênes a encore plus de délicatesse que le rouge, & n'est bon qu'à manger crud. On mange la racine de ce dernier en gras & en maigre, sur-tout au jus dans les entremets; on le sert encore sous l'aloyau à la braise & sous le gigot.

L'artichaut cuit est un aliment très-sain, nourrissant, stomachique, légerement échauffant & astringent; les personnes délicates, les estomachs foibles, les gens sédentaires le digèrent assez bien, & il leur convient autant que l'artichaut crud peut leur nuire par son acidité & son astriction trop fortes.

Méthode pour conserver les Artichaux.

1. Il faut d'abord éclater de force les pommes de leurs tiges & non pas les couper, afin que les tiges entraînent les filets qui sont annexés au col, ce que le couteau ne fait point; on les jette ensuite tels qu'ils sont dans l'eau bouillante, où on les laisse cuire à moitié; retirés de l'eau & un peu refroidis, on arrache toutes les feuilles, on ôte le foin avec une cuiller & on coupe le dessous à l'épaisseur d'un petit écu; tout de suite on les jette dans de l'eau froide, & après y avoir resté deux heures, on les met égoutter sur des claies exposés au soleil, où on les laisse deux jours, d'où on les fait passer au four pour achever de sécher, en observant qu'il n'y ait qu'une très-petite chaleur; on les y laisse jusqu'à ce qu'ils soient bien secs, & on les enferme ensuite dans un endroit où il n'y a point d'humidité. Pour s'en servir, on les fait revenir dans l'eau tiede pendant quelques heures, & on les fait cuire à l'eau bouillante, en y jettant un morceau de beurre manié avec de la farine; on les apprête ensuite au jus ou à la sauffe blanche, on les mêle aussi dans les ragoûts, mais c'est un manger fort médiocre, & les bons Cuisiniers ne s'en servent guères. Confits à l'eau

falée ou au vinaigre, ils valent encore moins, car ils prennent un goût mariné & défagréable, qui efface tout à fait leur véritable goût.

Artichaux en gras.

2. Prenez de bons coulis, mettez-y un morceau de beurre, un filet de vinaigre, fel, gros poivre, faites lier la fauffe fur le feu, mettez-la dans les artichaux & fervez pour entremets.

Artichaux en maigre.

3. Au lieu de coulis, vous pourrez y mettre une fauffe blanche telle qu'on les fait ordinairement.

Artichaux à l'huile & au vinaigre.

4. Lorfque les artichaux feront entierement refroidis, faites une fauffe avec l'huile & vinaigre, poivre & fel.

Potages de croûtes aux culs d'Artichaux.

5. Tournez deux ou trois douzaines de petits culs d'artichaux auffi égaux qu'il eft poffible, faites les blanchir à l'eau blanche, qui fe fait avec beurre manié, farine, fel & eau, autant qu'il en faut pour blanchir les culs d'artichaux; otez-en le foin, parez-les proprement, mettez-les mitonner dans un coulis clair de veau & de jambon; mitonnez des croûtes avec du jus de veau & les laif-

sez attacher; bordez le plat des culs d'artichauts; mettez le plus grand au milieu, jettez par dessus les croûtes, le coulis de veau & de jambon, & servez chaudement.

Façon de conserver les Artichaux différente de celle qui est rapportée au N°. 1.

6. Préparez une saumure avec deux tiers d'eau & un tiers de vinaigre & plusieurs livres de sel, suivant la quantité de saumure, une livre pour trois pintes; faites chauffer la saumure sur le feu, jusqu'à ce que le sel soit fondu, laissez-la reposer & tirez-la au clair.

Prenez des artichaux la quantité que vous voudrez confire, les plus tendres, les moins filandreux, bien épluchés; faites-les cuire dans l'eau bouillante, mettez-les après dans l'eau pour les refroidir. Retirez-les, laissez-les égoutter, essuyez-les bien & les mettez dans les pots qui leur sont destinés, que ces pots soient sur-tout bien propres. Mettez votre saumure pardessus jusqu'au bord du pots, versez par dessus de l'huile ou du beurre fondu, qui se figeant sur la saumure, empêche les artichaux de prendre l'évent. Mettez les pots dans un endroit qui ne soit ni trop chaud ni trop froid, ne les ouvrez que quand vous voudrez vous en servir. Quand vous voudrez employer des artichaux ainsi confits, il faut les dessaler dans l'eau fraîche.

ART

Potage de culs d'Artichaux en maigre.

7. Prenez deux ou trois douzaines de petits artichaux, les plus égaux que vous pourrez trouver, tournez-les proprement, faites-les cuire dans une eau blanche jusqu'à ce que le foin se retire; tirez-les de la marmite, & quand vous les aurez bien nettoyés & parés tout autour avec un couteau, achevez de les faire cuire à petit feu dans du bouillon de poisson. Mitonnez des croûtes dans le plat où vous voulez servir le potage de bouillon de poisson.

Le potage étant bien mitonné & d'un bon goût, garnissez votre plat d'artichaux en mettant le gros au milieu; mettez par dessus un coulis d'écrevisses à demi-roux & servez chaudement, ou bien :

Quand les artichaux sont cuits & parés, farcissez-les d'une farce de poisson, pannez-les de mie de pain, beurrez une tourtiere, arrangez-les dedans, faites-les cuire au feu ou sous un couvercle, qu'ils aient belle couleur, garnissez-en le bord du potage & servez chaudement.

Tourte d'Artichaux.

8. Prenez des culs d'artichaux, faites-les cuire, empâtez-les avec fines herbes, ciboules menues, poivre, sel & beurre; couvrez votre tourte, faites-la cuire & servez-la au jus, ou bien :

E

Pilez les culs d'artichaux, passez-les à l'étamine avec beurre ou lard fondu, pour en faire comme une crême; ajoutez y deux jaunes d'œufs cruds avec sel; mettez le tout sur une abaisse fine, couvrez d'une autre abaisse à l'ordinaire, faites cuire & servez avec un jus de mouton. On peut aussi dans cette crême d'artichaux mettre un macaron pilé, du sucre, de l'écorce de citron confit, un peu de crême & de sel; faites votre tourte sans la couvrir, quand elle est cuite, poudrez-la de sucre, arrosez d'un peu d'eau de fleurs d'orange & servez.

Artichaux à la sauffe blanche.

9. Faites cuire vos artichaux dans de l'eau & du sel, passez-les culs dans une casserole avec beurre & persil, poivre blanc & sel; faites une sauffe avec jaunes d'œufs, filet de vinaigre & bouillons.

Artichaux à la crême.

10. Faites cuire vos artichaux à l'eau bouillante, passez-les au beurre dans la casserole, mêlez-y de la crême avec paquet de ciboules & persil, un jaune d'œuf pour liaison & de bons assaisonnemens; servez pour hors d'œufs & entremets.

Artichaux frits.

11. Coupez vos artichaux par morceaux, ôtez le foin, mariez-les dans une casserole

avec une petite poignée de farine, deux œufs, blanc & jaune, un filet de vinaigre, sel, poivre; faites-les frire jusqu'à ce qu'ils soient jaunes, & servez avec persil fort: ou bien faites-les seulement bouillir trois ou quatre tours dans l'eau, faites-les tremper avec vinaigre, poivre & sel, farinez-les comme ci-dessus & faites frire dans du sain-doux ou beurre affiné.

Artichaux à la saingaras de jambon.

12. Prenez tranches de jambon battues; passez-les avec un peu de lard & de farine, un bouquet de fines herbes & du bon jus qui ne soit pas salé; faites cuire le tout ensemble, mettez-y un filet de vinaigre, liez cette sauce avec un peu de coulis de pain; jettez la sauce sur vos artichaux avec les tranches de jambon, ayant bien dégraissé.

Artichaux en fricassée de poulets.

13. Coupez vos artichaux par morceaux; faites-les cuire dans l'eau un quart d'heure; remettez-les à l'eau fraîche, accommodez-les en fricassée de poulets: quand ils seront cuits, mettez-y une liaison.

Artichaux à la Minime.

14. Parez-les & les faites blanchir jusqu'à ce que vous puissiez en ôter le foin; levez-les & les mettez dans une casserole avec un demi-verre d'huile, sel, gros poivre, persil, ci-

boules, champignons, truffes, une pointe d'ail, un verre de vin de Champagne; faites-les cuire à petit feu. Quand ils sont cuits, pressez-y un jus de citron, dressez-les dans un plat avec leur sauce assaisonnée de bon goût.

Artichaux à la Sultane.

15. Parez-les, faites-les blanchir jusqu'à ce que vous puissiez en tirer le foin; foncez une casserole de bardes de lard, de tranches de veau & de jambon; mettez les artichaux dessus avec des tranches d'oignons, un bouquet de persil, ciboules, ail, thym, laurier, basilic, cloux de girofle, sel & poivre; mouillez avec un verre de vin de Champagne & faites cuire à la braise. Quand ils sont cuits, dressez-les dans un plat avec une sauce à la sultane.

Artichaux à la Gascogne.

16. Parez-les à l'ordinaire, mettez-les ensuite cuire avec de l'eau, du sel, poivre, oignons en tranches, deux gousses d'ail, persil, ciboules, feuille de laurier, laissez-les cuire jusqu'à ce que vous puissiez en ôter le foin; égouttez-les ensuite, mettez dans une casserole un demi-verre d'huile avec persil, ciboules, champignons hachés, sel, gros poivre; passez-les un moment sur le feu, foncez une tourtiere de bardes de lard, mettez les artichaux dessus & les fines herbes,

avec l'huile dans les artichaux; couvrez-les de bardes de lard, mettez-les cuire au four: quand ils sont de belle couleur, ôtez les bardes de lard & servez.

Artichaux à la Barigoulie.

17. Coupez le verd de dessous & la moitié des feuilles, mettez-les dans une casserole avec eau ou bouillon, deux cuillerées de bonne huile, un peu de sel & de poivre, un oignon, deux racines, un bouquet garni; quand ils sont cuits & qu'il n'y a plus de sauſſe, laiſſez-les riſſoler un peu dans l'huile; mettez-les ensuite sur une tourtiere avec l'huile qui reste dans la casserole; ôtez le foin, couvrez-les d'un couvercle de tourtiere bien chaud, du feu sur le couvercle pour faire griller les feuilles, ou bien mettez-les dans le four. Quand elles seront d'une belle couleur, servez avec une sauſſe à l'huile, vinaigre, sel & gros poivre.

Artichaux au verjus en graine.

18. Otez le verd de dessous, coupez à moitié les feuilles de dessus, faites-les cuire dans une petite braise, assaisonnez légérement, faites-les égoutter, ôtez le foin. Cela fait, mettez dans une casserole un morceau de beurre, une pincée de farine, deux jaunes d'œufs, verjus, sel, gros poivre; liez la sauſſe sur le feu; mettez-y du verjus en

grain, que vous ferez bouillir un inſtant ſur le feu, & ſervez.

Artichaux en purée.

19. Faites cuire dans de l'eau, avec un morceau de beurre paitri avec farine & ſel, vos culs d'artichaux bien lavés, juſqu'à ce qu'ils ſoient comme une bouillie; retirez-les, paſſez-les dans une paſſoire à petits trous, comme les pois; faites-les mitonner à petit feu, avec beurre frais, ſel poivre, muſcade, cloux battus, bouquet de fines herbes. Prenez amandes douces bien pilées, écorce de citron confit, biſcuit d'amandes ameres, jaunes d'œufs durs, quantité convenable de ſucre en poudre, mêlez bien le tout enſemble avec eau de fleurs d'orange; incorporez ce mêlange dans votre purée d'artichaux, remettez un moment ſur le feu & ſervez.

Artichaux bouillis.

20. Parez-les, faites-les cuire avec de l'eau, du ſel, un morceau de beurre; quand ils ſont cuits & égouttés, vuidez-les de leur foin, mettez dans une eſſence un morceau de beurre, un filet de vinaigre, ſel & gros poivre; faites lier la ſauſſe & ſervez avec les artichaux.

Artichaux en chriſtaux.

21. Prenez des artichaux violets, parez-

les, dreſſez-les ſur un plat ſans deſſus deſſous, mettez par deſſus des morceaux de glace bien blanche & ſervez.

Artichaux à l'eſplanade.

22. Coupez-les comme ſi vous vouliez les frire; faites-les cuire avec huile, perſil, ciboules, champignons, une pointe d'ail, le tout bien haché & du bouillon. Quand ils ſont cuits, dégraiſſez-les, mettez-y un peu de jus, liez-les d'un coulis & ſervez avec un jus de citron.

Artichaux à l'eſtouffade.

23. Parez-les à l'ordinaire, foncez une caſſerole de bardes de lard, aſſaiſonnez de ſel, poivre & d'un bouquet; arrangez les artichaux deſſus, mouillez de bouillon, couvrez de bardes de lard, & faites cuire à la braiſe en mettant du feu ſur le couvercle, pour que les feuilles ſoient bien riſſolées. Vuidez-les de leur foin, & ſervez avec une eſſence & un filet de vinaigre dedans.

Artichaux à la fagit.

24. Coupez de l'oignon en gros dez, paſſez-le au beurre, plus qu'à demi roux, aſſaiſonnez de ſel, poivre, & laiſſez refroidir dans le beurre. Faites cuire des culs d'artichaux bien blancs; quand ils ſont égouttés, empliſſez-les de votre oignon, ſaupoudrez de mie de pain ou de parme-

fan, donnez-leur couleur au four & fervez à fec.

Culs d'Artichaux à la Villeroy.

25. Tournez-les, faites-les blanchir & cuire dans un blanc, finiffez comme les artichaux à la fagit. Voyez le N°. précédent.

Artichaux tournés au jus.

26. Tournez les artichaux en coupant avec la pointe d'un couteau, jufqu'à ce que vous ayez attrapé le foin ; jettez-les à mefure dans de l'eau, faites-les cuire dans un blanc de farine avec fel, poivre, du bouillon, la moitié d'un citron pilé, coupé par tranches. Quand ils font cuits, ôtez-en le foin, faites-leur faire un bouillon dans du jus ; liez d'une effence, preffez-y un jus de citron & fervez.

Artichaux au jus.

27. Faites-les cuire dans une braife avec un peu de jus, un morceau de beurre & un bouquet, vuidez-les enfuite de leur foin, mettez-y fuer une tranche de jambon, mouillez-la de moitié jus & moitié bouillon ; faites réduire la fauffe & fervez fur les artichaux.

Artichaux à l'Italienne.

28. Parez les à l'ordinaire, faites-les cuire dans une cafferole avec huile, fel, poivre,

un bouquet & du bouillon; couvrez les artichaux, faites-les cuire à la braise, que les feuilles soient rissolées, vuidez-les de leur foin, & servez avec une sauffe chaude à l'huile & au vinaigre, sel & gros poivre.

Artichaux grillés à la Provençale.

29. Parez-les, laissez les entiers, ôtez-en le foin, lavez-les bien, faites-les mariner avec sel & huile; faites une caisse de papier, faites-les griller à petit feu pendant une heure & demie. Quand ils sont cuits, faites griller un peu les feuilles & servez avec un peu d'huile pardessus. On peut les faire frire avant de les griller; quand ils sont grillés, on les sert de même avec un peu d'huile.

Artichaux à la Polaque.

30. Parez les artichaux, coupez-les par quartiers, faites-les blanchir ensuite pour en ôter l'amertume, mettez-les à l'eau fraîche, égouttez-les, faites-les cuire dans une casserole avec lard, veau, jambon bien nourris, un peu d'huile, deux gousses d'ail, laissez cuire. Quand ils sont cuits, égouttez-les, dressez-les dans un plat & servez avec une sauffe hachée à l'Italienne, un jus de citron ou bien avec leur fond dégraissé.

Artichaux à la Galerienne.

31. Coupez-les par quartiers, ôtez le foin & les herbes, à la réserve d'une; faites-

les blanchir, mettez-les ensuite dans une casserole avec persil, ciboules, champignons, échalotes hachées, deux gousses d'ail entieres, une tranche de citron & de l'huile. Quand ils sont passés, mouillez-les d'un verre de vin de Champagne, de jus de veau, & laissez cuire, que la feuille tienne de façon qu'on puisse les porter à la bouche. Quand ils sont cuits & dégraissés, liez-les d'une essence légere & servez avec un jus de citron, bien arrangée dans un plat, la feuille en l'air. Vous pouvez les servir avec leur sauffe claire dessous sans liaison.

Artichaux à la Saint-Geran.

32. Choisissez de gros artichaux, parez-les, coupez-les en deux, faites-les blanchir & cuire ensuite dans une bonne braise, un peu de haut goût & bien nourris. Quand ils sont cuits & égouttés, farinez-les, faites-les frire & servez garnis de persil frit.

Artichaux farcis.

33. Parez-les, ôtez-en le foin sans les casser, faites-les blanchir; égouttez-les ensuite & les remplissez d'une bonne farce, telle que vous jugerez à propos; unissez le dessus avec un couteau trempé dans un œuf battu, poudrez-les de mie de pain, couvrez-les de bardes de lard. Foncez une casserole de bardes de lard, mettez les artichaux dessus avec bouillon, sel, poivre, un bouquet, & faites

cuire à petit feu; quand ils sont cuits, égouttez-les bien de leur graisse & servez avec une
essence.

Artichaux en surprise.

34. Choisissez les plus petits pigeons que
vous pourrez trouver, échaudez-les, trous-
sez-leur les pattes dans le corps & les faites
blanchir; mettez-les cuire dans un blanc
avec autant de crêtes que vous avez de pigeons. Passez des champignons & des ris de
veau coupés comme un salpicon, mouillez
de bouillon, dégraissez & liez d'un coulis;
mettez vos pigeons dans le ragoût & le laissez refroidir. Prenez autant d'artichaux que
de pigeons, parez les à l'ordinaire, faites les
blanchir, mettez-les dans de l'eau fraîche,
vuidez-les de leur foin & les mettez égoutter. Quand le ragoût est froid, mettez un
pigeon dans chaque artichaut avec un peu
de ragoût; couvrez le dessus de chaque artichaut d'une farce faite avec du poulet cuit,
un peu de veau passé avec du persil, ciboules, champignons hachés, un morceau de
beurre, une pointe d'ail, de la graisse de
veau & du lard blanchi, six jaunes d'œufs
pour liaison & bons assaisonnemens; jettez
un peu de mie de pain sur cette farce, foncez un plat d'argent de tranches de veau &
de jambons bien minces & d'une barde de
lard; arrangez dessus les artichaux & les
faites cuire au four. Quand ils sont cuits,

servez-les avec une bonne essence, & sur chaque artichaut coupez un peu la farce pour faire tenir une crête bien droite.

Artichaux frits en surprise.

35. Vuidez-les de leur foin, & après les avoir blanchis, faites-les cuire dans une braise; laissez les refroidir, remplissez-les d'un ragoût avec un petit pigeon, comme dans le N°. précédent, couvrez-les de même farce, frottez-les bien par-tout d'une pâte faite avec de la farine, des œufs & un peu de sel; faites-les frire ensuite dans une friture neuve & bien chaude. Quand ils sont frits, servez garnis de persil frit à l'entour; il faut mettre la friture dans une casserole ronde bien creuse, afin que les artichaux soient couverts de friture.

Artichaux en surprise à la Sainte-Menehould.

36. Ils se font de même que les précédens, excepté qu'il faut mettre un petit pigeon dans le ragoût & le servir avec une essence. Il faut aussi quelques jaunes d'œufs dans la Sainte-Menehould.

Artichaux à la poivrade.

37. Prenez des artichaux qui soient tendres, coupez-les par quartiers, ôtez-en le foin & les petites feuilles, pelez aussi le dessous; ne laissez que les grandes feuilles, & à mesure qu'ils sont pelés, jettez-les dans de

l'eau fraîche pour empêcher qu'ils ne se noircissent & deviennent amers. On les sert dans un plat ou sur une assiette arrosés d'eau ; on sert en même-temps du poivre & du sel battus ensemble.

Cardes d'Artichaux verds.

38. On les épluche bien & on n'y laisse rien que de bon. Cela fait, on les coupe par morceaux, & après qu'on les a lavées & blanchies dans l'eau, avec du sel, du poivre & quelques tranches de lard, on les tire pour être servies avec une sausse blanche; ou bien on prend du jus de mouton dans lequel on les met dans une casserole avec de fines herbes, de la moële de bœuf hachée, le tout assaisonné de sel & de poivre; étant cuites, on les dresse dans un plat, après y avoir mis un filet de vinaigre ou bien :

D'autres, après avoir lavé les cardes, les lient par petites bottes pour les faire cuire jusqu'à ce qu'elles soient médiocrement molles, dans un pot avec de l'eau & du sel; ils y ajoutent une mie de pain & un morceau de beurre, afin qu'elles soient plus blanches & de meilleur goût. Etant bien cuites & égouttées, on les met dans une sausse au beurre, qu'on assaisonne de sel, vinaigre & muscade; on y ajoute aussi de la chapelure de pain, puis on les fait bouillir un peu : ou bien quand elles ont cuit dans l'eau, on les met dans une sausse au beurre roux avec du jus de bœuf, du sel & du poivre, que vous liez avec de la farine frite, puis vous les arrangez sur le plat & vous leur faites prendre une belle couleur avec la pelle rouge.

Méthode pour conserver pendant quelques temps les Artichaux entiers.

39. Faites-les blanchir jusqu'à ce que vous puissiez en tirer le foin. Alors mettez-les dans de l'eau fraîche, & quand ils seront refroidis, ôtez-en le foin, puis arrangez-les dans un barril, remplissez-le de saumur, fermez-le bien & le tenez en un lieu frais. Pour en manger, vous les ferez chauffer dans l'eau bouillante & les servirez avec une sauffe blanche ou avec de l'huile & du vinaigre.

Artichaux aux oignons.

40. Tournez six culs d'artichaux, que vous faites blanchir un quart d'heure dans l'eau, ôtez-en le foin & les faites cuire avec du bouillon, bardes de lard, du verjus en grains, ou la moitié d'un citron en tranches & du sel, passez sur le feu des oignons coupés en dez avec un morceau de beurre, jusqu'à ce qu'ils soient cuits à forfait; mettez dedans un anchois haché avec deux jaunes d'œufs délayés dans du bouillon, faites lier & mettez ce ragoût sur les culs d'artichaux, pannez moitié mie de pain & parmesan,

faites prendre couleur au four ou sous un couvercle de tourtiere, servez sans sauſſe.

Salade d'Artichaux.

41. Faites cuire cinq culs d'artichaux avec de l'eau, un peu de beurre manié de farine, du ſel; après quoi ôtez-en le foin & les eſſuyez avec un linge blanc, dreſſez ſur le plat que vous devez ſervir, mettez autour de la petite fourniture de ſalade, & ſur la fourniture des filets d'anchois dreſſés proprement, aſſaiſonnez avec de l'huile, vinaigre, gros poivre, point de ſel.

Artichaux pannés au blond de veau.

42. Prenez ſix culs d'artichaux que vous faites cuire aux trois quarts avec de l'eau, un morceau de beurre manié de farine, aſſaiſonnez de ſel, poivre, un bouquet. Quand ils ſont preſque cuits, ôtez-en le foin & les eſſuyez, mettez des bardes de lard dans le fond d'une tourtiere, hachez perſil, ciboules, échalotes, rocamboles, que vous mêlez avec un morceau de bon beurre, deux jaunes d'œufs cruds, un peu de mie de pain, ſel, gros poivre; mettez cet appareil ſur les artichaux, uniſſez avec de l'œuf battu, pannez de mie de pain, dreſſez les artichaux ſur les bardes de lard, faites prendre couleur au four ou ſous un couvercle de tourtiere, eſſuyez de leur graiſſe, ſervez

avec une sauffe légere au blond de veau &
au jus de citron.

Culs d'Artichaux à la gelée.

43. Otez le foin de fix culs d'artichaux
après les avoir fait blanchir un quart d'heure
dans l'eau, faites cuire avec du bouillon,
bardes de lard, du verjus en grain, ou la
moitié d'un citron en tranches & du fel.
Quand ils font cuits & bien effuyés, dreffez
fur le plat que vous devez fervir, mettez
deffus une gelée de veau que vous faites, en
mettant dans une petite marmite la moitié
d'un jarret de veau, une tranche de jambon, carottes, panais, oignons, un bouquet
de perfil, ciboules, deux rocamboles, des
champignons, faites cuire & réduire à un
bon verre, paffez cette fauffe fur les artichaux, mettez au frais pour faire prendre en
gelée, fervez.

Artichaux au fromage.

44. Faites cuire un quart d'heure dans de
l'eau fix culs d'artichaux, rachevez de les
faire cuire avec du bouillon, un bouquet,
point de fel, après mettez-les refroidir; mettez dans une cafferole un peu de blond
de veau avec du beurre, du gros poivre,
faites lier fur le feu, verfez de cette fauffe
dans le fond du plat que vous devez fervir,
& du fromage de bruyere rapé par deffus;
dreffez fur le fromage les culs d'artichaux
avec

avec des filets de pain passés au beurre, arrosez avec le restant de la sauce, couvrez de fromage rapé, faites prendre couleur au four, servez à courte sauce.

Artichaux à la Piémontoise.

45. Prenez quatre moyens artichaux, que vous appropriez dessus & dessous, coupez-les en six morceaux, ôtez-en le foin & les feuilles les plus vertes, faites cuire un quart d'heure dans l'eau, rachevez de cuire dans une braise & les dressez sur le plat ; mettez dessus une sauce que vous faites avec persil, ciboules, échalotes, rocamboles, le tout haché, un peu d'huile ; passez sur le feu, mettez y une pincée de farine, mouillez avec un verre de vin blanc, autant de bouillon, sel, gros poivre, faites cuire jusqu'à ce que la sauce soit assez réduite, dégraissez un peu, servez avec un jus de citron.

Artichaux jumeaux.

46. Tournez proprement huit culs d'artichaux, faites-les cuire un quart d'heure dans l'eau, ôtez-en le foin, faites cuire avec bon bouillon, sel, poivre, un bouquet de persil, ciboules, deux clous de girofle, une gousse d'ail, un peu de beurre ; la cuisson faite, mettez refroidir.

Vous avez un petit ragoût de salpicon fait avec des champignons, des foies gras, truffes, que vous mettez dans une casserole

G

avec un morceau de bon beurre ou bouquet; passez sur le feu, mettez-y une pincée de farine, mouillez avec du bouillon, un demi-verre de vin blanc, sel, gros poivre, faites cuire & réduire toute la sauffe; mettez refroidir. Prenez les culs d'artichaux pour y mettre de ce ragoût sur un, & couvrez-le avec un autre cul d'artichaux, soudez les bords avec de l'œuf battu, faites-en autant aux trois autres, trempez-les par-tout dans de l'œuf battu, pannez avec de la mie de pain, faites frire dans du sain-doux, servez garni de persil frit.

XXXIX.
ARTICHAUT SAUVAGE,
CHARDON COMMUN.

Onopordon, Acanthium.
Spina alba tomentosa latifolia vulgaris; Pin.

On mange les jeunes tiges & les discs des fleurs de ce chardon.

X L.

ARUM des Indes.

Arum indicum sativum, Rumph.
Arum acaule, foliis peltatis ovatis, Basi semibifidis, margine integerrimis, Linn.

On cultive cette plante dans les Isles des Indes à cause de sa tige qui s'emploie en aliment; on la nettoie d'abord, ensuite on la coupe par petits morceaux qu'on fait bouillir avec de l'eau, on jette ensuite cette eau & on les fait cuire de nouveau dans du jus de viandes ou du jus de coco. Si on mange crues ces tiges, elles sont ameres; mais si on les prépare, elles le sont moins, elles n'ont même aucune acrimonie. L'arum des Indes s'appelle chou Caraïbe; outre sa tige qui peut servir d'aliment, on en mange encore quelquefois la racine.

X L I.

ARUM d'Egypte; KALADY.

Arum maximum Ægyptiacum, quod vulgo Colocasia, Pin.
Arum acaule, foliis peltatis ovatis, basi semifidis, margine repandis. Linn.

Par toute l'Egypte on trouve des champs uniquement semés de cette plante; sa racine est pour ce pays-là une nourriture journalière, de même que sont chez nous les raves. On la fait cuire ordinairement dans son jus; car quand elle est crue, on ne peut pas la manger à cause de son âcreté. Dans les Indes Orientales tout le monde mange de cette racine, on l'y prépare différemment; les Indiens la font cuire dans l'eau; après quoi ils la coupent en tranches, mais pour lors elle charge l'estomac & constipe; elle est bien meilleure quand on la fait cuire coupée par tranches, & frire dans de l'huile de *calappus*, autrement coco.

XLII.
ASPARGOUTTE, SPERGULE.

Spergula arvensis, Linn.
Alsine spergula dicta major, Pin.

Dans les années de disette, les pauvres font entrer la graine de ce bled dans le pain.

XLIII.
ASPERGES.

Asparagus officinalis, Linn.
Asparagus sativa, Pin.

On mange les pousses d'asperges cuites au jus, au beurre, à l'huile, après avoir été jettées pendant quelques minutes dans l'eau bouillante, & il faut les veiller de près; car pour peu qu'elles soient trop cuites, elles perdent tout leur goût & leur agrément; hachées même quand elles sont petites, on les apprête de la même maniere que les petits pois, elles servent aussi de garnitures pour les soupes & dans beaucoup de ragoûts; on les aime particulierement avec les œufs brouillés. On peut mettre l'asperge au nombre des alimens les plus sains, mais elle est peu nourrissante; on peut la permettre aux personnes, même les plus délicates, & à celles dont l'estomac n'est pas bon. On lui attribue en médecine une vertu apéritive, rafraîchissante, savoneuse ou légerement fondante, laxative, de facile digestion, propre à émousser l'âcreté des humeurs & sur-tout de la bile; les Italiens préferent les asperges sauvages aux cultivées; elles ont plus de goût & de saveur, mais elles sont toujours vertes & moins grosses que les cultivées. Les asperges que l'on mange à Paris dans l'hiver, qui ne sont venues qu'à force de fumier, sont toutes blanches & fort tendres, mais elles n'ont presqu'aucune saveur & aucune bonne qualité; elles servent plutôt de montre sur les grandes tables. Il n'y a que la sausse qui les fasse manger, sans qu'on en puisse espérer aucun des bons effets qu'elles ont coutume de produire, quand elles sont venues naturelle-

G iij

ment & sans artifice. L'asperge de Pologne est délicate & d'un bon goût.

Asperges en salade.

1. On les met cuire à l'eau, dont on les tire pour les laisser égoutter ; puis on a soin de les poudrer de sel menu. Cela fait, on les arrange dans un plat & on les sert avec une sauffe blanche, ou à l'huile & au vinaigre.

Asperges en petits pois.

2. Cassez-les en petits morceaux, faites-les blanchir dans de l'eau bouillante, passez-les à la casserole avec du beurre ; après cela mettez-y du lait & de la crême; assaisonnez le tout de sel, d'un peu de poivre & de fines herbes; & sitôt que vous jugerez que votre ragoût sera cuit, délayez deux jaunes d'œufs avec de la crême, jettez-les dans vos asperges, & la sauffe étant bien liée, servez-les. On ne prend ordinairement pour cela que les plus petites, & on ne casse & on ne coupe que le plus tendre ; ou si elles sont grosses, on les fend en quatre & on les coupe en petits pois jusqu'à ce que le couteau trouve de la résistance.

Asperges au jus.

3. Après avoir rompu les asperges par morceau, passez-les à la casserole avec du lard fondu, persil & cerfeuil hachés menu ; ajoutez-y une ciboule, que vous aurez soin

de retirer, assaisonnez de sel & de muscade, & laissez cuire à petit feu; ensuite dégraissez, & mettez-y du jus de mouton, & suffisamment de jus de citron.

Asperges confites.

4. Prenez les plus petites, coupez-les en tranches; saupoudrez-les avec beaucoup de sel & des cloux de girofle grossierement concassés, & couchez-les dans un pot de terre plombé, faisant une couche de sel, puis une couche d'asperges jusqu'au haut du pot. Il faut que le premier lit & le dernier soient de sel, ensuite vous le remplirez de bon vinaigre & vous tiendrez le pot bien fermé. Lorsque vous en tirerez, il faut que ce soit avec une cuiller d'argent ou de bois, & non pas de fer. Prenez garde aussi que la main ne touche le vinaigre. Ou ôtez le dur de vos asperges, & après leur avoir fait prendre un bouillon avec eau, sel & beurre, remettez-les dans l'eau fraîche; retirez-les ensuite, laissez-les égoutter & les mettez dans un pot avec cloux de girofle entiers, sel, citron verd & moitié eau, moitié vinaigre; couvrez-les d'un linge en double, & versez pardessus deux ou trois doigts de beurre fondu. Serrez-les dans un lieu tempéré, vous pourrez vous en servir à la maniere ordinaire comme si elles étoient nouvelles; ou bien encore:

On les garde toutes crues pendant cinq

ou six jours, afin qu'elles se fanent, après quoi on les étend dans un vaisseau, & on les couvre de saumure, & d'huile ou de beurre.

Nouvelles méthodes pour cuire les asperges.

5. Premiere méthode. Ayez une marmite ou un pot de terre vernissé, d'une grande profondeur, dans le fond duquel vous mettrez une assez grande quantité d'eau, pour qu'elle ne tarisse point pendant tout le temps qu'il sera nécessaire de la faire bouillir. Trouvez moyen de suspendre en l'air dans votre vaisseau vos asperges, ensorte qu'elles ne touchent point à l'eau, pas même en bouillant. Un crochet ou un anneau attaché au milieu du couvercle de la marmite, suffira pour cet effet. On y attachera le fil ou la ficelle qui contiendra les asperges en botte. Le pot de terre est sujet à plus de difficulté; mais on peut trouer le couvercle auprès de sa pomme ou de son bouton, & passer le fil par cette ouverture, que l'on aura soin de boucher exactement avec de la pâte ou de la terre grasse; & si on ne veut pas trouer le couvercle, on disposera en travers dans le vaisseau un bouton ou une branche de fer soutenue par deux montans, qui pour plus grande sûreté répondront à un pied, & auront par ce moyen toute la consistance requise. Toutes choses ainsi disposées on couvrira la marmite ou le pot, & on

luttera soigneusement avec de la pâte ou de la terre grasse le couvercle du vaisseau, afin qu'en aucune façon la vapeur n'en puisse sortir; mettez ensuite sur le feu, & faites bouillir aussi long temps que vous jugerez nécessaire. Une heure suffira pour les asperges qui cuiront sans entrer dans l'eau, & que vous trouverez d'un goût infiniment supérieur à celui qu'elles ont, étant préparées à l'ordinaire.

Seconde méthode. On peut faire cuire les asperges dans une tourtiere, comme on a coutume de faire cuire la pâtisserie en mettant du feu dessous & dessus; cependant la forme de la tourtiere n'étant pas commode pour les asperges & autres légumes, on pourra faire faire des vaisseaux de cuivre étamés d'une forme ovale un peu applatie, dont les deux parties puissent se joindre aussi parfaitement que la tourtiere avec son couvercle. On n'y mettra point d'eau, & le Cuisinier prendra garde de ne point donner d'abord un feu très-vif. Les asperges & toutes autres légumes cuisent ainsi doucement dans leur jus & conserveront tout leur sel. On y pourra faire cuire, avec le même avantage, toutes sortes de racines & de fruits.

Asperges à la crême.

6. On les coupe par petits morceaux qu'on fait blanchir à l'eau bouillante, on les passe ensuite à la casserole avec du beurre;

on y met ensuite du lait & de la crême avec du sel, poivre, fines herbes : le ragoût cuit, on y délaie deux jaunes d'œufs avec du lait & de la crême. La liaison faite, on sert.

Asperges en omelettes.

7. On les passe au roux, & quand elles sont cuites on y met de la crême ; on verse le tout dans les œufs préparés pour l'omelette, on bat le tout ensemble, on fait l'omelette à l'ordinaire avec de bon beurre, & on sert chaudement.

Asperges au beurre.

8. Faites cuire les asperges dans l'eau avec un peu de sel, prenez garde qu'elles ne cuisent pas trop ; étant cuites à propos, tirez-les & les mettez égoutter ; dressez-les dans un plat & faites une sauffe avec beurre, sel, vinaigre, & muscade, ou poivre blanc, la remuant toujours, & versez-la sur vos asperges, quand elles seront dressées ; cette maniere de préparer les asperges est assez connue.

Ragoût de pointes d'Asperges.

9. Mettez le verd de vos asperges bien blanchies dans une casserole avec du coulis clair de veau & de jambon, & un peu d'essence de jambon ; faites mitonner à petit feu. Quand elles sont cuites, & que le coulis est diminué à propos, mettez y un petit mor-

ceau de beurre manié avec un peu de farine; remuez de temps en temps; donnez au ragoût une petite pointe de vinaigre & servez chaudement pour entremets.

Potage d'Asperges.

10. Prenez des asperges pilées par l'étamine avec du bouillon d'herbes pour faire un coulis verd; passez d'autres pointes d'asperges à la poêle avec beurre frais, fines herbes & bons assaisonnemens. Laissez bien cuire le tout, faites mitonner votre potage & rangez vos asperges pardessus avec le coulis auquel vous ajouterez crême naturelle ou jaunes d'œufs.

Potage de croutes aux pointes d'asperges.

11. Faites blanchir à l'eau bouillante le verd de vos asperges; faites-les cuire ensuite dans une marmite avec un peu de bouillon; mitonnez des croutes de jus de veau & les laissez attacher au fond du plat. Vous pouvez mettre un petit pain de profitrolle au milieu & pardessus un jus de veau à demi-lié; servez chaudement.

Potage d'Asperges à la purée verte.

12. Faites blanchir une poignée ou deux d'épinars, avec trois ou quatre ciboules, égouttez-les, pressez-les bien, pilez-les dans un mortier avec une cuillerée à pots de pois

cuits; ajoutez-y, si vous voulez, quelques pointes d'asperges bien blanchies.

Faites cuire dans une petite marmite, avec un bouillon de racines, quelques petits paquets de pointes d'asperges blanchies, autant qu'il en faut pour garnir votre potage; mettez dans une casserole un morceau de beurre, quelques tranches d'oignon, quatre ou cinq tranches de carotte, autant de panais, champignons & truffes, cerfeuil & persil; passez le tout ensemble sur le fourneau, mouillez le moitié bouillon de racines, moitié bouillon de poisson, mettez-y la grosseur de deux œufs de mie de pain, un peu de basilic, sel, quelques cloux; faites mitonner le tout ensemble, délayez votre purée dans une casserole, passez-la à l'étamine, tenez-la chaudement dans une marmite, faites mitonner des croutes moitié bouillon de racines, moitié bouillon de poisson; mettez un petit pain au milieu, garnissez le potage d'une bordure de pointes d'asperges, jettez la purée par-dessus & servez chaudement.

Tourte d'Asperges.

13. Coupez le tendre de vos asperges, passez-les à l'eau, dressez-les dans une tourtiere sur une abaisse de pâte fine, avec lard fondu ou beurre frais dans le fond, fines herbes, ciboules, sel & poivre; couvrez votre tourte; quand elle sera cuite, mettez-y crême ou jus de mouton: ou bien

Faites blanchir le verd de vos asperges, mettez-les ensuite dans de l'eau froide; mettez dans une casserole du beurre la grosseur d'un œuf. Quand il sera fondu, mettez-y une pincée de farine & remuez. Quand il sera roux, mettez-y un peu de bouillon de poisson, sel, poivre, bouquet & vos pointes d'asperges. Quand elles seront cuites, liez-les d'un coulis roux & laissez refroidir votre ragoût; foncez une tourtiere d'une abaisse de pâte feuilletée; vuidez-y le ragoût d'asperges, couvrez d'une abaisse de pâtes feuilletée, dorez d'un œuf battu & mettez cuire. Quand elle sera cuite, servez chaudement dans un plat.

Pain aux pointes d'Asperges.

14. Coupez des pointes d'asperges autant qu'il en faut pour un plat & pour emplir un petit pain; faites-les bouillir à l'eau bouillante, égouttez, passez-les dans une casserole avec bon beurre frais, bouquet, sel & poivre, un peu de farine; faites-leur faire quelques tours sur le fourneau & mouillez d'un jus de veau. Quand elles sont cuites, liez-les avec deux jaunes d'œufs & de la crême, mettez-y un peu de sucre.

Ouvrez un pain chapelé par-dessous, ôtez-en la mie, remplissez-le du ragoût de pointes d'asperges; rebouchez-le du morceau que vous aviez ôté, ficelez-le, mettez-le tremper dans du lait, égouttez-le, faites-le frire dans du saindoux, qu'il prenne belle couleur; mettez-le mitonner dans le ragoût d'asperges, que la sauffe en soit un peu longue; retirez-le, dreffez-le dans un plat, votre ragoût pardeffus, fervez chaudement pour entremets.

XLIV.
ASPHODELE.

Asphodelus albus ramosus mas, Pin.
Asphodelus ramosus, Linn.

Dans les années de difette on fait bouillir & tremper dans de l'eau la racine de cette plante. Pour en enlever l'âcreté, on mêle cette racine ou pulpe ainfi adoucie, avec de la farine de bled ou d'orge; on y ajoute un peu de fel marin & on en fait un pain qu'on cuit au four & qui peut fe manger.

XLV.
ASSA FŒTIDA.

Affa Fœtida difgrunenfis umbellifera liguflica affinis, Kemph.
Ferula Affa Fœtida, Linn.

Quoique l'odeur de l'affa fœtida nous paroiffe défagréable, néanmoins les Perfes & tous les Afiatiques l'appellent le *manger des Dieux:* les Indiens en mangent même familierement & y trouvent une bonne odeur & un goût exquis; ils fe réfervent celui qui eft en larmes & fort rare en ce pays-ci, parce qu'on ne le recherche pas affez & qu'on refufe de le payer à proportion de fa bonté. Ils n'en mettent que très-peu dans chaque mets pour en relever le goût.

XLVI.
ATA.

C'eft un fruit d'un arbre qui croît à Siam, il eft très-bon & a le goût de la crême fucrée.

XLVII.
AUBEPIN, AUBEPINE, SENELLIER, ÉPINE BLANCHE, NOBLE ÉPINE.

Cratægus oxyacantha, Linn.
Cratægus feu fpina acuta, Dod. Pempt.

Les boutons des fleurs de l'aubepin confits au vinaigre pur font bons dans les falades en guife de capres; les enfans mangent crues les fenelles, qui font fes fruits. En Suede les pauvres en font du pain.

XLVIII.

AUBIFOIN, BLUET, AUBITON
des Provençaux.

Papaver heracleum, Diof. & Theoph.
Centaurea cyanus, Linn.

On donne une couleur bleue au sucre avec les fleurs de cette plante.

XLIX.
AVERON, folle Avoine.

Avena fatua, Linn.
Avena utriculis lanugine flavescentibus, Linn.

On dit que les Dalecarliens font du pain avec son grain cueilli un peu verd.

L.

AVOCAT, Bois d'Anis des François.

C'est un fruit de Saint-Domingue de la grosseur & de la forme du bon chrétien. Le goût de ce fruit, lorsqu'il est mûr, approche de celui d'une tourte de moëlle de bœuf; lorsqu'il n'est pas tout-à-fait mûr, on le mange comme les artichaux à la poivrade. L'Auteur de la Maison Rustique de Cayenne observe que trois ou quatre de ces arbres

bres seroient très-utiles à côté de chaque case des Negres, pour eux & pour leurs enfans.

L I.

AVOINE, AVOINE BLANCHE, AVOINE NOIRE, CIVADE.

Avena sativa, Linn.
Avena nigra & alba, Pin.

Quoiqu'on mette l'avoine au nombre des petits bleds, sa farine fait une pâte trop courte pour être employée seule. On mange son grain mondé sous le nom de gruau. Il y a des Brasseurs qui mêlent l'avoine avec l'orge pour la biere; c'est dans la Bretagne & la Touraine qu'on fait le meilleur gruau d'avoine: on a dans ces Provinces des moulins faits exprès pour dépouiller le grain d'avoine de son écorce & pour le réduire en poudre grossiere. Dans le pays de Galles on prépare avec l'avoine un amidon qu'on fait cuire avec de l'eau jusqu'à consistance de gelée, & qu'on coupe ensuite après être refroidi en petites tranches; les habitans de ce pays ressentent du plaisir à manger de ces petites tranches avec du lait ou du vin blanc chaud & sucré.

Plusieurs personnes prétendent, avec raison, que nous devrions faire plus d'usage d'avoine pour nous que pour nos bestiaux,

& donner à ces derniers de l'orge en place; le pain d'avoine est effectivement bon, mais ce grain rend peu de fleurs à la mouture. Pline observe qu'une des principales nourritures des Germains étoit la bouillie faite avec la farine d'avoine, & que les Médecins de ce temps se plaignoient que cette nourriture réduisoit à fort peu de chose l'exercice de leur art; avantage qui pouvoit également résulter de la vie sobre & agissante de ces Peuples, en conséquence très-robustes. Au reste, c'est exactement la même chose parmi les habitans du Nord de l'Angleterre qui vivent d'avoine & meurent très-vieux.

L I I.

BAGUENAUDIER, faux Sené.

Colutea arborescens, Linn.
Colutea vesicaria, Pin.

Quelques personnes mangent, comme des petits pois, les graines qui se trouvent dans les Baguenaudes.

LIII.

BALISIER, CANNE D'INDE, BARALEU.

Cannacorus, Rumph.
Canna indica, Linn.

Barrere dit que les Sauvages mangent des graines de Balisier par délices, & qu'ils mettent au feu les fruits pour en retirer les semences.

LIV.

BANANIER.

Musa, Eluf.
Musa paradisiaca, Linn.

Les fruits de Bananier sont fort bons à manger ; ils ont la chair moëlleuse, pleine d'un suc humectant & d'un goût agréable ; ils sont même très-nourrissans : quelques Auteurs croient que ce sont les fruits qu'apporterent à Moyse les Exprès qu'il envoya à la découverte de la Terre Promise, & que deux hommes avoient peine à porter. On lit dans le second Tome de l'Histoire des Voyages, que la banane, fruit qui croît dans l'Isle de Madere, est estimée des Habitans avec une sorte de vénération, comme le plus délicieux de tous les fruits, jusqu'à même se persuader que c'est le fruit défendu, source de tous les maux du genre humain. Pour confirmer cette opinion, ils allèguent la grandeur de ses feuilles, qui ont assez de largeur pour avoir servi à couvrir la nudité de nos premiers Peres. A Cayenne on mange les fruits du bananier cruds ou cuits au four, ou coupés en petits morceaux sur le gril, ou coupés en deux & séchés au soleil ; on les mange aussi au vin, à l'eau, au sel.

L V.

BARBARÉE, L'HERBE DE SAINTE Barbe, l'herbe au Charpentier, la Julienne jaune.

Erysimum Barbarea, Linn.
Eruca latifolia lutea seu Barbarea, Pin.

Les feuilles de cette plante peuvent se manger en salade.

L V I.

BARBE DE BOUC, SALSIFIX DES Prés, Ricochet, Barbouqeine.

Tragopogon pratense, Linn.
Tragopogon pratense luteum majus, Pin.

On mange les racines de cette plante cuites à l'eau, ou frites comme celles du salsifix ; il y a encore une autre espece de barbe de bouc qui est très-commune en Alsace, & qui se nomme, suivant Linneus, *Tragopogon porrifolium*. Sa racine est en tout semblable à celle de la scorsonere; mais sa chair est plus tendre & plus délicate; on la fait cuire au jus; on mange les jeunes pousses de cette plante en guise d'asperges; on prétend même que c'est uniquement avec cette racine que Jules César a nourri son armée, lorsqu'elle se trouvoit investie de toute part & même assez long-temps par l'armée de Pompée.

LVII.
BARBE DE CHEVRE, GALINOLE.

Clavaria Coralloïdes, Linn.
Coralloïdes Flava albida, Tour.

On fait sécher cette plante, & on s'en sert dans les ragoûts.

LVIII.
BARBE DE RENARD.

Tragacantha, Pin.
Astragalus Tragacantha, Linn.

Au commencement de Juin & dans le mois suivant, il découle naturellement de ces arbrisseaux en maniere de filet ou de bandes plus ou moins longues, un suc gommeux, qui se nomme gomme adragante;

lorsqu'on met tremper cette gomme dans l'eau, elle se gonfle beaucoup & paroît comme une espece de crême glacée ; c'est ce même mucilage de gomme adragante que l'on emploie chez les Confiseurs pour donner du corps aux pâtes, aux pastilles, & on mêle aussi cette gomme avec du lait pour faire des crêmes fouettées.

LIX.

BARDANE, GLOUTERON, LAPOURDIER, NAPOLIER, TIGNON, HERBE AUX TEIGNEUX, HERBE AUX PUNAISES, HERBE AUX BARBANES, L'ARCTIUM.

Arctium Lappa, Linn.
Lappa major seu Arctium Dioscoridis, Pin.

On mange en quelques endroits les queues des feuilles de cette plante, & ses jeunes tiges crues ou cuites.

L X.

BASILIC.

Ocymum Caryophillatum, Pin.
Ocymum Basilicum, Linn.

Il y a quelques personnes qui aiment le basilic dans les fournitures de salade ; on en fait encore souvent usage dans la plûpart de nos alimens ; on l'arrache pour cet effet avant qu'il ne fleurisse, & on en fait des paquets qu'on met sécher au plancher dans les cuisines, ou autre part à l'ombre dans un lieu bien aéré. On l'enferme ensuite dans des boîtes, & on le pulvérise lorsqu'on veut s'en servir dans les sausses avec les autres épices ; on le mêle aussi dans la pâte qu'on fait pour frire les pigeons ; de-là l'expression, *pigeons au basilic* ; on l'emploie encore dans les courts bouillons du poisson sans le pulvériser ; il sert enfin d'aromates dans la plûpart des ragoûts, & son goût plaît assez généralement ; il y a des Cuisiniers assez habiles pour employer avec tant d'art le basilic, le serpolet, la sarriette, le thym, & quelques autres herbes aromatiques, que les mets qu'ils préparent avec ces assaisonnemens, sont aussi agréables au goût que s'ils y employoient les épices des pays étrangers ; aussi ne faut-il pas s'étonner si quelques Epiciers sont aujourd'hui dans l'usage de faire entrer dans leur composition d'épices, ces sortes d'aromates indigenes avec les exotiques.

LXI.
BATATTE.

Batatas, Pin.
Convolvulus Batatas, Linn.

Cette plante est totalement différente de

la patate, quoique plusieurs Auteurs la confondent mal à propos avec elle; elle est indigene à l'Amérique; on la cultive actuellement dans les Indes, l'Espagne & l'Angleterre; sa racine est farineuse & d'une très-bonne saveur; elle nourrit beaucoup, & est un aliment excellent, approchant presque de la viande; elle rassasie vîte, & charge d'abord l'estomac; elle est un peu venteuse, si on la fait cuire au jus; on la mange, ou en son entier, ou coupées par morceaux préparés avec de la viande, ou du poisson, ou on la fait frire dans l'huile ou le beurre, ou on la mange même en guise de riz. Les Portugais préparent cette racine avec du vin, de l'eau de rose & du sucre pour les échauffer, à ce qu'ils disent; ils font aussi avec cette même racine & du sucre une marmelade qui n'est pas trop bonne; ils l'emploient encore avec du lait pour faire une bouillie, à laquelle ils ajoutent un peu de sucre. La qualité venteuse de cet aliment s'enleve par la cuisson sous les cendres, ou en y ajoutant un peu de vin.

LXII.

BAUME, MENTHE.

Mentha, Tour. & Linn.

Il y a plusieurs especes de menthe; les jeunes pousses des especes qui ont une odeur agréable, font partie des fournitures de salade pendant toute l'année. Les personnes qui en aiment l'odeur & le goût, emploient de même les feuilles & les sommités, quoique les tiges soient fortes. Les especes les plus usitées sont celles que nos Jardiniers nomment le baume verd, le baume violet, le baume citronné & le baume panaché. Le baume est en général très-bon à l'estomac ; il fortifie beaucoup ; il provoque l'appétit, chasse les vents, & rend l'haleine agréable ; son usage trop fréquent échauffe ; c'est une chose à laquelle on doit prêter attention.

LXIII.

BECCABONGUE, VERONIQUE D'EAU, BECABONGA.

Veronica Bacabonga, Linn.
Anagallis Aquatica, Dod. Pemp.

Le Beccabongue peut se manger en salade comme le cresson de fontaine.

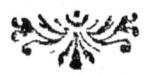

LXIV.

BEEN BLANC du Pays, BEHEN BLANC NOSTRAS, CALICHOU, CARNILLET.

Been album nostra.
Cumbalus Behen, Linn.
Lychnis Sylvestris, quæ Behen album vulgo, Pin.

En Provence les Paysans mangent cette plante pendant l'hyver.

LXV.

BENOITE, RECISE, GALIOTE, GALIOT, GARIOT, HERBE S. BENOÎT.

Caryophillata Vulgaris, Pin.
Geum Urbanum, Linn.

Linneus dit que les racines de cette plante donnent du parfum à la bierre.

LXVI.

BERCE, FAUSSE BRANC-URSINE.

Sphondilium Vulgare Hirsutum, Pin.
Heracleum Sphondilium, Linn.

Les Polonois & les Lithuaniens font, avec les feuilles & les semences de cette plante, une forte de boisson qu'ils appellent *Parst*, & qui tient lieu de biere aux pauvres gens.

LXVII.
BETTERAVE.

Beta rubra vulgaris, Pin.
Beta vulgaris, Linn.

La racine de betterave est fort saine ; & quoiqu'elle ne plaise pas à tout le monde, beaucoup de gens s'en accommodent; on la mange en salade avec la mâche ou celeri, cuite à l'eau ou au four, ou sous la cendre chaude; on la mange aussi avec l'oignon cuit sous la braise, accompagnée de capres, de capucines, d'anchois & de cornichons ; c'est une des salades d'hyver qui fait le plus de plaisir & d'honneur sur une table bien servie ; on l'apprête encore à la poële avec l'oignon roussi dans le beurre ; mais ce ragoût qui n'est gueres connu qu'à Paris, a fort peu de partisans ailleurs. Les betteraves poussent dans les serres pendant l'hyver de petites feuilles dont on fait usage pour les salades de cette saison ; elles sont agréables par leur couleur vive qui tranche avec le blanc. On regarde en Médecine la racine de betterave comme rafraîchissante, apéritive, passablement nourrissante & saine; mais elle ne convient qu'aux bons estomacs. M. Margraff a tiré de la racine de la betterave, un sucre pur & assez abondant. Ce savant Académicien de Prusse dit positivement que le sucre est le même que celui que l'on tire des cannes.

Betteraves frites.

1. Après avoir fait cuire vos betteraves au four & les avoir pelées, coupez-les en tranches de l'épaisseur d'un bon doigt ; mettez-les tremper dans une pâte claire faite avec des œufs, ou sans œufs ; faites les frire dans du beurre affiné ; étant frites, servez-les dans un plat particulier pour entremet avec du jus de citron ; on s'en sert, si l'on veut, pour garnir d'autres plats en maigre. Ou bien on coupe de la tête à la queue, en maniere de soles les betteraves, de l'épaisseur de trois ou quatre écus ; on les met tremper dans une pâte claire faite de vin blanc, fleur de farine, crême douce, jaune & blanc d'œuf crud (plus du jaune que du blanc) poivre, sel & clou de girofle ; on les tire de cette pâte, & on les poudre de farine, mie de pain & persil haché ; on les fait frire ensuite ; & étant séches, on les sert dans un plat particulier pour ornement.

Betteraves fricassées.

2. Quand les betteraves ont été cuites dans l'eau, au four ou sous la cendre, on en ôte la peau ; on les coupe par rouelles assez minces, & on les fricasse avec beurre, persil, ciboules hachées, un peu d'ail (pour ceux

qui l'aiment) une pincée de farine ; du vinaigre suffisamment, sel & poivre ; on fait bouillir le tout un quart d'heure, & on le sert chaudement.

LXVIII.
BETEL, BÉTRE, TEMBEUL.

Les Indiens mâchent presque toujours les feuilles de cette plante qu'ils mêlent avec de l'*areca*, du Cardamome, des girofles ou autres aromates & des écailles d'huitre calcinées ; on prétend que sans l'usage du betel, ils auroient naturellement l'haleine fort puante ; lorsqu'on se quitte pour quelque temps, on se fait présent dans ce Pays de bethel, que l'on offre dans une bourse de soie. On n'ose parler à un homme de dignité sans avoir du betel dans la bouche ; on en mâche pendant les visites ; on en tient à la main : on s'en offre en se saluant & à toute heure, comme nous faisons ici de la poudre de tabac ; mais le grand usage de cette plante fait carier les dents de très-bonne heure aux Indiens ; ce qui n'empêche cependant pas de faire dire aux Editeurs de l'Encyclopédie, que l'usage du betel devroit être préféré au tabac, au moins pour l'odeur ; & que si les dents s'en trouvoient mal, l'estomac en seroit plus sain & plus fort ; car il y a en France plus de gens qui manquent par l'estomac, que par les dents.

LXIX.
BETOINE.

Betonica purpurea, Pin.
Betonica officinalis, Linn.

Les parties subtiles odorantes qui s'élevent de cette plante, lorsqu'elle est verte, sont si vives, qu'il est rapporté dans les Auteurs, que des Jardiniers & autres gens arrachant de la betoine, devinrent yvres & chancellans, comme s'ils avoient bu du vin.

LXX.
BIBBY.

C'est un arbre de l'Amérique; quand il est jeune, il en découle, par une incision qu'on y fait, un jus qui ressemble à du petit lait, d'un goût aigrelet, assez agréable. Les Indiens le boivent après l'avoir laissé reposer pendant quelques jours.

LXXI.
BLED D'INDE, BLED DE TURQUIE, MAYS.

Frumentum Indicum, *Mays Dictum*, Pin.
Zea, Linn.

Le Indiens & autres Peuples éloignés

mangent le bled de Turquie en verd comme en Italie on mange les petits pois ; on en sert grillé à la poêle ou bouilli dans l'eau. D'autres Nations en font une boisson qu'elles convertissent aussi en vinaigre, en la gardant un certain temps : en beaucoup de Pays on en fait du pain, ailleurs de la bouillie ; on en fait aussi, après l'avoir moulu, des gâteaux & des galettes ; le menu Peuple s'en nourrit en plusieurs Pays. Pour rendre le pain de ce bled meilleur, on associe sa farine avec de la farine de froment ; on a trouvé depuis peu le moyen de faire, avec le bled de Turquie, un manger délicat ; on prend ses grappes lorsqu'elles ne font que naître & qu'elles n'excédent pas la grosseur du petit doigt. On les dépouille de leur bourre ; on les fend en deux & on les fait frire avec une pâte comme les artichauts. On les confit aussi avec du vinaigre blanc comme les cornichons, & alors ils sont encore meilleurs & plus tendres : la plante, à mesure qu'on la dépouille de son fruit naissant pour le manger ainsi en friture ou pour le confire, en produit d'autres de nœud en nœud, qu'on a toujours soin de cueillir, dès qu'ils sont formés, & elle en fournit pendant deux mois & plus ; les Habitans de l'Amérique Septentrionale sucent les tiges vertes du mays qui ont un goût de sucre.

Les Indiens font avec le mays une liqueur qui leur est très-agréable ; ils le font rôtir, jusqu'à ce qu'il devienne du charbon; & après l'avoir bien pilé, ils le jettent dans de grandes chaudieres d'eau où ils le font bouillir. Cette eau noire & dégoûtante est ce qu'ils appellent chice, & ce qui fait leurs délices.

LXXII.

BLED TRÉMOIS, BLED DE TROIS MOIS, FROMEMT D'ÉTÉ.

Triticum æstivum Linn. & Pin.

Le grain de bled trémois sert au même usage que celui du froment. *Voyez* l'article FROMENT.

LXXIII.

BLED DE VACHE, ROUGEROLE, ROUGE-HERBE, QUEUE DE RENARD, BLED DE RENARD.

Melampyrum arvense, Linn.
Melampyrum purpurascente, Comâ. Pin.

On fait avec la graine de cette plante un pain mangeable, quoique noir & amer.

LXXIV.
BLIMBING.

Blimbing oblongum acidum, Rumph.

Il croît par toute l'Inde; on confit son fruit

fruit au sucre; & c'est pour lors un met très-agréable.

LXXV.
BOIS DE BAMBOU.

Arundo arbor, Pin.
Arundo Bambos, Linn.
Tchu-tse en Chinois.

Il découle naturellement des nœuds des jets du bois de bambou, une liqueur qui se congele par l'ardeur du soleil, & qui forme des larmes dures & fragiles; ces larmes sont une espece de sucre naturel, qui est le *tabaxir* des anciens; les jeunes rejettons de bambou sont encore la base d'une célebre composition que l'on appelle *achar*, & qui est recherchée comme étant très-délicieuse dans les Indes & dans l'Egypte.

LXXVI.
BOIS D'INDE OU DE CAMPÊCHE.

Lignum Indicum, *Amomum*, Offic.

C'est un grand arbre de l'Amérique, dont les fruits sont noirâtres, un peu plus gros que les grains ordinaires; leur odeur & leur goût aussi bien que celui des feuilles de cet arbre, qui approchent de celles du laurier, rassemblent un composé de gerofle, de cannelle & de poivre. On s'en sert dans les sauſſes; & quand on ſale des cochons, on met un lit de feuilles de cet arbre entre chaque lit de viande, après les avoir ſaupoudrées de ſel battu & de ces graines réduites en poudre ou ſeulement concaſſées; on ne peut s'imaginer le bon goût & la ſaveur excellente que la viande contracte. Si on introduiſoit ces graines, on pourroit ſe paſſer aiſément de toutes ſortes d'épiceries.

LXXVII.
BON HENRY, ÉPINARS SAUVAGE.

Chenopodium Bonus Henricus Linn.
Chenopodium folio triangulo, Pin.

On mange les feuilles de cette plante cuites, hachées & fricaſſées comme des épinars; on en cultive même dans les potagers; Linneus dit qu'on fait cuire ſes tiges comme des aſperges.

LXXVIII.
BOULEAU, BOUILLARD, BOIS BLANC, SCEPTRE DES MAÎTRES D'ECOLE, ARBRE DE LA SAGESSE.

Betula alba, Lin.
Betula, Dod. Pempr.

Lorſqu'on le bleſſe au printemps, il jette une liqueur fort agréable à boire, & dont les Suédois font une boiſſon qui ſe garde près d'un an, & le dispute selon eux au vin par sa bonté. Vanhelmont observe, que si on fait une incision au bouleau près de la racine, la liqueur qui en sort, est de l'eau pure & simple; & que si au contraire on perce jusqu'au milieu une branche de la grosseur de trois doigts, il en découle une liqueur qui a plus de saveur, & qui est légerement acide & agréable. Les Bergers se désalterent souvent avec cette liqueur sortant des mains de la nature; on fait du sucre avec le suc épaissi du bouleau d'Amérique; on appelle biere de bouleau une liqueur antinephrétique, recommandée comme un préservatif pour la pierre; c'est avec de l'eau dans laquelle on a fait bouillir les jeunes branches de bouleau concassées qu'on la prépare.

LXXIX.

BOURRACHE.

Borrago officinalis, Linn.
Buglossum Latifolium, Borrago, Pin.

Les fleurs de la bourrache sont employées dans les offices pour orner les salades; on emploie ses feuilles fort utilement pour les soupes; on les mêle avec d'autres herbes; mais il faut qu'elles soient jeunes & tendres; les Italiens mangent aussi la bourrache cuite en salade; quand elle est nouvelle, ils en font un grand usage dans tous les mets d'herbes, dans la juste persuasion qu'ils ont, que cette plante est salutaire. L'Emery, dans son Traité des Alimens, prétend que les feuilles de bourrache sont humectantes & adoucissantes; elles temperent, ajoute-il, les âcretés du sang & des autres humeurs; ses fleurs, suivant le même Auteur, purifient le sang, raniment le cœur & les esprits, & tiennent leur place parmi les trois fleurs cordiales. Le seul défaut qu'on reproche à la bourrache, c'est de ne pas se digérer facilement; on a observé que les fleurs de bourrache mises dans du vin, le rafraîchissent promptement, sans lui donner aucun goût; le suc de toute la plante mis dans un tonneau y travaille, & se façonne, sans qu'il soit besoin d'y rien mélanger; il y devient une liqueur brune, claire & très-fine.

LXXX.
BRINDONNES.

C'est un fruit des Indes Orientales, dont l'écorce sert à la confection du vinaigre de ce pays; Ray dit qu'on en mange quelquefois, mais rarement.

LXXXI.
BRUYERE.

Erica vulgaris Glabra, Pln.

En Danemarck on fait avec la bruyere

une espece de biere qu'on dit être agréable au goût, & à laquelle on attribue une vertu cordiale.

LXXXII.

BLUGOSSE, LANGUE DE CERF.

Anchusa officinalis, Linn.
Buglossum angustifolium, majus, Pin.

Les fleurs de buglosse s'emploient pour les mêmes usages que celles de la bourrache ; dans l'Uplande on mange ses jeunes feuilles cuites comme des choux.

LXXXIII.

CAAPEBA.

Caapeba folio orbiculari, & umbilicato lævi, Pin.
Cissampelos pareira, Linn.

La racine de cette plante coupée par tranches, infusée & macérée pendant quelques jours dans de l'eau, donne à cette liqueur un goût de vin ou de biere.

LXXXIV.
CACAO,

Arbor Cacauifera Americana, Pluk. Alm.
Theobroma Cacao, Linn.

Les Américains, avant l'arrivée des Espagnols, faisoient une liqueur avec le cacao délayé dans de l'eau chaude, assaisonné avec le piment, coloré par le rocou, & mêlé avec une bouillie de Mays pour en augmenter le volume. Tout cela joint ensemble, donnoit à cette composition un air si brun & un goût si sauvage, qu'un Soldat Espagnol disoit qu'il n'auroit jamais pu s'y accoutumer, si le manque de vin ne l'avoit contraint à faire cette violence, pour n'être pas toujours obligé à boire de l'eau pure; ils appelloient cette liqueur chocolat, & nous avons conservé le nom à la pâte que nous faisons avec le cacao. Pour la faire, on dépouille les amandes de cacao de leur écorce par le feu; on les pele; on les rôtit dans un mortier bien chaud, & on en forme une pâte qu'on mêle avec presque poids égal de sucre; le chocolat ainsi préparé, s'appelle *chocolat de santé*. Quelques personnes prétendent qu'il est bon d'y mêler une légere quantité de vanille qui en facilite la digestion par sa vertu stomachique & cordiale.

Lorsqu'on veut un chocolat qui flatte les

sens plus agréablement, on y ajoute une poudre très-fine faite avec des gousses de vanille & des bâtons de canelle pilés & tamisés ; on broie le tout de nouveau, & on le met, ou en tablettes, ou en moule. Ceux qui aiment les odeurs y ajoutent un peu d'essence d'ambre. Lorsque le chocolat se fait sans vanille, la préparation de la canelle est de deux gros par livre de cacao ; mais lorsqu'on emploie la vanille, il faut diminuer au moins la moitié de cette dose de cannelle. A l'égard de la vanille, on en met deux ou trois gousses dans une livre de cacao ; quelques Fabricans de chocolat y ajoutent du poivre & du gingembre ; mais les gens sages doivent être attentifs à n'en point user qu'ils n'en sachent la composition. Dans nos Isles Françoises on fait des pains de cacao pur & sans addition ; & lorsqu'on veut prendre du chocolat, on réduit ces tablettes en poudre, & l'on y ajoute plus ou moins de canelle, de sucre en poudre & de fleurs d'orange. Le chocolat ainsi préparé, est d'un parfum exquis & d'une grande délicatesse. Quoique la vanille soit très-commune aux isles, on n'y en fait point du tout d'usage dans le chocolat. On fait avec les amandes de cacao préparées à peu près comme les noix de Rouen, une confiture excellente propre à fortifier l'estomach sans trop l'échauffer. Le beurre de cacao est une huile en consistance de beurre, dont on se sert à la Cayenne pour la cuisine.

Maniere de preparer le Chocolat.

1. Pour faire quatre tasses de chocolat, il faut mettre quatre tasses d'eau dans une chocolatiere, puis prendre un quarteron de chocolat ; le couper le plus mince que faire se pourra sur un papier. Si vous l'aimez sucré, vous prendrez aussi un quarteron de sucre, sinon vous n'y mettrez que trois onces que vous concasserez & mêlerez avec le chocolat. Lorsque votre eau bouillera, vous y jetterez le tout, & remuerez bien avec le bâton à chocolat; vous mettrez ensuite ce mêlange devant le feu si vous voulez ; & lorsqu'il montera, vous le retirerez, afin qu'il ne s'en aille pas pardessus; vous le fouetterez bien avec le bâton pour le faire mousser ; à mesure qu'il moussera, vous le verserez dans les tasses l'une après l'autre ; si vous n'en voulez qu'une tasse, il ne faut sur une tasse d'eau qu'une once de chocolat au lait ; si voulez du chocolat au lait au lieu d'eau, vous y mettrez le lait.

Autre Méthode.

2. On ratisse la pâte pure avec un couteau, ou on la frotte avec une rape plate, si cette pâte est assez séche, pour que la rappe ne s'engraisse pas. On prend pour une once de chocolat, deux ou trois pincées de cannelle en poudre passées au tamis de soie, & une once de sucre pulvérisé; on met le mêlange dans

une chocolatiere avec un œuf frais entier, & on remue bien avec le moulinet, jusqu'à ce que le feu soit en consistance de miel liquide ; ensuite on y verse environ huit onces de liqueurs bouillantes, eau ou lait selon son goût, pendant qu'on agite fortement le moulinet pour la bien incorporer avec le reste ; après quoi on met le chocolat sur le feu ou au bain marie ; & dès que le chocolat monte, on retire la chocolatiere ; on le remue beaucoup avec le moulinet, & on le verse dans des tasses à diverses reprises ; c'est l'œuf qui le fait bien mousser. Pour relever le goût de cette liqueur, on peut immédiatement avant de la verser, y mettre une cueilleré d'eau de fleurs d'orange, où on aura versé une ou deux gouttes d'essence d'ambre.

Ce chocolat est très-parfumé, extrêmement délicat, & ne charge point ; d'ailleurs il ne fait aucun sédiment dans la chocolatiere ni dans les tasses.

Biscuits de Chocolat.

3. Mettez dans une terrine deux tablettes de chocolat rapé, avec une demi-livre de sucre fin passé au tamis & quatre jaunes d'œufs ; battez le tout ensemble avec une spatule ; ensuite vous y mettez huit blancs d'œufs fouettés, que vous mêlez bien avec le sucre & le chocolat ; vous prenez un quarteron de farine un peu séchée au four, que vous mettez dans un tamis ; passez-la au travers dans

la composition de biscuits, que vous remuez à mesure qu'elle tombe, pour la bien mêler; dressez vos biscuits dans des moules de papier; jettez un peu de sucre fin dessus, en le faisant tomber légerement d'un tamis; mettez cuire dans un four doux.

Pastille de Chocolat.

4. Pour une livre de sucre fin, vous ferez fondre une once de gomme adragante, avec un peu d'eau; lorsqu'elle sera fondue, passez-la au travers d'une serviette; mettez cette eau gommée dans un mortier avec deux tablettes de chocolat pilé & passé au travers d'un tamis, la moitié d'un blanc d'œuf, & une livre de sucre fin passé au tambour; pilez le tout ensemble, en mettant le sucre peu à peu, jusqu'à ce que cela vous fasse une pâte maniable; ensuite vous l'ôtez du mortier pour en former des pastilles de la grandeur ou du dessein que vous jugerez à propos, ou des ingrédiens, ou grains de bled, de caffé, de pois, de lentilles, de coquillages & autres choses à votre volonté.

Cannelons glacés de Chocolat.

5. Pour faire six cannelons, vous en remplirez quatre avec de la bonne crême; mettez cette crême sur le feu pour la faire bouillir; vous y mettrez ensuite une livre de sucre; vous prenez trois quarterons de chocolat que vous faites fondre dans de l'eau, en le met-

tant sur le feu dans une poêle, & le remuez toujours jusqu'à ce qu'il soit en bouillie ; vous y ajoutez six jaunes d'œufs, que vous délayez bien ensemble ; mettez-y aussi la crême ; lorsque vous aurez bien mêlé le tout, vous le passez au tamis pour le mettre dans une sablotiere, & pour le faire prendre à la glace ; quand la crême sera prise, vous la travaillez pour la mettre dans les moules à cannelons que vous enveloppez de papier, & pour les remettre à la glace dans un vaisseau qui ne retienne point l'eau ; lorsque vous serez prêt à servir, vous leur ferez quitter le moule.

Mousse de Chocolat.

6. Faites fondre six onces de chocolat dans un bon verre d'eau, que vous mettez sur un petit feu doux ; remuez-le avec une spatule ; quand il sera bien fondu & réduit comme une espece de bouillie, vous le retirerez de dessus le feu pour y mettre six jaunes d'œufs frais, que vous incorporerez dedans ; vous y mettrez ensuite une pinte de bonne crême, que vous mêlerez avec le chocolat & les œufs ; ajoutez-y une demi-livre de sucre ; mettez le tout ensemble dans une terrine ; lorsque le sucre sera fondu, & que la crême sera rafraîchie, vous finirez les mousses.

Conserve de Chocolat.

7. Prenez deux onces de chocolat rapé ; faites cuire une livre de sucre à la premiere

plume, & mettez-y votre chocolat; remuez-le pour le délayer & dreſſez votre conſerve toute chaude.

Maſſepain de Chocolat.

8. Echaudez deux livres d'amandes douces; tenez-les dans de l'eau fraîche, & pilez-les dans un mortier; faites cuire une livre de ſucre à la plume ; mettez-y vos amandes; deſſéchez la pâte à petit feu ; tirez-la de la poële, & mettez-la refroidir ; quand elle ſera froide, vous y ajouterez trois onces de chocolat pilé & paſſé au tamis & un blanc d'œuf, & vous manierez le tout enſemble; vous pourrez former une abaiſſe d'une partie de ladite pâte ; vous la découperez avec des moules de fer blanc ; vous en paſſerez à la ſeringue ; ceux qui ſeront découpés, vous les pourrez glacer d'une glace royale.

Crême de Chocolat.

9. Il faut mettre ſur un demi-ſeptier de crême une chopine de lait, le jaune de deux œufs frais, & trois onces de ſucre ; détrempez le tout enſemble ; faites-le bouillir & conſommer d'un quart, en le tournant avec une ſpatule ; vous y mettrez enſuite du bon chocolat rapé, autant qu'il en faut, pour qu'elle en ait le goût & la couleur ; après quoi vous lui donnerez cinq ou ſix bouillons; vous la paſſerez par un tamis, & vous la dreſſerez pour la ſervir froide.

Glace de Chocolat.

10. Vous prenez trois demi-septiers de crême & un demi-septier de lait que vous faites bouillir avec trois quarterons de sucre ; vous aurez une demi-livre de chocolat que vous ferez fondre dans de l'eau, en les mettant dans une poële sur le feu, que vous remuerez avec une spatule ou cueilliere de bois, & vous ferez réduire le tout jusqu'à ce qu'il soit en bouillie ; il faut y ajouter quatre jaunes d'œufs que vous délayerez bien avec du lait & de la crême & que vous verserez dans la poële avec le chocolat, pour le mêler ensemble ; il faut ensuite le verser dans une terrine, jusqu'à ce que vous soyez prêt à mettre à la glace.

Crême de Chocolat au bain marie.

11. Délayez une once de chocolat rapé avec quatre jaunes d'œufs & un peu de lait ; ajoutez-y une chopine de crême & un demi-septier de lait ; mêlez bien le tout de sucre à discrétion ; faites bouillir de l'eau dans une casserole ; mettez dessus, le plat où vous aurez dressé votre crême ; ensorte que le fond du plat trempe dans l'eau bouillante ; recouvrez-le d'un autre plat, & ne l'ôtez que quand la crême sera prise.

Fromage de Chocolat.

12. Prenez une demi-livre de bon choco-

lat; mettez-y environ un demi-septier d'eau pour le faire fondre sur le feu; vous aurez soin de le remuer toujours avec une spatule; quand vous verrez qu'il sera bien fondu & réduit comme une bouillie légere, vous y mettrez six jaunes d'œufs que vous délaierez bien dedans; vous mettrez une pinte de bonne crême; faites-lui faire un bouillon; mettez-y une demi-livre de sucre; ensuite vous mettrez la crême dans la poële où est votre chocolat, que vous remuerez bien ensemble sur le feu; lorsque les œufs seront pris, mettez votre crême dans une sablotiere pour la faire prendre à la glace que vous travaillerez à la houlette, & la mettrez ensuite dans un moule à fromage pour le remettre à la glace.

Crême veloutée au Chocolat.

13. Prenez six tablettes de chocolat; coupez-les bien minces; prenez trois demi-septiers de crême & un demi-septier de lait que vous mettez dans une casserole avec une écorce de citron verd, cannelle en bâton & coriandre; faites réduire aux deux tiers, & mettez-y votre chocolat; faites faire quelques bouillons; retirez, passez dans une serviette mouillée; quand elle sera un peu plus que tiede, délayez-y comme un poids de présure, & faites-la prendre sur de la cendre chaude; on peut la servir froide, si on veut.

Chocolat en olive.

14. Pilez dans un mortier une tablette de chocolat; lorsqu'il est fin, vous y mettez trois blancs d'œufs avec du sucre en poudre; Il en faut suffisamment pour que vous puissiez en former une pâte; pilez le tout ensemble, & ajoutez-y du sucre, jusqu'à ce que vous ayez une pâte maniable; retirez-là du mortier, pour la mettre sur une table avec du sucre fin; coupez-en de petits morceaux égaux que vous roulez un peu dans les mains avec du sucre fin, pour leur donner la figure d'une olive; mettez-les à mesure sur des feuilles de papier blanc, posées sur des feuilles de cuivre; faites-les cuire dans un four doux.

Eau de Chocolat.

15. Prenez du cacao & de la vanille; faites-les rôtir, comme si vous vouliez faire du chocolat; broyez ensuite le cacao, & laissez la vanille sans la piler; mettez-les ensuite dans l'alambic, avec de l'eau & de l'eau-de-vie; distillez-les à un feu ordinaire, & ne tirez point de phlegme. Quand vos esprits seront tirés, vous les mettrez dans un syrop que vous ferez à l'ordinaire avec du sucre fondu dans de l'eau fraîche; vous passerez la liqueur à la chausse; & quand elle sera claire, prenez deux onces de cacao, un gros de vanille, trois pintes & un demi-septier d'eau

de-vie, une livre & demie de sucre, & deux pintes & trois demi-septiers d'eau.

Dragées de Chocolat.

16. Faites tremper un peu de gomme adragante avec un peu d'eau; lorsqu'elle est fondue & bien épaisse, passez-la au travers d'un linge, en pressant fort pour qu'elle passe toute; mettez-la dans un mortier avec du chocolat en poudre & du sucre fin, jusqu'à ce que vous ayez une pâte maniable; mettez cette pâte sur une table poudrée de sucre fin, que vous abattrez avec un rouleau, jusqu'à ce qu'elle soit de l'épaisseur d'un écu; coupez-en de petits morceaux pour les arrondir de la grosseur d'un pois; mettez-les sécher à l'étuve; lorsqu'ils seront secs, vous les couvrirez de sucre, comme on a coutume de faire pour les dragées.

Diablotin de Chocolat.

17. Prenez du bon chocolat; s'il est trop sec, mettez le amollir à l'étuve; mettez-y un peu de bonne huile d'olive pour le bien travailler avec une cueillière; vous en prenez de petits morceaux que vous roulez dans vos mains pour en faire de petites boulettes grosses comme des noisettes, & que vous mettez sur de petits quarrés de papier d'un bon pouce de distance égale. Quand votre feuille est remplie, vous prenez votre papier de coin en coin; vous en appuyez un sur la table, & l'autre

l'autre que vous secouez pour les applatir, afin qu'ils se glacent d'eux-mêmes. Vous les glacez, si vous voulez avec de la nompareille blanche, & vous les piquez tous avec du cannenas ; vous les faites sécher à l'étuve.

LXXXV.
CACHOU.

Catechu, Terra Japponica.

C'est une préparation faite avec les semences d'*arec* ou *areca* ; on coupe ces semences encore vertes ; on les fait infuser pendant long-temps dans une eau, qui en dissout la partie gommo-résineuse, & que l'on fait évaporer ensuite en consistance d'extrait ; on rend le cachou agréable en le mêlant avec du sucre ou quelques aromates. Un gros de cachou, jetté dans une pinte d'eau, lui donne une couleur rougeâtre, une saveur douce, un peu astringente, & forme une boisson très-agréable, même en cas de maladie. Les Indiens présentent, dans les visites qu'ils se rendent, des semences d'arec ; ils les coupent en morceaux, & les mettent sur des feuilles de béthel, dans lesquelles ils les enveloppent après avoir recouvert la feuille d'une légere couche de choux, pour conserver plus long-temps dans la bouche cette saveur agréable. On dit que si l'on mange l'arec encore verd, il cause une espece d'yvresse, semblable à

K

celle du vin; mais qu'on dissipe bientôt en prenant un peu de sel & de vin. On nomme chez les Botanistes l'arbre qui fournit les semences propres au cachou, *palma cujus fructus sessilis, faufel dicitur, sicut areca palma foliis.* Son fruit s'appelle chez les Indiens *chotool* ; ces Peuples les mêlent avec du *lycion* Indien, ou *kaath*, & ils mâchent continuellement ce mélange ; les Grands du Pays & les riches ne se contentent pas d'un tel cachou ; ils y mêlent du cardamome, du bois d'aloës, du musc, de l'ambre, & de quelques autres aromates. Telle est la composition de ces pastilles rondes ou plates que les Hollandois apportent de l'Inde en Europe sous le nom *de siri-gata-gamou.* En France on mêle le cachou avec du sucre, de l'ambre, & quelquefois un peu de cannelle ; on fait une pâte de ce tout avec une dissolution de gomme adragante, & l'on en forme des pastilles qui donnent à l'haleine une odeur agréable.

Cachou ambré pour la bouche.

1. Prenez quatre onces de cachou & dix grains de musc (moins même pour ceux qui en craignent l'odeur); pilez-les dans un petit mortier, & les tamisez bien fin, repilant le tout jusqu'à ce qu'il passe entierement; faites ensuite chauffer doucement le mortier, ensorte que le fond soit un peu plus chaud que le reste, aussi bien que le bout du pilon; faites dissoudre à cette douce chaleur, en re-

muant le pilon, dix-huit grains d'ambre gris; y ajoutant quelques gouttes d'essence d'ambre, & la grosseur d'une noix de gomme adragante, dissoute dans de l'eau de fleurs d'orange. Après avoir ainsi mêlé le tout, vous y mettrez peu à peu la poudre de cachou ; vous la broierez dans le même mortier assez long-temps, afin que l'ambre s'incorpore bien; la pâte étant ainsi préparée, vous en prendrez gros comme une noix, & en formerez des trochisques ; après quoi les prenant avec deux doigts du côté pointu, vous les tordrez pour en faire de petites pilules ovales; & pour empêcher qu'en les formant la pâte ne s'attache aux doigts, vous les frotterez auparavant avec un peu d'essence de fleurs d'orange.

LXXXVI.
CAFFIER.

Jasminum Arabicum Castaneæ folio,
 Flore albo odoratissimo, Till. Pis.
Coffea Arabica, Lin.

Personne n'ignore actuellement l'usage qu'on fait du caffé pour boisson ; on en prend l'infusion de trois manieres, ou du caffé mondé, & dans son naturel, ou du caffé rôti, ou seulement des enveloppes propres & communes de cette substance ; la seconde méthode de le prendre est la meilleure ; pour

K ij

que le caffé soit bon, il faut le choisir nouveau, bien mondé de son écorce, net, de moyenne grosseur, bien nourri, grisâtre, qui ne sente point le moisi, qui n'ait point été mouillé par l'eau de la mer, & qui jette une odeur forte & très-agréable, quand on le brûle, & même quand il a été brûlé.

Le caffé, dit l'Emery, fortifie l'estomac & le cerveau; il hâte la digestion; il appaise les maux de tête; il abat les vapeurs du vin & des autres liqueurs spiritueuses; il excite les urines & les mois aux femmes; il purge quelquefois par les selles; il rend la mémoire & l'imagination plus vives, & il donne de la gaieté; l'usage excessif du caffé maigrit beaucoup, empêche ordinairement de dormir, épuise les forces, abat les ardeurs de Venus, & produit plusieurs autres inconvéniens pareils. Lorsqu'il est pris modérément, il convient, principalement en temps froid, aux vieillards, aux phlegmatiques, & à ceux qui sont gros & replets; mais il est moins convenable aux bilieux, aux mélancoliques, & à ceux qui ont un sang épais & brûlé.

Préparation du Caffé.

1. On fait brûler ou rôtir le caffé dans une poêle de terre vernissée; pendant qu'il est sur le feu, on l'agite incessamment avec une spatule ou cueilliere de bois, ou bien en remuant la poêle, jusqu'à ce qu'il soit d'un violet tirant sur le noir; puis on le réduit en

poudre avec un moulin, qui ne sert qu'à cet usage. On fait bouillir de l'eau dans une caffetiere; quand cette eau bout, on la retire un peu de feu, pour y jetter environ une once de cette poudre sur une livre d'eau; on remue en même temps l'eau avec une cueilliere, tant pour mêler le caffé que pour empêcher que la liqueur ne sorte de la caffetiere, ce qui ne manqueroit pas d'arriver; quelques-uns y jettent un peu d'eau froide, pour arrêter la forte ébulition; il est même à propos de retirer une tassée d'eau avant de mettre la poudre dans la caffetiere; on y renverse cette eau à différentes fois, pour abattre le caffé à mesure qu'il monte; on remet ensuite la caffetiere au feu, ou on la laisse pendant près d'un quart d'heure; ensuite on la retire, pour laisser éclaircir la liqueur; quand elle est claire, on la verse bien chaude dans des tasses, & on la boit après y avoir mis du sucre, pour corriger l'amertume, qui est désagréble à ceux qui n'y sont pas accoutumés. Lorsque le caffé a bouilli, il faut toujours le tirer au clair si l'on veut le garder; alors même, plus on le fait chauffer, plus il perd de sa qualité; il ne fait que noircir & devenir foible; pour bien clarifier le caffé, on peut y jetter un petit morceau de sucre, ou plutôt un peu de corne de cerf en poudre, ce qui opere promptement.

On fait d'excellent caffé en le mettant moulu dans une caffetiere d'argent échauffée, y versant ensuite de l'eau bouillante, & remuant bien avec une cueilliere ; on le verse aussi-tôt qu'il est reposé ; de cette façon il n'est point âcre, & il a beaucoup de parfum ; il faut mettre la dose un peu forte.

Préparation du Caffé non brûlé.

2. Cette préparation consiste à tirer la teinture du caffé, comme on tire celle du thé. Prenez un gros de caffé en feve & bien mondé de son écorce ; faites le bouillir pendant un demi-quart d'heure au plus dans un demi-septier d'eau ; retirez ensuite du feu cette liqueur qui aura pris une belle couleur brune ; & après l'avoir laissé reposer un peu de temps, vous la boirez chaude avec du sucre. On peut encore employer une seconde & une troisieme fois le même caffé dont on s'est déja servi.

Caffé à la sultanne, ou préparation du Caffé usité chez les Arabes.

3. On prend l'écorce du caffé parfaitement mûre ; on la brise, & on la tient dans une petite poële ou terrine sur un feu de charbon, en la tournant pour qu'elle ne se brûle pas ; mais qu'elle prenne seulement un peu de couleur ; on fait en même temps bouillir de l'eau dans une caffetiere ; quand l'écorce est prête, on la jette dedans, & on laisse bouillir le tout comme le caffé ordinaire. La couleur de cette boisson est semblable à celle de

la meilleure biere d'Angleterre. Il n'est pas nécessaire d'y mettre du sucre, parce qu'il n'y a aucune amertume à corriger, & qu'au contraire on y sent une douceur agréable.

Crême de Caffé.

4. Mettez une pinte de crême dans une casserolle avec un morceau de sucre & deux cueillerées de caffé moulu ; faites bouillir le tout, puis l'ôtez du feu ; prenez ensuite deux ou trois gésiers de volaille ; ouvrez-les ; ôtez-en la membrane intérieure & la hachez ; mettez-la dans un gobelet ou autre vaisseau, avec un verre de votre crême de caffé près du feu ou sur la cendre chaude. Ce mélange étant fait, jettez-le dans le reste de la crême de caffé, & passez promptement le tout, deux ou trois fois par l'étamine ; mettez ensuite votre plat sur la cendre chaude ; dressez-y la crême, & la couvrez d'une autre plat avec du feu dessus. Lorsque la crême sera prise, vous la mettrez dans un lieu frais, & la servirez pour entremets, chaude ou froide ; vous pourrez aussi la servir à la glace.

Autre façon.

5. Prenez du caffé ce qu'il en faut pour quatre bonnes tasses ; faites-le bouillir dans une caffetiere avec de l'eau ; quand il sera reposé, tirez-le au clair ; mettez-le ensuite avec une chopine de crême & un quarteron de sucre ; faites-le bouillir & réduire à moitié,

délayez y quatre jaunes d'œufs, & plein une cueilliere à caffé de farine; passez votre crême au tamis, & la faites cuire au bain marie. Cette crême est aussi saine qu'agréable.

Liqueur de Caffé.

6. Choisissez une livre & demie de caffé moka, du meilleur qu'il soit possible de trouver; faites-le torréfier dans une poële de feu. Il ne faut pas qu'il le soit trop; il le sera suffisamment quand il aura contracté une couleur de marron; donnez-vous bien de garde qu'il aille jusqu'au noir, ni qu'il sente la flamme ou la fumée; vous le moudrez ensuite comme si vous aviez dessein de le prendre à l'eau; mettez en infusion cette livre & demie de caffé en poudre dans neuf pintes d'eau-de-vie; vous ferez durer l'infusion pendant huit jours: ce terme expiré, vous verserez l'infusion dans la cucurbite; vous y adapterez le réfrigerant; vous placerez l'alembic au bain marie, & vous distillerez d'abord au filet assez fort. Ayant tiré six pintes de liqueur, vous les renverserez dans la cucurbite par le canal de cohobation; après quoi vous distillerez au très-petit filet; ayant retiré cinq pintes de liqueur spiritueuse & bien imprégnée d'huile aromatique de caffé, vous cesserez; vous ferez ensuite fondre cinq livres de sucre dans cinq pintes d'eau de fontaine ou de riviere; vous mêlerez les esprits avec ce syrop: après avoir

bien remué le mélange, vous filtrerez selon l'art.

La liqueur spiritueuse du caffé n'a pas les mêmes vertus que le caffé pris à l'eau; mais aussi n'occasionne-t-elle pas les mêmes effets dangereux; elle n'empêche point de dormir; elle n'échauffe le sang que médiocrement; elle est apéritive; elle recueille les esprits; elle incise les alimens cruds & de difficile digestion; enfin elle excite la sensation du caffé plus agréablement, & plus puissamment, que lorsqu'il n'est qu'en simple infusion.

Cannelons glacés de Caffé.

7. Pour faire six cannelons, pesez deux onces d'eau; vous mettrez cette eau dans une caffetiere; lorsqu'elle bouillera, vous y jetterez au moins six onces de caffé pour en faire du caffé comme à l'ordinaire; quand il sera fait, bien reposé & tiré au clair, vous le mettrez dans de la crême que vous aurez fait bouillir auparavant avec une livre de sucre; vous mesurerez votre crême avant que de la faire bouillir; il en faut la mesure de quatre cannelons; faites bouillir la crême avec le caffé & le sucre, jusqu'à ce qu'elle soit diminuée d'un tiers en la tournant toujours sur le feu; vous la mettrez ensuite dans une terrine, jusqu'à ce que vous le fassiez prendre à la glace.

Fromage glacé de Caffé.

8. Faites du caffé comme à l'ordinaire ; il en faut prendre six onces pour une chopine d'eau ; lorsqu'il sera bien reposé & tiré au clair, prenez une pinte de crême qui puisse aller sur le feu ; après avoir fait un bouillon mettez-y environ une livre de sucre & le caffé que vous avez tiré au clair ; faites faire cinq ou six bouillons en remuant toujours ; vous mettrez ensuite votre crême dans une sablotiere pour la faire prendre à la glace.

Gauffres du Caffé.

9. Mettez dans une terrine un quarteron de sucre en poudre, un quarteron de farine, deux œufs frais, une bonne cueillerée de caffé passé au tamis ; mêlez le tout ensemble en y mettant peu à peu de la crême double, jusqu'à ce que votre pâte soit de bonne consistance, sans être ni trop claire ni trop épaisse ; qu'elle file en la versant avec la cueilliere ; faites chauffer le gauffrier sur un fourneau, & frottez-le de deux côtés avec de la bougie blanche ou du beurre pour le graisser ; vous y mettrez ensuite une bonne cueillerée de votre pâte ; fermez le gauffrier pour le mettre sur le feu ; après l'avoir fait cuire d'un côté, vous le retournez de l'autre ; lorsque vous croyez que la gauffre est cuite, vous ouvrez le gauffrier pour voir si elle est de belle couleur dorée & également cuite ; vous

l'enlevez tout de suite pour la poser sur un rouleau fait en chocolat; appuyez la main dessus pour lui faire prendre la forme du rouleau; laissez-la sur le chocolat jusqu'à ce que vous en ayez fait une autre de la même façon; pendant qu'elle cuit, vous ôtez celle qui est sur le rouleau, & vous y mettez à mesure celle que vous retirez du gauffrier; lorsqu'elles seront toutes faites, vous mettez le tamis où sont les gauffres à l'étuve pour les tenir séchement jusqu'à ce que vous les serviez.

Glace de Caffé.

10. Faites bouillir deux ou trois bouillons six onces de caffé avec une chopine d'eau; lorsqu'il sera reposé, vous le tirerez au clair, & vous le mettrez bouillir avec trois demi-septiers de bonne crême & trois quarterons de sucre; vous le ferez bouillir en le remuant toujours, jusqu'à ce que votre crême soit diminuée d'un tiers, vous l'ôtez du feu pour le mettre dans une terrine, jusqu'à ce que vous le fassiez prendre à la glace.

Mousse de Caffé.

11. Faites du caffé comme à l'ordinaire; prenez-en six onces que vous mettrez dans une chopine d'eau; laissez-le reposer au moins une bonne heure avant que de le tirer au clair; vous y mettrez six jaunes d'œufs frais que vous y démêlerez sans le remettre

sur le feu; ajoutez-y trois demi-septiers de crême & une livre de sucre; mêlez bien le tout ensemble; lorsque le sucre sera fondu, vous finirez vos mousses.

LXXXVII.
CAIIM.

Caiim gulur, Rumph.

Cet arbre ne croît que dans l'Isle d'Aru; on ne peut pas manger son fruit crud, mais on le fait cuire avec des poissons : les mêmes fruits attachés à un fil, coupés par le milieu après en avoir ôté les noyaux, se suspendent à la fumée; & étant ainsi préparés ou confits à la saumure, on les transporte d'Aru à Banda.

LXXXVIII.
CAILLELAIT, CAILLELAIT JAUNE,
PETIT MUGUET.

Galium verum, Linn.
Gallium luteum, Pin.

Cette plante répand une odeur miellée, dont les feuilles sont très-chargées; ce miel s'aigrit au soleil; sa fleur, laissée quelque temps dans un peu d'eau de rose, puis exprimée & mise dans du lait que l'on remue ensuite avec une cueilliere de bois, le fait cailler promptement.

LXXXIX.
CAJU, SAWO.

Merrofideros Macaffarenfis, Rumph.

Les fruits de cet arbre qui vient dans les Indes, sont très-bons à manger cruds.

XC.
CALALOU, KAROULOA,
GIRAUMONT.

Ketmia Brafilienfis, folio ficus, fructu Pyramidato, sulcato.

Le fruit de cette plante, lorsqu'il est jeune, se cueille pour être mangé en salade à l'eau & au sel ; il est bon à l'estomac, & convient aux convalescens ; lorsqu'il est mûr, on le hache par petits morceaux avec les feuilles de la plante ; on fait cuire le tout avec du Lard ; c'est ce mets que les Dames Créoles donnent par préférence aux personnes les plus distinguées.

XCI.
CALEBASSIER.

Baobab seu Abaui Clus.

Cet arbre a été transporté d'Afrique en Amérique ; on mange son fruit crud ; les Voyageurs s'en servent en Ethiopie pour étancher leur soif & pour se restaurer ; son suc, mêlé avec de l'eau & du sucre, convient dans les maladies aiguës, putrides & pestilentielles.

XCII.
CAMAGNOC.

C'est une espece de magnoc qui croît dans la Cayenne ; on arrache la racine de cette plante sept mois après qu'elle a été semée ; on la mange alors grillée ou bouillie ; si on la laisse plus long-temps en terre, elle n'est bonne qu'à être réduite en farine & à être travaillée comme le magnoc, avec cette différence que l'eau qui en sort n'est pas dangereuse ; sa farine même est préférée à celle de magnoc ; on en fait d'excellente cussan & de très-bon matété. *Voy.* art. *Magnoc* ou *Manihot*.

XCIII.

CALAMUS AROMATIQUE VRAI.

Acorus verus, seu Calamus aromaticus officin. Pin.
Acorus Calamus, Linn.

Les Indiens emploient les tiges de cette plante pour assaisonner le poisson & les viandes bouillies.

XCIV.

CAMOMILLE VULGAIRE.

Chamæmelum vulgare, Leucanthemum, Diof.

M. Pingle a saupoudré de fleurs de camomille, du bœuf maigre; la viande n'en contracta aucune odeur désagréable pendant plusieurs jours qu'il la garda; & sa substance étoit si ferme, si dure & si séche, qu'elle paroissoit incorruptible. On a mis encore de la viande suffisamment corrompue dans une infusion de ces mêmes fleurs, après avoir pompé l'air contenu dans la viande; l'odeur désagréable se dissipa avant le troisieme jour; & la même viande ayant été mise alors dans une semblable infusion nouvelle, elle s'y est conservée pendant un an ferme & saine, ce qui prouve que la camomille est antiseptique, & qu'on pourroit par conféquent s'en servir pour conferver la viande pendant l'été.

XCV.
CANNE A SUCRE.

Arundo Saccharifera, Pin.
Saccharum officinarum, Linn.

On broie les cannes à fucre entre des rouleaux de bois très-dur ; elles répandent par ce moyen une liqueur douce, vifqueufe, appellée miel de canne, & que l'on fait cuire enfuite jufqu'à confiftance de fucre ; on procede promptement à la cuiffon de cette liqueur ; car au bout de vingt-quatre heures elle s'aigrit ; & même fi on la gardoit plus long-temps, elle fe changeroit en fort vinaigre ; on fait bouillir pendant un jour entier, en verfant de temps en temps de l'eau, la liqueur extraite des rofeaux ; on l'écume, & cette lie qui furnage, fert à nourrir les animaux. Pour purifier davantage le fucre, on y jette une forte leffive de cendres de bois & de chaux vive, & on écume continuellement ; enfuite on paffe la liqueur au travers d'une étoffe ; le marc fert en quelques endroits à nourrir les efclaves ; d'autres, en y mêlant de l'eau & le laiffant fermenter, en font du vin. On fait bouillir de nouveau cette liqueur, on appaife l'impétuofité des bouillons

bouillons en versant quelques gouttes d'huile; la plus petite quantité de suc acide empêcheroit le sucre de se cryltalliser & de prendre une consiltance solide; on verse la liqueur encore chaude dans des moules de terre en forme de cones creux, cerclés aux deux extrêmités, ouverts par les deux bouts, & dont le petit trou qui est à la pointe, est bouché avec du bois ou de la paille, ou du linge. Toutes les préparations que l'on fait dans la préparation du sucre & dans l'art de le raffiner, tendent à débarrasser ce sel essentiel d'un suc mielleux qui lui ôte la blancheur, la solidité, la finesse & le brillant de son grain. On ouvre donc le petit trou pour donner écoulement au suc mielleux ; on verse sur la partie supérieure du cone une bouillie claire, faite avec de la terre blanche argilleuse; l'eau se charge d'une substance glutineuse de la terre & passe à travers la masse du sucre, lave les petits grains & les purifie du suc mielleux au bout de quarante jours, le sucre étant desséché ou en morceaux, de couleur rousse & s'appelle alors *Sucre terré rouge*. S'il est d'une couleur grise, blanchâtre & en morceaux friables, il prend le nom de *Moscouade moyenne*, c'est-là la matiere dont on fait toutes les autres especes de sucre. Lorsque la moscouade a subi de nouveau à peu près les mêmes opérations dont nous venons de parler, elle est plus purifiée, &

L

c'est alors de la caſſonade ou caſtonade; dont la meilleure eſt blanche, ſeche, ayant une odeur de violette; la caſſonade purifiée elle-même par les mêmes moyens que ci-deſſus, ou par les blancs d'œufs, ou par le ſang de bœuf, donne le ſucre rafiné, le ſucre fin ou le ſucre royal, ainſi nommé parce qu'on n'en peut pas faire de plus pur, de plus blanc, ni de plus brillant; ce ſucre étant très-ſec & frappé avec le doigt, produit une ſorte de ſon; frappé ou frotté dans l'obſcurité avec un couteau, il donne un éclat phoſphorique. La liqueur mielleuſe qui découle des moules, ne peut s'épaiſſir que juſqu'à la conſiſtance de miel; c'eſt pourquoi on l'appelle *miel de ſucre*, *remel*, & plus communément, *meleſſe* ou *doucette*. Quelques-uns la font fermenter & en retirent un eſprit ardent; le ſucre candi n'eſt que du ſucre fondu à diverſes fois & cryſtalliſé; il y en a du blanc & du rouge. Perſonne n'ignore l'uſage du ſucre pour les alimens; on s'en ſert pour les confitures, les liqueurs, les compotes, les infuſions théiformes & pluſieurs autres choſes de cette nature. Le ſucre paſſe pour être calmant, adouciſſant, ſtomachique & très-nourriſſant; il facilite la digeſtion, détruit les engorgemens & obſtructions légeres; ſon uſage convient aux perſonnes ſédentaires, à celles qui ne digerent pas bien ni aſſez promptement, aux gens ſujets à des douleurs d'eſtomac, des intelfins, & à ceux qui font attaqués de fievres, de maladies putrides, de pituite épaiſſe dans les poumons & de la toux.

Willis regarde l'excès qu'on fait du ſucre comme une des principales cauſes du ſcorbut. Il ſeroit à ſouhaiter pour la ſanté des hommes, dit M. Andry, que le ſucre ne ſe fût pas introduit ſur les tables, où il eſt devenu ſi fréquent, qu'il n'y a preſque plus de mets où il n'entre. On ne ſe contente pas même d'uſer de ſucre dans les repas, on porte ſur ſoi des ſucreries de toutes ſortes pour en manger à toute heure; on y accoutume même les enfans & on expoſe par-là leurs corps tendres & délicats à une infinité de maladies. Quoique M. Andry paroiſſe un peu trop outré contre l'uſage du ſucre, il n'eſt pas cependant moins vrai de dire qu'il eſt très-dangereux quand il eſt pris avec excès, & ſalutaire quand on en uſe modérément; mais pour cela on ne doit s'en ſervir que comme d'un aſſaiſonnement.

Clarification du ſucre.

1. Outre les clarifications ordinaires du ſucre, il y en a encore d'autres que l'on eſt obligé de faire, lorſqu'on veut employer le ſucre dans les liqueurs ou les confitures; mettez pour cet effet du ſucre ce que vous voudrez dans un grand baſſin avec de l'eau (deux pintes d'eau ſur vingt livres de ſucre), remuez le tout enſemble, & le mettez ſur

un feu de charbon. Prenez deux ou trois œufs pour vingt livres de sucre, caffez les fans en ôter les blancs & les coquilles; fouettez-les fi long-temps qu'ils forment une efpece d'écume.

Quand le fucre commence à bouillir, mettez-y environ un verre d'eau & un peu de ces œufs fouettés, laiffez bouillir quelque temps, écumez & continuez de remettre de l'eau & des œufs; enfin après l'avoir bien écumé, paffez-le à la chauffe ou dans un linge blanc; votre fyrop fera cuit à la liffe & c'eft la vraie cuiffon pour le conferver.

On clarifie ainfi la caffonade. Quand on a clarifié le fucre, il y a toujours beaucoup d'écume qui emporte avec elle un peu de fucre, & pour ne le point perdre, on délaie cette écume avec de l'eau dans un poëlon à confiture, & on paffe ainfi le tout à la chauffe. On fe fert du fucre clarifié, qui en provient, comme du premier, fans que cela puiffe rien diminuer de la beauté ni de la bonté de la confiture.

Sucre à liffé.

2. C'eft le premier degré de cuiffon qu'on donne au fucre; on connoît que le fucre y eft parvenu, lorfque le prenant avec le doigt du milieu & le mettant fur le pouce, il ne coule point, mais y demeure rond comme un petit pois; il y a le grand & le petit

lissé, bien entendu que le premier est plus fort que l'autre.

Sucre à perlé.

3. Il y a aussi le petit & le grand perlé. Cette cuisson se connoît parfaite, lorsqu'en trempant une écumoire dans le sucre & soufflant au travers, on voit ce sucre s'envoler en l'air par feuilles seches; s'il coule, il n'est pas encore cuit. On peut aussi tremper une spatule dans le sucre, & si en le secouant il s'envole en l'air, il est cuit, & c'est le troisieme degré.

Sucre à la plume.

4. L'on connoît que le sucre est cuit à la plume, lorsqu'après quelques bouillons de plus que pour la cuisson précédente, en soufflant à travers l'écumoire & en secouant la spatule d'un revers de main, les étincelles ou les boules qui en sortent, sont plus grosses & s'élevent en haut, c'est la petite plume; & lorsqu'après avoir essayé plusieurs fois, ces bouteilles paroissent plus grosses & en plus grande quantité, ensorte qu'elles tiennent comme liées les unes aux autres; c'est la grande plume & le quatrieme degré.

Sucre à cassé.

5. Trempez votre doigt dans l'eau fraîche, mettez-le dans le sucre bouillant; retirez-le & le mettez encore dans l'eau fraîche. S'il se

casse alors & devient sec dans cette eau, il est cuit à cassé; mais s'il est gluant & s'il se manie, il ne l'est pas encore. Cette cuisson est le cinquieme degré.

Sucre au caramel ou brûlé.

6. La cuisson au caramel est le sixieme & dernier degré que l'on donne au sucre que l'on cuit; on le reconnoît tel, lorsque le mettant sous la dent, il ne s'y attache point comme une espece de gomme, mais qu'il se casse net. Quand on fait le sucre au caramel, il faut être attentif à le prendre au point où il doit être, parce qu'il est à craindre qu'il ne brûle tout à fait, ce qui lui donne un goût âcre & désagréable, ensorte que l'on ne peut plus s'en servir, à moins qu'on ne le décuise en y mettant de l'eau; ce sucre est propre pour faire des candis.

Sucre d'orge.

7. Le sucre d'orge se fait avec du sucre cuit sur un feu modéré dans une décoction d'orge, mêlée avec des blancs d'œufs bien battus & qu'on écume avec soin. On passe ensuite le tout par la chausse; on le remet sur le feu jusqu'à ce qu'il se fasse de larges bulles, & qu'il ne s'attache point à la dent quand on le mange. On le verse ensuite sur une table de marbre frottée d'huile d'amandes douces, sur laquelle on le laisse jusqu'à ce que les bulles commencent à cesser, & que

les extrêmités de la masse fassent effort pour s'y réunir, lorsqu'on veut le faire couler. On frotte ses mains avec de l'empois, ensuite on met cette masse en bâtons sur quelques choses de plat, & on les laisse se refroidir & se durcir. On donne le sucre d'orge pour la toux, pour les maladies de gorge & de poitrine; il faut le choisir blanc, spongieux, en gros bâtons, cassant, d'un goût doux & agréable, nouvellement fait, sec, transparent, & demeurant quelque temps à se fondre dans la bouche.

Syrop de sucre.

8. Prenez du sucre candi, versez dessus de l'esprit de vin à la hauteur d'un travers de doigt, & mettez-y le feu jusqu'à ce que cela soit cuit en consistance de syrop; vous vous en servirez avec un heureux effet dans les maladies de poumon & pour la toux.

Sucre parfumé au musc & à l'ambre.

9. Vous mettrez dans le petit mortier quatre onces de sucre blanc, douze grains d'ambre gris & six grains de musc; vous pilerez le tout ensemble si bien que le sucre soit réduit en poudre très-fine, & vous garderez cette poudre dans une boîte garnie de papier & si bien fermée, que l'odeur ne s'évente pas; vous la mettrez dans un lieu sec pour vous en servir dans votre besoin.

L iv

Sucre candi.

10. C'est un sucre cryſtalliſé, le vrai ſel eſſentiel des cannes à ſucre, cryſtalliſé lentement en gros cryſtaux. Prenez du ſucre royal ou du ſucre fin, faites-le cuire dans une ſuffiſante quantité d'eau de riviere ou de fontaine juſqu'à la conſiſtance de ſyrop épais. Clarifiez-le, verſez-le enſuite dans des pots bien nets, au dedans deſquels vous aurez arrangé de petits bâtons par étage; laiſſez-le repoſer pendant quelques jours dans un lieu frais. Vous trouverez le ſucre candi ou cryſtalliſé attaché à ces bâtons, & vous le détacherez pour le conſerver dans un lieu ſec. Il est à propos que les vaiſſeaux qui contiennent ce ſyrop aient par en bas un trou qu'on débouchera un peu, quand on aura détaché les premiers cryſtaux, afin que le ſuperflu de la liqueur, qui ne ſe cryſtalliſeroit pas, s'écoule par-là; mais lentement. On peut ſuſpendre dans ces pots des couronnes, des cœurs ou des lettres, faites avec de la paille ou de menues branches de coudrier; le ſucre ſe cryſtalliſe ſur les baguettes, & on les tire comme revêtues de fragmens de cryſtaux. Si on a coloré le ſucre avec de la cochenille, les cryſtaux prennent une légere teinte de rubis; ſi c'eſt avec de l'indigo, ils ſont un peu bleus.

XCVI.

CANNEBERGE, Coussinet de marais.

Vaccinium oxicoccus, Linn.
Vitis idæa palustris, Pin.

Les bayes de la canneberge sont trop acides pour être mangées crues, mais on en fait une gelée délicieuse, au dire de tous les Peuples du Nord.

XCVII.

CANNELLE.

Cinnamomum seu Canella zeylanica.
Laurus cinnamomum, Linn.

La cannelle s'emploie quelquefois comme épices parmi les alimens ; on en met sur-tout dans les tartes de pommes ; la cannelle blanche sert aux habitans de la Jamaïque à la place de poivre & de cloux de gérofle dans leurs ragoûts.

Cinnamomum, liqueur.

1. Pour faire avec la cannelle une excellente liqueur à boire & très-agréable, prenez une livre d'écorce longue, fine, cassante, douce au goût & suave à l'odorat ; concassez bien cette drogue & mettez-la infuser pendant quinze jours dans neuf pintes d'eau

de-vie ; diſtillez l'infuſion au bain marie. Comme l'huile de cannelle eſt très peſante, conſéquemment qu'elle monte difficilement, vous diſtillerez au fort filet ; on ne riſque rien de pouſſer d'abord le feu un peu vivement. Après avoir retiré ſix pintes de liqueur, il faudra les verſer dans l'alembic par le canal deſtiné à la cohobation ; continuez pour lors la diſtillation au filet ſimple, & ſi vous trouvez que votre eſprit ne ſoit pas aſſez impregné d'huile aromatique, vous cohoberez pour la troiſieme fois ; faites attention cependant qu'il ne faut pas trop pouſſer le feu, parce que l'huile de cannelle eſt très-ſuſceptible d'empyréme ; il ne faut pas non plus que votre eſprit ſoit trop chargé d'eſſence aromatique, l'excès donneroit à votre liqueur un goût piquant & déſagréable. Ayant retiré cinq pintes d'eſprit par la diſtillation, retirez le matras & continuant le feu très-vivement, vous recueillerez une eau blanchâtre très-odorante & très-chargée d'huile eſſentielle que vous réſerverez pour d'autres uſages. Ayant préparé votre ſyrop ſelon la regle ordinaire, vous le mêlerez exactement avec votre eſprit de cannelle, vous joindrez au mélange deux bons verres d'eau de roſes doubles, enſuite vous filtrerez. Cette liqueur a toutes les vertus de la cannelle, elle fortifie en échauffant les viſceres, elle arrête la lienterie, elle appaiſe la mélancolie ; mais ſur-tout elle est merveilleuse pour les accouchemens.

L'huile de Cythere.

2. L'huile de cythere est une liqueur composée qui a pour base le cinnamomum ; elle se prépare ainsi. Mêlez cinq pintes de syrop & deux verres d'eau de rose avec cinq pintes d'esprit de cannelle, comme si vous vouliez faire du cinnamomum simple ; ajoutez à ce mélange une once de scuba, six gouttes d'essence de cédras, six gouttes d'essence de citron, deux gouttes d'essence de bergamotte ; remuez-bien le mélange, clarifiez-le en blanc d'œuf, placez-le au bain marie pendant six heures, filtrez ensuite selon l'art. Les propriétés de l'huile sont supérieures à celles du cinnamomum, liqueur ; comme elle agit plus vivement, l'excès en est aussi plus nuisible à la santé. Prise en petite dose, elle est cordiale & stomacale ; mais prise inconsidérément, elle excite la soif & cause des maux de gorge.

Eau de Cannelle pour prendre en guise de boisson.

3. Prenez un coquemar dans lequel vous mettrez une pinte d'eau que vous ferez bouillir devant le feu ; lorsqu'elle aura bouilli, vous la retirerez & y mettrez environ une demi-once de cannelle en bâton, avec deux ou trois cloux de girofle. Vous bou-

cherez bien le coquemar & laisserez ainsi refroidir la liqueur; vous en prendrez ensuite un demi-septier que vous mettrez dans deux pintes d'eau ; si vous n'en voulez qu'une pinte, vous n'y en mettrez que la moitié du demi-septier ou environ sur chaque pinte, avec à peu près un quarteron de sucre, suivant votre goût; après quoi vous mettrez rafraîchir la liqueur pour la boire.

Cannelle au candi.

4. Coupez de la cannelle en maniere de petits lardons & de la même grandeur; ensuite mettez-la dans un petit sucre sur le feu, & ne la faites cuire qu'en petit syrop; puis ôtez la poêle de dessus le feu, laissez-la prendre sucre environ cinq ou six heures & la mettez égoutter sur un clayon à l'étuve; quand elle est à moitié seche, il la faut détacher doucement & la mettre sur un tamis à l'étuve, pour l'achever de sécher. Vos petits lardons de cannelle étant séchés, vous les rangerez dans des moules de fer blanc sur un petit clayon fait exprès, qui entre dans le moule; vous en pouvez ranger trois lits l'un sur l'autre, en les séparant avec les petites grilles. Sur la grille de dessus, il faut mettre quelque chose de pesant, pour que cela se tienne ferme; ensuite faites cuire le sucre au petit souffle la quantité qu'il en faudra, selon la grandeur de votre moule; étant cuit, jettez votre sucre dans votre moule,

ensorte qu'il y en ait pardessus la derniere grille : en le versant il faut le jetter en plusieurs endroits du moule & le laisser tiédir ; ensuite le mettre à l'étuve du soir au lendemain, avec un bon feu couvert, pour qu'il dure la nuit. Le matin vous prendrez garde si la cannelle est bien prise, vous ferez un petit trou au coin du moule pour faire égoutter le sucre, puis vous remettrez ledit moule tout renversé de côté dans l'étuve, avec une assiette dessous ; quand il est bien égoutté, il faut l'ôter dudit moule, le détachant doucement brin à brin & le mettre sur un tamis à l'étuve, pour l'achever de sécher, ensuite l'ôter.

XCVIII.
CAPRIER.

Capparis spinosa, fructu minore, folio rotundo. Pin.
Capparis spinosa, Linn.

On confit les boutons de fleurs de caprier au vinaigre ; pour le faire, on les laisse d'abord se flétrir à l'ombre pendant trois ou quatre heures ; après quoi on les met dans un vaisseau proportionné à la quantité qu'on a en les pressant légerement, & on le remplit de vinaigre à la superficie du fruit ; on le couvre & on le laisse en repos pendant huit jours. Ce terme expiré, on les tire du vaisseau; on les presse légerement pour les égoutter & on les remet dedans avec du nouveau vinaigre; on répete trois fois de suite la même opération de huit jours en huit jours; après quoi on les change encore de vinaigre pour la derniere fois, en y jettant un peu de sel & on les laisse en cet état jusqu'au besoin. On peut commencer de s'en servir six semaines après. Les boutons les plus petits donnent les *capres capucines*, ce sont les plus fines & les plus fermes; les boutons les plus gros donnent des capres molles & grosses. En Provence on les cueille comme elles tombent sous la main, & lorsqu'elles sont confites, on sépare, à l'aide d'un crible, les plus fines, qui sont les meilleures & les plus cheres; les capres doivent avoir une belle couleur verte, mais il faut prendre garde qu'elle ne leur vienne quelquefois d'une rouille de cuivre qui les rendroit nuisibles; car souvent des marchands pour leur donner une belle couleur verte, les font macérer dans des vaisseaux de cuivre avec du vinaigre, lequel, en rongeant le cuivre, devient vert & colore les capres; quelquefois aussi ils jettent quelques pieces de monnoie de cuivre dans la liqueur acéteuse pour leur donner cette couleur verte. On confit aussi les jeunes fruits de caprier, qu'on nomme *Cornichons de Caprier*. Le bouton de caprier confit est d'un grand usage dans la cuisine; il est agréable au goût & réveille l'appétit, il entre dans la plûpart des sauſſes tant en gras qu'en maigre ; on le mange de même en ſalade avec l'oignon & la betteraye.

XCIX.
CAPUCINE.

Cardamindum vulgare & minus, Tour.
Tropæolum minus.

On fait avec les boutons de capucine une confiture au vinaigre fort agréable, qui ſert pour les ſalades d'hiver; la maniere de confire les boutons eſt la même que celle qu'on emploie pour les capres; on ramaſſe tous les jours les boutons & on les jette dans le vinaigre, après les avoir laiſſé flétrir quelques heures à l'ombre. Beaucoup de Particuliers, par économie, ne les changent pas de vinaigre; mais il eſt ſûr qu'ils ſont meilleurs & qu'ils ſe conſervent plus long-temps, étant préparés comme les capres. On employe les fleurs de la grande capucine pour garnir les ſalades; elles réjouiſſent tout à la fois la vûe & le goût.

C.

CARDAMINE, CRESSONETTE, CRESSON DES PRÉS.

Cardamine pratensis, Linn.
Cardamine pratensis magno flore purpurascente, Tour.
Iberis fuschii, sive nasturtium pratense sylvestre, J. Bauh.

On mange les jeunes feuilles de cette plante en salade au printemps.

C I.
CARA.

Kalta-Kalengu, Rhœd. Mal.
Dioscorea aculeata, Linn.

La pulpe de la racine de ce liseron d'Afrique est blanche & pleine d'un suc laiteux; on la mange comme un légume: les habitans de Guinée en font même du pain.

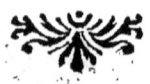

CII.

CARCAPULLI.

Coddam-pulli, Rhœd.
Cambogia gutta, Linn.

On porte des côtes de Malabar dans les autres Provinces le fruit du carcapulli, qui se nomme *Coddam-pulli*; on s'en sert dans la nourriture, & les habitans en font grand cas pour exciter l'appétit. Ils en mettent dans leurs sauffes & ils le croyent propre à augmenter le lait aux nourrices.

CIII.

CARDAMOME.

Cardamomum minus, Rumph.
Armomum Cardamomum Linn.

On mâche les Cardamomes en Europe pour exciter à cracher, & dans l'Inde pour se rafraîchir lors des grandes chaleurs.

CIV.

CARANDAS.

Carandas, Rumph.

C'est un arbre qui croît dans les Indes

orientales; son fruit, qui est de la grosseur d'une prune, se mange crud, ou seul, ou mêlé avec du sel. Quand il est à demi-mûr, on le confit dans de la saumure ou du vinaigre, & on le mange en guise d'olive ou de capres.

C V.

CARDON D'ESPAGNE,
Cardon commun, Chardonette, ou Cardonette de Provence.

Cinara sylvestris latifolia, Pin.
Scolymus sylvestris, *Chamæleonta monspeliensium*, Lob.

C'est la feuille, ou pour mieux dire, la côte & la racine du cardon, qui sont les parties les plus tendres & les meilleures, qui font tout son mérite; on mange sa racine en gras & en maigre, & sur-tout au jus dans les entremets. On la sert aussi sous l'aloyau & le gigot, & c'est un mets très-estimé des gens de goût; le commun des hommes en fait peu d'usage, parce que l'assaisonnement en est trop coûteux.

C V I.

CARLINE, CHARDONNERETTE, CAMELEON BLANC OU NOIR.

Carlina acaulos magno flore albo, Pin.
Carlina acaulis, Linn.

Les habitans des Alpes, des Pyrenées & du Mont d'Or mangent les têtes de Carline, lorsqu'elles sont encore jeunes & tendres.

C V I I.

CAROUBIER, CAROUGE.

Siliqua edalis, Pin.
Ceratonia, Pin.

Les Egyptiens extraient du fruit du caroubier un miel fort doux, qui sert de sucre aux Arabes. En Syrie & en Égypte on retiroit anciennement de ce fruit une espece de vin par le moyen de la fermentation; dans les lieux où il est commun, les pauvres s'en nourrissent.

CVIII.

CAROTTE.

Daucus vulgaris, Eluf. Hift.
Daucus Carotta, Linn.

La racine de carotte, qui eft la feule partie de cette plante en ufage, pour toutes les foupes, tant graffes que maigres, foit feule, foit accompagnée d'autres racines, donne un fort bon goût au bouillon & le rend doré; on la fricaffe avec l'oignon, & c'eft un manger affez commun dans plufieurs Communautés. Lorfqu'elle eft jeune & tendre, on la fubftitue aux navets dans les ragoûts de mouton, on en garnit auffi différentes volailles mifes pareillement en ragoût, fur-tout les canards; elle entre dans tous les jus de viandes qu'on fait; c'eft de toutes les racines enfin la plus utile dans la cuifine, & le goût ménagé en plaît généralement, quoique beaucoup de perfonnes n'aiment pas à la manger féparément. Cette racine, quand elle eft jeune, eft pleine de fuc, tendre & très-agréable au printemps; lorfqu'elle eft groffe, elle eft très-faine & bonne: on peut en tirer du véritable fucre même fans art.

Confiture de Carotte.

1. Prenez des carottes ce que vous juge-

rez à propos, ratiffez-les parfaitement & les coupez de la même longueur & groffeur que l'on fait pour les mettre dans le pot; mettez de l'eau dans un chaudron fur le feu, & lorfqu'elle bouillera, jettez-y vos carottes & les y laiffez un bon quart d'heure, c'eft ce qu'on appelle blanchir; tirez-les enfuite & faites-les égoutter & fécher fur des claies d'ofier. Les carottes ainfi préparées, ayez du vin doux; plus il fera doux, plus la confiture fera parfaite, & il n'en eft point de meilleur que celui qui coule lorfque l'on charge le preffoir, auffi le nomme-t-on la mere goûtte. On doit régler la quantité de vin doux fur celle des carottes; mais le tout de maniere que le vin furnage le fruit de la hauteur de la main. Cependant on n'y met pas tout d'un coup les carottes, on fait auparavant bouillir le vin, on l'écume exactement, & c'eft lorfqu'il eft bien écumé, que l'on y met les carottes; on les laiffe bien cuire fur un feu doux, jufqu'à ce qu'il ne refte plus de jus que ce qui en eft néceffaire pour conferver la confiture. Ce fruit ne peut jamais trop cuire; mais la marque à laquelle on connoîtra que le jus a fon jufte degré de cuiffon, eft lorfqu'après en avoir tiré un peu fur une affiette, & qu'on l'a laiffé refroidir, il s'épaiffit & brunit. Auffi tôt que l'on a mis les carottes dans le vin, on y jette de la canelle en branche & on y mêle deux pintes de bon miel que l'on a eu foin avant de rafiner. On achève ensuite la confiture, & on peut être sûr qu'elle sera très-saine & très-bonne, jusques-là que le plus fin connoisseur ne pourra démêler avec quoi elle aura été faite.

C I X.

CARVI, CUMIN DES PRÉS.

Carum carvi, Linn.
Carum pratense carvi officinarum, Pin.

La graine de cette plante entre dans l'huile de vénus, c'est ce qui lui donne son parfum; en Espagne il est d'usage d'en jetter sur le pain qu'on met au four; les Suédois en mêlent avec le grain dont ils font l'eau-de-vie. Linneus dit qu'ils mangent aussi ses feuilles & ses racines.

C X.

C A S S E.

Cassia fistula alexandrina, Pin.
Cassia fistula, Linn.

Les Juifs, avant leur exil de l'Amérique, avoient l'art de confire une espece de casse, lorsqu'elle étoit encore verte, & qu'on nomme *Cannefice*; ils la rendoient délicieuse, même au goût des Européens.

CXI.
CASSIS, CASSIER, GROSEILLER NOIR, GUIDIER NOIR, POIVRIER.

Ribes nigrum, Linn.
Grossularia non spinosa, fructu nigro majore, Pin.

Le fruit de cet arbrisseau a ses partisans qui le mangent crud & qui en font une gelée fort bonne; d'autres, pour diminuer sa force & sa couleur, y ajoutent un tiers de groseilles rouges & un tiers de blanches, ce qui fait un mélange agréable; on fait aussi un ratafia rouge avec ses bayes mûres ou séches, & un ratafia blanc avec ses feuilles.

Ratafia de Cassis.

1. Vous prendrez des feuilles de cassis, dont vous ôterez les côtes; vous les mettrez infuser avec de l'eau-de-vie pendant un mois; vous mettrez dans ladite infusion du macis, du clou de gérofle, de la cannelle; & quand la vertu du cassis aura bien pénétré votre eau-de-vie, vous passerez cette infusion dans un tamis. L'infusion passée & vos feuilles bien égouttées, vous y mettrez du sucre sans y mettre d'eau; ce sucre ne fondra pas d'abord; vous le remuerez tous les jours jusqu'à ce qu'il le soit entierement; vous observerez sur-tout de ne point laisser le vaisseau, dans lequel vous aurez mis votre infusion, débouché pendant le temps que votre sucre sera

à fondre. La force de vos esprits & la vertu des feuilles du cassis s'évaporeroient. Pour cet effet, vous mettrez cette infusion dans une cruche de grès ou autre vaisseau dont l'embouchure soit étroite, & puisse se boucher exactement pendant que votre sucre fondra. Quand votre infusion sera au point où elle doit être, vous la passerez à la chausse pour la clarifier, & quand elle sera claire, vous la mettrez en bouteilles, que vous boucherez bien & cacheterez pour servir au besoin. Pour faire dix pintes de ratafia de cassis, vous prendrez quatre poignées de feuilles, dix pintes d'eau-de-vie, deux gros de maïs, une demi-once de cannelle, un demi-gros de girofle pulvérisé, & deux livres & demi de sucre. Vous cueillerez le fruit dans sa parfaite maturité; vous prendrez garde qu'il ne soit point gâté; vous choisirez les grains les plus beaux; vous les écraserez, & sur chaque livre de cassis, vous mettrez une chopine d'eau, & vous le laisserez fermenter vingt-quatre heures; il faut ensuite le presser, & vous joindrez autant de pintes d'eau-de-vie que vous aurez de jus; vous employerez quatre onces de sucre par pinte, c'est-à-dire, que si vous en faites six pintes, vous mettrez trois pintes de jus, trois pintes d'eau-de-vie, & une livre & demie de sucre que vous ferez fondre dans le jus. Avant que de mettre l'eau-de-vie, il faut l'assaisonner avec de l'esprit épicé, & le passer à la chausse.

CAT

CXII.

CATAIRE, herbe au chat.

Nepeta Cataria, Linn.
Mentha Cataria vulgaris & major, Pin.

Les feuilles de cataire entrent dans les fournitures de salade.

CXIII.

CAUMOUN, espece de chou palmiste.

Palma coccifera latifolia, fructu atro purpureo omnium minimo, Barr.

La graine du caumoun, qui croît dans la Guianne, est très-petite & couverte d'une pellicule d'un noir tirant sur le pourpre. M. de Préfontaine dit que cette pellicule, pressée entre les doigts pour séparer l'amande & brassée avec elle dans l'eau, donne à la liqueur qui en résulte & qui a du corps, la couleur de chocolat. C'est une boisson agréable, dont les Créoles sont friands, ainsi que les Negres, ce qui les détermine souvent à abattre l'arbre pour avoir sa graine avant qu'elle tombe par la maturité. L'envie de manger aussi du chou, ne contribue pas peu à cette découverte. L'huile qu'on tire du fruit entier du caumoun se tire de même que celle de l'*Aovara*, & cette huile est préférable par son goût & sa couleur; elle est aussi bonne en salade que l'huile d'ovanglo ou de sesame qui équivaut à celle d'olive.

CXIV.
CÉLERI.

Apium dulce, *Celeri italorum*, Tour.
Apium graveolens, Linn.

On mange le céleri crud en salade & cuit à la sausse blanche; on le mêle aussi dans plusieurs ragoûts; on le sert sous les viandes rôties, assaisonné avec le jus, & on l'emploie de même dans les soupes; son goût relevé & un certain parfum qui l'accompagne, le rendent d'un grand usage dans les cuisines; le céleri, pour qu'il soit bon, doit être tendre, blanc, bien nourri, d'une saveur douce mêlée d'un peu d'âcreté, & avoir été cultivé avec soin; il passe pour apéritif, carminatif & hyterique; il provoque l'appétit & dissout les phlegmes trop visqueux & grossiers; il échauffe un peu quand on en use avec excès; cette plante convient en temps froid à toute sorte d'âge & de tempérament.

Crême au Celeri.

1. Mettez deux pieds de céleri bien lavés à la casserole avec un demi-septier d'eau; faites-les bouillir un bon quart d'heure; passez-les au tamis; mettez cette eau dans une

casserole avec une pinte de crême, un quarteron de sucre, des zestes de citron verd, de la coriandre, un peu de cannelle, de l'eau de fleur d'orange. Faites réduire à moitié, & laissez refroidir jusqu'à ce qu'elle approche d'être tiede ; hachez-y des gésiers bien lavés pour la faire prendre ; passez le tout à travers une serviette dans un plat que vous mettrez sur la cendre chaude ; couvrez-la d'un autre plat sur lequel vous mettrez d'autres cendres chaudes. Quand votre crême sera prise, mettez-la refroidir sur la glace.

Ragoût de Céleri.

2. Prenez des pieds de céleri bien épluchés ; faites-les cuire dans une eau blanche ; pressez-les ensuite & les faites cuire à la casserole avec coulis clair de veau & jambon que vous ferez mitonner à petit feu ; liez ensuite votre ragoût sur le feu avec du beurre manié, d'un peu de farine, & remuez jusqu'à ce que la sausse soit liée ; ajoutez un filet de vinaigre ; ce ragoût sera pour toutes les entrées de céleri.

Nompareille de Céleri.

3. Il faut prendre de la graine de céleri ; la faire sécher à l'étuve, la piler dans un mortier, & la passer au tamis fin ; on l'amene sur un tonneau à petite couche, & on la charge de la grosseur qu'on souhaite ; on lui donne sur la fin telle couleur qu'on veut.

CXV.
CERFEUIL.

Chærophyllum sativum, Pin.
Scandix Chærophyllum, Linn.

L'usage qu'on fait du cerfeuil commun pour la cuisine se renferme aux salades, dont il est une des principales fournitures, & aux soupes, dans lesquelles il entre avec d'autres herbages; mais on doit observer de ne le mettre dans le mitonnage qu'un quart d'heure avant qu'on le mange; employé plutôt, il perd son goût & sa vertu rafraîchissante. Cette plante est très-propre à purifier le sang, lever les obstructions des viscères, & guérir les maladies de foie.

Crême de Cerfeuil.

1. Prenez une poignée de cerfeuil bien lavée; mettez-le dans une casserole avec de l'eau; faites-le bouillir un quart d'heure, & le passez au tamis; remettez l'eau sur le feu; faites-la bouillir & réduire à deux cueillerées; mettez-y ensuite une chopine de crême, un demi-septier de lait, un quarteron de sucre, une écorce de citron verd, de l'eau de fleurs d'orange, un peu de coriandre; faites bouillir le tout une demi-heure; passez votre crême au tamis; délayez dans une casserole six jaunes d'œufs avec une pincée de farine;

délayez pareillement dedans la crême, & la repassez au tamis; faites-la cuire au bain marie; quand elle est cuite, glacez-la avec du sucre & la pelle rouge.

CXVI.
CERISIER.

Cerasus sativa, Tour.
Prunus Cerasus, Linn.

Les fruits du cérisier sont fort bons à manger cruds; il y en a plusieurs variétés qui ont chacune leur mérite; les bigarreaux peuvent se confire comme les olives avant leur maturité; les vraies cérises & les griotes se mangent aussi en compote & sechées au four; on en fait des confitures au sucre ou à l'eau-de-vie, des sorbets, du ratafia, &c. leur jus, fermenté dans des tonneaux avec les noyaux concassés, devient, en y ajoutant du sucre, une liqueur agréable à boire, qui acquiert autant de force que le vin, & se garde pendant plusieurs années. On en tire à l'alembic une eau-de-vie très-violente; cette même liqueur, tirée des merises, est le kayserwaser de la Lorraine Allemande; c'est aussi des fruits d'un cérisier du territoire de Venise que l'on tire les marroquins. Toutes ces variétés sont dues au hasard, ainsi que plusieurs autres que l'on cultive dans les jardins.

Ratafia à fruits rouges.

1. Prenez six livres de cerises belles, grosses, tirant sur le brun rouge à force de maturité; trois livres de framboises, autant de fraises, autant de groseilles, deux livres de merises, une livre de guignes; épluchez bien ces fruits; écrasez-les, & enfin laissez-les reposer dans leur jus cinq ou six heures dans un lieu frais afin qu'ils déchargent leur teinture; après ce temps, exprimez-en bien le jus à travers un gros linge, dont le tissu ne soit pas fort serré; versez sur chaque pinte de jus une pinte d'eau-de-vie, & sur chaque pinte de ce mélange, huit onces de sucre rapé ou pilé en poudre; ayant bien remué le tout, si vous avez pour produit six pintes de liqueur, tant jus qu'eau-de-vie & sucre, vous y ajouterez deux onces d'amandes ameres concassées, huit clous de girofle, deux gros de cannelle, un demi-gros de macis, autant de poivre blanc.

L'infusion étant préparée, bouchez vos cruches d'un bouchon de liege qui entre à force; couvrez-le d'une feuille de parchemin mouillée & pliée en double; assurez-la d'une bonne ficelle, & placez vos cruches conditionnées de la sorte au soleil pendant six semaines ou deux mois; ayez grand soin de les remuer exactement deux ou trois fois par jour.

Vin de Cerises.

2. Prenez une grande quantité de cerises bien mûres, ajoutez le tiers de framboises; ôtez de tous ces fruits ce qu'ils pourroient avoir de verd, de moisi ou de gâté; jettez le tout dans une petite cuve ou dans un bacquet de grandeur raisonnable, & qu'il soit garni par bas d'un robinet; écrasez vos fruits comme on écrase le raisin dans la cuve; couvrez votre bacquet d'un linge, & laissez vos fruits en repos pendant quelques jours, ils ne tarderont point à fermenter. Si la fermentation vous paroît trop lente, foulez & refoulez encore une fois ou deux tout au plus, immanquablement la fermentation sera excitée autant qu'il sera nécessaire; faites attention seulement, que si la température de l'air est considérablement chaude, il faudra placer votre bacquet dans la cave ou dans un lieu équivalent. Aussitôt que la fermentation exhalera une odeur vineuse & agréable, il sera temps de tirer votre vin. Vous en emplirez un petit tonneau ou des grandes cruches, & afin de ne rien perdre, vous pourrez pressurer votre marc. Votre vin étant dans des vaisseaux convenables, gardez-vous bien de les boucher, ce seroit le moyen de faire briser tout; vous lui laisserez donc jetter tranquillement son feu. Quand vous verrez qu'il ne travaille plus que foiblement, couvrez l'orifice de vos

vaisseaux avec des feuilles de vigne, que vous recouvrirez encore avec du sable de riviere; vous laisserez les choses en cet état jusqu'à la fin de l'été, ou vers la mi-automne, alors soutirez votre vin & mettez-le en bouteille; si vous voulez faire encore mieux, contentez-vous à la mi-automne de bondonner vos vaisseaux, réservant le soutirage au mois de Mars ou d'Avril, vous serez sûr d'avoir un vin bien séparé de sa lie, d'une couleur charmante & d'un goût délicieux.

Eau de Cerise, ou Kerch-Wasser.

3. Pour bien faire cette eau, vous prendrez une très-grande quantité de cerises ou de merises, vous les ferez fermenter comme pour faire le vin. La fermentation étant à son point, fournissez-vous d'un grand alembic à eau-de-vie, garni de son serpenteau & de son refrigerant. Vous jetterez pêle mêle marc & jus dans la cucurbite, que vous emplirez jusqu'au deux tiers & pas plus; vous distillerez au feu ouvert & au fort filet, jusqu'à ce qu'il ne sorte que du phlegme; ce que vous connoîtrez en versant lentement de la liqueur derniere sortie sur la tête de mort de l'alembic, & en présentant à la vapeur un papier allumé. Si le feu prend, continuez la distillation; s'il ne prend pas, concluez qu'il n'y a que du phlegme: il faudra par conséquent démonter l'alembic. Jettez

tez comme inutile ce qui se trouvera au fond, & remplissez-le de nouveau jusqu'au tiers; recommencez à distiller, & réitérez la même chose tant qu'il vous restera quelque chose de votre fermentation; recueillez alors tout ce que vous aurez extrait d'eau spiritueuse; elle sera chargée de beaucoup de phlegme. Pour la rectifier, vous la verserez dans la cucurbite d'un alembic ordinaire & vous distillerez au filet médiocre; vous aurez alors ce qu'on appelle proprement du Kirch-Wasser.

Cerises liquides & sans noyaux.

4. Choisissez les plus belles cerises bien mûres, ôtez-en les queues & les noyaux; faites cuire du sucre à soufflé, & y mettez vos cerises; faites-les bouillir à grand feu & les écumez soigneusement; ôtez-les ensuite de dessus le feu & les laissez refroidir; remettez-les encore sur le feu, faites-les une seconde fois bouillir à gros bouillon; ôtez-les après, & les remuez s'il en est besoin; servez-les dans des pots & les couvrez bien quand elles seront refroidies: ou bien prenez des cerises bien choisies, rognez-en les queues, ôtez-en les noyaux; prenez autant pesant de sucre que de fruit, faites cuire votre sucre à soufflé, mettez-y vos cerises, auxquelles vous ferez prendre dix ou douze bouillons couverts; écumez-les bien pour les remettre après sur le feu, & quand elles

auront pris encore un bouillon couvert, vous les tirerez. Si vous voulez leur donner une belle couleur, vous y mêlerez du syrop de groseille, & si vous les aimez avec le goût de framboise, vous y en mettrez en les confisant.

Cerises tirées au sec.

5. Vos cerises étant confites, ainsi qu'il est indiqué dans le n°. 40. portez-les à l'étuve dans leur terrine, où vous les laisserez jusqu'au lendemain matin, que vous les égoutterez sur une passoire; après quoi vous les dresserez sur des ardoises rangées dans l'étuve sur des tablettes; poudrez vos cerises de sucre, elles en seront plus belles.

Cerises confites promptement & sans façon.

6. Prenez quatre livres de cerises, & pour les bien garder, mettez parmi ces cerises quatre livres de sucre concassé le plus menu que vous pourrez, jettez pardessus un verre d'eau, de peur que votre sucre ne s'attache au fond de la poële, puis vous les pousserez à bon feu égal, & remuerez votre poële une ou deux fois, afin que la cerise se recouvre de sa peau, jusqu'à ce que le syrop soit fait; faites que votre feu ne soit point négligé, afin que vos confitures ne languissent pas, parce qu'elles noirciroient & n'auroient pas un bel œil. Prenez garde sur-tout à la cuisson; si vous voulez, vous

pouvez les faire de même au sucre cuit à la plume; c'est la même chose.

Compote de Cerises.

7. Prenez de belles cerises, coupez-leur la queue à moitié, mettez fondre votre sucre dans un poëlon avec fort peu d'eau, parce que ce fruit en rend assez de lui-même; le sucre fondu, jettez-y vos cerises, laissez-leur prendre plusieurs bouillons, remuez-les bien jusqu'à ce que les cerises deviennent molettes, & qu'elles aient pris sucre; tirez-les ensuite de dessus le feu, laissez-les refroidir & servez.

Gelée de Cerises.

8. Préparez vos cerises comme si vous vouliez les confire; mettez du sucre à perlé, faites bouillir le tout jusqu'à ce qu'il soit réduit à cette cuisson; ensuite passez-le au tamis & l'empotez. Il faut autant pesant de sucre que de fruit.

Pâte de Cerise.

9. Choisissez les plus grosses & les plus belles, ôtez-en le noyau, faites-les bouillir avec de l'eau, qui doit y être en petite quantité; faites-les ensuite égoutter dans une passoire à petits troux, mettez dessous un vaisseau pour recevoir ce qui tombe à mesure que vous pressez & remuez vos cerises. Le tout étant passé, vous le mettez dans

un poëlon ou baſſin bien net, & le faites ſécher à petit feu, le remuant toujours avec la ſpatule au fond & dans le tour, crainte qu'il ne brûle, juſqu'à ce qu'on s'apperçoive que les ceriſes commencent à ſécher, ce que vous reconnoîtrez quand elles ne tiendront plus au poëlon; mettez-y enſuite une demi-livre ou trois quarterons de ſucre en poudre, & mêlez le tout enſemble; après quoi vous étendrez votre pâte ſur des ardoiſes en telle forme que vous voudrez & la ferez ſécher à l'étuve. Au lieu de mettre votre ſucre en poudre, il eſt mieux de le faire cuire à caſſé & l'incorporer dans votre marmelade.

Potage aux Ceriſes.

10. Mettez dans un pot de l'eau, du ſel & un quarteron de beurre; faites-les bouillir deux ou trois bouillons, puis ajoutez-y des ceriſes, du ſucre, des cloux de girofle, de la cannelle autant qu'il en faudra, enſorte que le potage ne ſoit point trop aigre, & faites cuire le tout enſemble.

Pour blanchir & glacer les Ceriſes.

11. Il faut prendre un ou deux blancs d'œufs, battus avec de l'eau de fleurs d'orange; les jetter dans un plat ou terrine avec du ſucre en poudre, & les ceriſes dont on aura rogné la queue juſqu'aux trois quarts, les remuer avec une cuillier; &

lorfqu'elles feront couvertes de fucre, les mettre fur un papier & fur un tamis ou corbeille, enfuite au foleil ou devant un feu clair, enforte qu'elles fentent feulement la chaleur de loin, afin qu'elles puiffent fe fécher.

Cerifes égrenées portatives.

12. Il faut prendre une livre ou cinq quarterons de fucre au plus, que vous ferez fondre dans une chopine d'eau; enfuite quatre livres de cerifes, dont vous ôterez la queue & le noyau. Mettez votre fucre fur le feu, & lorfqu'il bouillera, vous y jetterez les cerifes & les ferez bouillir promptement trente ou quarante bouillons, c'eft-à-dire, jufqu'à ce que le fyrop foit un peu épaiffi. Il faut remuer la poêle de temps en temps ; lorfqu'elles feront faites, vous les tirerez de deffus le feu & les laifferez refroidir; vous les mettrez fur un tamis pour les laiffer égoutter; vous en joindrez trois ou quatre enfemble l'une dans l'autre pour en former comme une groffe cerife, puis vous les laifferez fur des ardoifes ou fur de petites planches; après quoi vous y fafferez du fucre au travers d'une toile de foie; vous les mettrez dans une étuve ou dans un four, lorfque vous en aurez tiré le pain; & lorfqu'elles feront feches d'un côté, vous les retournerez & y mettrez du fucre en poudre comme de l'autre côté.

Cerises à l'eau-de-vie.

13. Choisissez des plus belles cerises & assez mûres; coupez-leur la moitié de la queue & mettez-les dans de l'eau fraîche; faites-les ensuite égoutter sur des tamis, & mettez les dans des bouteilles; versez de bonne eau-de-vie par-dessus; mettez-y un morceau de sucre raisonnable. Nouez dans un petit linge un bâton de cannelle, deux ou trois douzaines de graines de coriandre, deux feuilles de macis & un grain de poivre long; mettez-le dans la bouteille attaché au bout d'un fil & la bouchez bien. Quand vous jugerez que votre liqueur aura assez de goût, vous ôterez le petit paquet.

Cerises en bouquets.

14. Prenez de belles cerises bien égales que vous mettrez par petits bouquets attachés avec un peu de fil; puis il faut les mettre au sucre cuit à soufflé, livre pour livre, & leur faire prendre une vingtaine de bouillons; ôtez-les ensuite de dessus le feu; écumez-les; & quand elles seront froides, mettez-les dans une terrine à l'étuve jusqu'au lendemain que vous les égoutterez; puis vous les ferez sécher sur des feuilles de fer blanc à l'étuve.

Cerises en chemises.

15. Fouettez un blanc d'œuf; vous en

prendrez de la mousse suivant la quantité de cerises que vous voudrez employer; prenez de belles cerises; coupez-en la queue à moitié, & passez-les dans cette mousse; roulez-les à mesure dans du sucre fin; soufflez dessus pour qu'il ne reste point trop de sucre; il faut les ranger à mesure sur un tamis que vous mettrez à l'étuve d'une chaleur douce, jusqu'à ce que vous les serviez.

CXVII.
CHAMAROCH.

Malus indica, pomo anguloso, carambolas dicta.

Les Indiens de Goa usent de ce fruit en aliment; on le confit au sucre; il est très-agréable au goût, & excite l'appétit.

CXVIII.
CHAMPADA.

C'est un arbre de Malaque; la pulpe de son fruit est sucrée; on la suce; le goût en est assez bon; mais l'odeur en est forte: les Habitans du Pays aiment ce fruit parce qu'il échauffe & qu'il entête; on en fait cuire dans l'eau les amandes; mais elles ne valent pas les nôtres.

CXIX.
CHAMPIGNON, BOULET, SAUCIRON.

Agaricus campestris, Linn.

Fungus campestris albus superne, inferne rubens, Bauh.

Le champignon est d'un grand usage dans la cuisine; il entre dans presque tous les ragoûts; il est moins dangereux lorsqu'il est cultivé sur couches; on le frit; on le farcit lorsqu'il est un peu gros; & on en fait un mets particulier avec la crême & le dessus d'un pain rond dont on ôte la mie, ce qu'on appelle un pain aux champignons frit en usage pour les entremets. Néron avoit coutume d'appeller les champignons le ragoût des Dieux, parce que Claude, dont il fut successeur, empoisonné par des champignons, fut mis après sa mort au nombre des Dieux. Parmi les champignons qui croissent en Savoie, on trouve une espece de truffe qui pese quelquefois jusqu'à deux livres, & qui a exactement le goût de l'ail; cette truffe est très-agréable pour les personnes qui aiment cette faveur. Dans le Royaume de Naples, & principalement dans la Pouille, il croît un champignon qui est fort charnu, excellent à manger & qu'on recherche très-fort dans le pays où il se trouve. Les meilleurs champignons font toujours nuifibles à la fanté, fur-tout quand on en fait trop d'ufage. Diofcoride, Galien & la plûpart des Médecins prétendent qu'il n'y a aucun affaifonnement ni préparation qui puiffe empêcher qu'ils ne foient indigeftes; l'ufage immodéré des champignons, ajoutent-ils, engendre des crudités, épaiffit les fucs nourriciers, & occafionne l'afthme, l'apoplexie, la paralyfie, l'ardeur d'urine & la goutte; les meilleurs correctifs des champignons font cependant le fel, les aromates, le bon vin, le vinaigre & même l'eau; on diftingue ordinairement les champignons en deux familles, en ceux qu'on peut manger & en ceux qui font dangereux; nous allons rapporter ici l'énumération de ceux de la premiere pour apprendre à les diftinguer d'avec les mauvais; on en diftingue de treize efpeces dont on peut faire ufage pour aliment : la premiere eft la chanterelle de J. Bauhin. *Fungus angulofus & velut in lacinias fectus*, Pin. Cette efpece eft connue en Provence fous le nom de *Bouligoule*. On en voit dans les bois en Juillet, Août & Septembre : ce champignon eft de couleur d'un jaune d'œuf plus ou moins pâle. La bafe de fon pédicule eft entourrée de petites tubercules. Le chapeau, concave à fon centre, forme une efpece de vafe peu profond, dont les bords courbés en deffous font découpés à des profondeurs inégales; le deffous du chapeau eft formé de nervures branchues; quand on mâche ce champignon, on sent sous la langue une légere impression approchant de celle de la moutarde; on en mange beaucoup à Fontainebleau pendant le séjour de la Cour. Il donne aux sauses une couleur jaune.

La seconde espece se nomme *Fungus minimus flavescens infundibuli-formis*, Pin. On peut aussi mettre dans ce rang le champignon qu'on appelle *fungus pileolo per maturitatem instar agarici intybacei laciniato*, Bot Par. Ces deux champignons ne se mangent que quand ils sont jeunes; en les mâchant on n'y trouve que le goût de notre champignon ordinaire; ils naissent l'un & l'autre dans les bois vers la fin d'Août & au commencement de Septembre. Le pédicule du premier a depuis un pouce jusqu'à deux de hauteur; il est d'un jaune d'or, épais de deux ou trois lignes, applati & comme sillonné sur les faces; le dessus du chapeau paroît d'abord d'un jaune sale & brun; il devient ensuite brun châtain; il fait l'entonnoir quand il est dans sa perfection; le dessous est jaune brun avec une petite fleur cendrée comme celle des prunes. Quant au second, il est à peu près de la même taille; il se découpe par feuillets d'un gris de souris un peu foncé, & comme velu en-dessus; cendré au-dessus du chapeau & sur le pédicule.

La troisieme espece de champignon qu'on peut manger suivant Lobel, sont tous les sauvages dont le chapeau est large, rond, plus ou moins blanc en-dessus, feuilleté & d'un rouge pâle en-dessous, dont le pédicule est plein & nud. Les Botanistes les nomment *fungus pileolo lato & rotundo*, Pin. & *fungus pileolo lato, orbiculari, cardicante*, Pin. Ces champignons viennent dans les terres arides & incultes & dans les bois ; celui à chapeau large & rond, & dont la chair est blanche, *fungus pileolo lato & rotundo*, est à peu près semblable au champignon qu'on a levé sur couche aux environs de Paris. Pour ce qui est du second, il faut le manger avec du sel après l'avoir fait rôtir ; si on ne l'épice il est trop fade.

La quatrieme espece est le mousseron dont je parle à l'article particulier qui le concerne.

La cinquieme espece dont on peut faire usage comme aliment, est celui que les Botanistes nomment *fungus pileo lato longissimo pediculo variegato*, Pin. Il croît dans les bois aux mois de Septembre. Son chapeau, avant d'être déployé, est à peu près de la forme d'un œuf ; il est d'un brun assez clair. A mesure qu'il se développe, la peau se gerce & forme de petits lambeaux qui laissent autant de taches sur un fond blanc ; son chapeau s'étend en maniere de platine ; il a six à sept pouces de diametre ; sa chair est mollasse, spongieuse & très-blanche ; ses feuillets qui sont aussi blancs ont environ six lignes de large; ils sont assez pressés & entremêlés d'une portion de feuillet. Son pédicule a souvent un pied de haut; il paroît bulbeux vers sa base, & forme un cône brun. Ce cône en se gerçant en travers, paroît marbré de blanc & de brun; on remarque que ce pédicule est garni d'une fraise qui a servi à tapisser le dessous du chapiteau, la chair de ce champignon est d'un assez bon goût; on nomme ce champignon *potiron* en Bas-Poitou; on l'y mange cuit sur le gril & fricassé.

La sixieme espece, bonne à être mangée, est le *fungus pileolo lato, puniceo, lacteum & dulcem succum fundens*, Pin. Tragus dit que de son temps on mangeoit crud ce champignon; il croît dans les bois en Septembre. Quand il sort de terre, son chapeau est à peu près sphérique, taillé comme à facettes & comme de grosses croutes épaisses. Le dedans de cette espece de champignon est tapissé d'une membrane blanche, douce & drapée comme du chamois fin; son pédicule est plein de la longueur de quatre à cinq pouces, & de deux pouces & demi de diametre vers sa partie inférieure; quand le champignon est à sa perfection, ce pédicule s'allonge d'environ deux pouces; le chapeau de ce champignon a cinq ou six pouces de diametre; il est poli & à facettes en-dessus, garni de quelques verrues, d'une couleur ponceau qui jaunit un peu vers les bords; les feuillets qui sont en dessous du chapeau sont blancs, ont environ six lignes de large, & sont placés assez près les uns des autres; la membrane qui tapisse l'intérieur du chapeau, se rabat en forme de peignoir sur le pédicule quand le chapeau est déployé. La chair de ce champignon est d'une saveur douce; quelqu'instant après qu'on l'a coupé, il en sort une eau roussâtre, qui a le goût & la couleur de cidre.

La septieme espece est le *fungus totus albus, edulis*. Il paroît au mois d'Octobre dans quelques prairies & sur quelques friches. La seule différence qu'il y a de ce champignon à celui de couches, c'est uniquement par le blanc de ses feuillets qui sont fort serrés les uns contre les autres; ce champignon est d'un beau blanc; il a l'odeur & le goût du champignon ordinaire.

Les Paysans mangent d'une huitieme espece de champignon qui croît sous la souche des chênes, des ormeaux, des noyaux & des peupliers; ces champignons se trouvent toujours plusieurs ensemble; ils sont blancs & ont à peu près la forme du nombril; les Botanistes les nomment *fungus umbilicatus parvus & multiplex*, Tour.

9. Un excellent mets pour les Provençaux est un champignon dont les bords sont recourbés en dessous; ce champignon est la neuvieme espece des champignons mangeables; il se nomme chez les Botanistes *fungus orbicularis, oris intra reflexis*, Pin.

10. Il croît communément pendant l'automne après les pluies de S. Michel sur la racine du chardon à cent têtes ; un champignon que les Botanistes appellent pour cette raison *fungus eryngii*, Bot. Montp. & à qui les Provençaux ont donné, de même qu'à celui de la premiere espece, le nom de *Bouligoule*. Ce champignon est le meilleur & le plus délicat de tous les champignons bons à manger.

11. Un champignon qu'on nomme encore en Provence *Bouligoule* ou *Boulille* est celui dont le chapeau est plat, roussâtre en-dessus, blanc en dessous & découpé sur les bords; il vient dans les bois ; il est connu par les Botanistes sous le nom de *fungus pileolo pleno subfusco, oris laceris*, Pin. & est bon à manger.

Une douzieme espece de champignon que mangent aussi les habitans de la Provence, malgré sa mauvaise odeur, est celui qu'ils nomment *pinedo*, parce qu'il vient sous les pins ; son chapeau est couleur de chair ; il a environ quatre pouces de diametre, & est relevé par les bords, ensorte qu'il forme parfaitement un entonnoir : son pédicule a un pouce de grosseur & environ quatre de haut ; à son centre se trouve un trou, qui ne contribue pas peu à completer la forme de l'entonnoir. Ce champignon, dont l'odeur n'est pas sans contredit agréable, se trouve dans les forêts de pins après la pluie en Octobre & en Novembre.

La treîzieme & derniere espece est le cêpe de Gascogne, *fungus porosus magnus & crassus*, J. B. Il se trouve au mois de Septembre; son chapeau a communément dix à onze pouces de diametre; le dessus est d'un brun clair; en dessous ce ne sont pas des feuillets mais des tuyaux qui sont d'un blanc sale; les Gascons font un usage habituel de ce champignon qu'ils estiment beaucoup.

Les especes dangereuses sont innombrables; il seroit trop long de les rapporter toutes ici.

Champignons farcis.

1. On les prend un peu gros. Lorsqu'ils sont pelés, on ôte les feuillets ou tuyaux qui sont dans le chapeau, ensuite on les lave, & on les met à sec incontinent, parce qu'ils n'auroient pas de goût s'ils demeuroient long-temps dans l'eau. Pendant qu'ils trempent, il faut hacher un morceau de veau ou de volaille avec du lard pilé & de la graisse coupée menue, y ajoutant du sel, un peu de thim, de la marjolaine & une ciboule; le hachis étant fait, il faut le lier avec un ou deux jaunes d'œufs cruds, y mêler un peu d'épices, après quoi remplir les champignons de cette farce; on les met dans une tourtiere couverte ou entre deux plats d'argent avec un peu de beurre, de bouillon, de pigeon ou d'autre volaille, & un petit feu dessus & dessous. Après qu'ils sont cuits, on les

met sur une assiete creuse; on y fait une sausse blanche composée d'un peu de verjus & de quelques jaunes d'œufs; & le tout étant prêt, on y ajoute du jus de viande; les champignons ainsi farcis s'emploient pour garnir les potages en gras & en maigre.

Champignons frits.

2. Faites-les amortir à la poële dans du bouillon; poudrez-les de farine, de sel & de poivre moulu; faites-les frire dans du beurre ou du saindoux; puis servez-les avec un peu de persil & un jus d'orange.

Champignons en ragoût.

3. Après que vous aurez coupé vos champignons, passez-les à la casserole avec un peu de beurre frais; mettez-y du sel, du poivre, de la muscade & un bouquet de fines herbes; faites une liaison avec un peu de farine, des jaunes d'œufs & du jus de citron.

Pour confire les Champignons.

4. Après les avoir fricassés, on les met dans un pot; on verse encore pardessus du beurre fondu qui ne soit gueres chaud & jusqu'à ce qu'il y en ait l'épaisseur d'un travers de doigt, pour les empêcher de s'éventer; trois semaines après ou environ, on les met sur le feu pour faire fondre la sausse & la séparer des champignons qu'il faudra mettre

dans

dans d'autre beurre qui soit salé, & qui surnage d'un bon travers de doigt; on fait la même chose de mois en mois pour empêcher qu'ils ne soient gâtés par l'humidité qu'ils jettent, qui les fait pourrir; il les faut garder à la cave ou dans un autre lieu frais.

Champignons à la crême.

5. Coupez-les en dez; faites cuire à grand feu dans une casserole, avec beurre, sel, poivre, muscade, bouquet de fines herbes; lorsque la sauffe sera réduite, mettez-y de la crême fraîche & servez.

Champignons au four.

6. Mettez-les dans une terrine avec lard, beurre frais, persil, ciboules entieres, sel, poivre & muscade; faites cuire au four; quand ils seront bien rissolés, prenez-les & servez avec persil frit. Ou bien:

Prenez les plus gros, épluchez & les laissez entiers; hachez-en quelques-uns avec persil, ciboules & pointe d'ail; passez le tout un tour ou deux sur le feu avec de l'huile; dressez sur un plat l'huile par-dessus, fines herbes, sel, gros poivre, saupoudrez de mie de pain, & mettez au four.

Ragoût de Champignons au gras.

7. Prenez les petits; épluchez, lavez, égouttez & mettez dans une petite casserole avec lard fondu, bouquet, sel, poivre; mouil-

O

lez de jus de veau & faites mitonner à petit feu; dégraissez & liez d'un coulis de veau & de jambon ; il sert pour tout ce qu'on veut & pour entremets.

Jus de Champignons.

8. Nettoyez-les bien & les passez à la casserole, au lard ou au beurre ; faites-les bien rissoler jusqu'à ce qu'ils s'attachent ; lorsqu'ils seront bien roux, mettez-y un peu de farine, & faites la rissoler encore avec les champignons ; mouillez de bon bouillon gras ou maigre ; faites bouillir un instant, retirez & mettez le jus à part ; assaisonnez de sel & d'un morceau de citron ; quant aux champignons hachés menu ou entiers, ils peuvent encore servir pour garnitures de potages, entrées ou entremets.

Poudre de Champignons.

Ayez de bons champignons la quantité que vous voudrez, autant de morilles & de truffe ; épluchez bien le tout ; faites sécher au soleil ou au four ; après le pain cuit, pilez le tout dans un mortier ; passez au tamis & mettez cette poudre dans une boîte bien close ; on s'en sert toute l'année dans les ragoûts, pâtés chauds & froids pour assaisonner des lardons.

CXX.

CHARDON A BONNETIER
DES CHAMPS, CUVE DE VENUS, CHARDON A CARDER, CARDIERE SAUVAGE.

Dipsacus sylvestris, Linn.
Dipsacus sylvestris aut virga pastoris major, Pin.

Les Chasseurs & Voyageurs, à défaut d'eau, ont recours pour boire à celle qui se trouve dans les feuilles qui embrassent la tige de cette plante.

CXXI.

CHARDON DE MARAIS.

Carduus palustris, Linn. & Pin.

On mange en quelques endroits les queues des feuilles de ce chardon, & ses jeunes tiges crues ou cuites.

CXXII.

CHARDON des Indes Occidentales.

Echino-melo castus.

Les Indiens emploient la tête de ce chardon dans leurs alimens.

CXXIII.
CHARDON MARITIME.

Eryngium maritimum, Pin.
Eryngium foliis radicalibus subrotundis plicatis spinosis floribus pedunculatis, Linn.

Les jeunes tiges se mangent avec délices dans l'Œlande en guise d'asperges; on les vante contre le scorbut & le calcul.

CXXIV.
CHATAIGNIER.

Fagus Castanea, Linn.
Castanea sylvestris quæ speculariter Castanea, Pin.

Les Montagnards vivent tout l'hiver du fruit de cet arbre qu'ils font sécher sur des claies, & qu'ils font moudre après l'avoir pelé pour en faire du pain qui est nourrissant, mais fort lourd & indigeste. Les Habitans du Périgord, du Limousin & des montagnes des Sevennes ne font usage d'autre pain que de celui de châtaigne; on fait aussi avec les châtaignes une bouillie qu'on nomme *la chatigna*. Les marons sont des espèces de châtaignes cultivées; on les sert sur les meilleures tables, soit bouillies, soit rôties, soit glacées; on en met aussi dans les ragoûts.

Sperlingius dit que les châtaignes crues causent beaucoup de vents, & qu'il faut par cette raison les manger cuites; il ajoute même que le trop grand usage de celles qui sont cuites, engendre encore des vents, & qu'il occasionne des maux de tête; il prétend en outre qu'elles sont astringentes & propres pour arrêter les flux. M. Guisard, Médecin de Montpellier, vantoit beaucoup la chocolate faite avec des marrons, dans la sécheresse de poitrine, dans le crachement purulent, & dans tous les cas où il s'agit de rendre le sang balsamique; rien n'est plus propre, selon lui, que cette préparation pour soulager les malades épuisés, & leur donner de l'embonpoint; dans le Dauphiné & les autres Pays où les châtaignes sont communes, on les fait sécher pour les conserver toute l'année.

Maniere de faire le Chocolat de Marrons ou Châtaigne.

1. On prend huit marrons frais que l'on fait cuire dans une suffisante quantité d'eau; lorsqu'ils sont bien cuits, on en ôte la première peau, & on les dépouille entierement de la pellicule qui se trouve au dessous; on les met ensuite dans les mêmes pots après en avoir jetté l'eau, & on les fait bouillir légerement dans un poisson de lait. On

passe ensuite au travers d'un tamis de crin ou d'une passoire ordinaire, & on remet cette pâte claire dans le même pot; on y ajoute un nouveau poisson de lait pour l'éclaircir encore, & un petit morceau de cannelle pour rendre la boisson plus agréable; on fait bouillir encore un moment, & on y ajoute un morceau de sucre; on agite alors la liqueur avec le moulinet à chocolat pour la faire mousser, & on remplit la tasse; on avalera ce chocolat aussi chaud qu'on pourra le supporter; si l'on n'a que des marrons secs, il faut se contenter de couper le lait avec l'eau dans laquelle on les aura fait cuire.

Méthode pour faire sécher les Châtaignes.

2. On les expose à une douce chaleur, soit qu'il y ait dans les cheminées des jambages creux ou grillés, préparés pour cet effet, soit qu'on en emplisse de grandes claies destinées uniquement pour cette opération; on retourne les fruits de temps à autre, jusqu'à ce qu'ils soient assez secs pour que la pellicule puisse s'en détacher; on les met pour lors dans un sac que l'on bat contre quelque corps dur; cette collision monde la châtaigne de son écorce & de sa peau; dans cet état on la conserve pour le besoin.

Maniere de préparer les Châtaignes usitée chez les Paysans du Dauphiné.

3. On en met une quantité à volonté avec une suffisante quantité d'eau ; quand elles sont assez cuites pour être réduites en marmelade ou purée, on y ajoute du lait si l'on veut, ou l'on mange la purée telle qu'elle se trouve ; voilà toute la façon.

Potage de Marrons.

4. Prenez un cent & demi de marrons ; ôtez-en la premiere peau ; mettez-les dans une poêle à marron sur le feu pour les faire chauffer & lever la seconde peau ; quand ils sont pelés, faites-les cuire avec du bouillon & un peu de sel ; étant cuits, mettez les plus gros à part ; pilez les autres dans un mortier ; mettez dans une casserole veau, jambon, racines & oignons ; faites suer & attacher, & mouillez de bon bouillon ; passez cette essence ; mettez-la avec des marrons pilés, & passez le tout à l'étamine ; si votre coulis n'est pas assez coloré, mettez-y du jus ; faites mitonner des croutes avec du bon bouillon ; servez dessus le coulis de marrons, & garniſſez-les de marrons séparés.

Pâte de Marrons.

Vous ôterez la premiere peau de vos marrons, & vous les ferez blanchir dans de l'eau ; vous les nettoierez ensuite & les mettrez

O iv

dans un mortier avec un peu d'eau de fleurs d'orange ou de l'eau toute pure pour les humecter; quand ils sont pilés, vous les passez par un tamis; vous pouvez y mettre un peu de marmelade de pommes pour leur donner plus de corps; vous pesez votre pâte; sur une livre de fruit vous employez une livre de sucre cuit à la petite plume; vous délayez le tout avec une cueillier, & vous le mettez quelque temps sur le feu; il ne faut pas dresser votre pâte qu'elle ne soit moitié froide.

Marrons au caramel.

5. Otez la premiere peau à de gros marrons; faites-les cuire dans de l'eau jusqu'à ce que vous puissiez ôter la seconde après les avoir fait égoutter & un peu ressuyer à l'étuve; faites cuire du sucre au caramel que vous entretiendrez chaudement sur un petit feu; mettez les marrons dans le sucre un à un en les retournant avec une fourchette; en les retirant, vous leur mettrez à chacune une petite brochette pointue pour les faire égoutter sur un clayon, en glissant le petit bâton dans la maille du clayon, pour que le caramel puisse sécher en l'air.

Marrons à la Limousine.

6. Faites cuire des marrons à l'ordinaire; étant cuits, pelez-les & les applatissez entre

les mains ; accommodez-les fur une affiette, & prenez de l'eau, du fucre, un jus de citron, ou de l'eau de fleurs d'orange ; faites-en un fyrop ; ce fyrop étant fait, verfez le tout bouillant fur vos marrons, & fervez chaud ou froid. On peut, & c'eft pour le mieux, laiffer prendre un bouillon aux marrons dans le fyrop avant de les fervir.

Compote de Marrons.

7. Mettez cuire des marrons dans la braife ; étant cuits, pelez les ; applatiffez-les un peu dans les mains, & les mettez à mefure dans une petite poële avec un peu de fucre clarifié légerement ; vous les ferez mitonner fur un petit feu pendant une demi-heure ; vous les drefferez enfuite dans une compotiere ; vous prefferez par-deffus du jus d'orange aigre ou de citron, & vous répandrez un peu de fucre en poudre, fervez chaudement.

Marrons glacés.

8. Ayez de beaux marrons de Lyon ; faites-les cuire à la braife ; pendant ce temps ayez du fucre ; clarifiez-le ; faites-le cuire à perlé ; pelez enfuite vos marrons ; après quoi jettez-les les uns après les autres dans le fucre ; retirez-les auffi-tôt avec une cueiller, & jettez-les à mefure dans l'eau fraîche ; le fucre qui eft autour fe glacera auffi-tôt.

Marrons en chemise.

9. Faites griller des marrons sur un petit feu pour ne point les colorer jusqu'à ce que vous puissiez enlever facilement les deux peaux ; vous les trempez ensuite dans du blanc d'œuf ; fouettez en neige, & les roulez tout de suite dans du sucre fin ; mettez les sur des tamis pour les faire sécher à l'étuve.

Marrons confits.

10. Prenez des marrons de Lyon ; choisissez les plus plats ; ôtez la premiere peau ; ayez de l'eau bouillante sur le feu dans deux poëles ; dans l'une vous leur ferez prendre cinq ou six bouillons ; ensuite vous les ôterez avec l'écumoire & vous les remettrez dans l'autre poële pour achever de les blanchir ; si en les piquant avec une épingle elle ne résiste point, c'est une marque qu'ils sont comme il faut ; ôtez-les de dessus le feu ; tirez-les les uns après les autres pour en ôter la peau qui reste, & mettez-les à mesure dans de l'eau tiede ; égouttez-les ensuite & passez de l'eau fraîche par-dessus pour les tenir plus blancs ; mettez les au sucre clarifié ; faites-les frémir ; ôtez-les de dessus le feu, & portez-les à l'étuve, ou bien laissez-les sur de la cendre chaude jusqu'au lendemain que vous augmenterez ce sucre, s'ils n'en ont point assez ; faites leur prendre un bouil-

lon, & remettez-les à l'étuve jusqu'au lendemain.

Marrons confits tirés au sec.

11. Otez la premiere peau à de gros marrons ; quand ils seront tous pelés, ayez deux poëles d'eau bouillante ; faites-leur prendre trois ou quatre bouillons dans la premiere, & mettez-les avec l'écumoire dans la seconde pour achever de les blanchir, jusqu'à ce qu'en les piquant d'une épingle, elle entre très-facilement ; alors vous les ôterez du feu pour en prendre avec une écumoire ; vous leur enleverez la petite peau pendant qu'ils sont chauds ; & vous les jetterez à mesure dans une eau très-claire & un peu tiede ; vous y passerez le jus d'un citron pour les conserver blancs ; après les avoir égouttés, vous les mettrez dans un sucre cuit au petit lissé, dans lequel vous passerez encore du jus de citron ; vous les remettez ensuite pendant un quart d'heure sur un petit feu pour les faire migeoter dans le sucre, sans qu'ils bouillent ; vous les coulez ensuite doucement dans une terrine, & vous les mettez pendant vingt-quatre heures à l'étuve ; après quoi vous leur faites prendre un bouillon, & les remettez encore vingt-quatre heures à l'étuve ; vous les retirez du sucre pour les faire égoutter, & vous faites pour lors cuire le sucre à la grande plume ; vous y jettez les marrons pour leur faire prendre un bouil-

lon couvert; vous les ôtez incontinent du feu; lorsque la chaleur du sucre sera un peu diminuée, vous le travaillerez sur le bord de la poële; à mesure qu'il blanchit d'un côté, vous prenez un marron avec une fourchette que vous retournez doucement dans le sucre blanchi; prenez garde de ne le point casser; dressez-les à mesure sur des grilles de fer d'archal; vous continuerez les autres de la même façon.

Biscuits de Marrons.

12. Faites cuire dans de la cendre une vingtaine de marrons; après les avoir bien essuyés & pelés, mettez les dans un mortier pour les piler, en les arrosant avec un peu de blanc d'œuf; quand ils seront bien pilés, vous les retirez du mortier pour les mettre dans une terrine avec une demi-livre de sucre fin; battez-les bien avec une spatule jusqu'à ce que le sucre & les marrons soient bien incorporés ensemble; vous y mettrez ensuite cinq blancs d'œufs fouettés que vous mêlez bien encore; après quoi dressez vos biscuits sur des feuilles de papier blanc en rond, un peu plus gros qu'un macaron, ou en long comme les biscuits à la cueiller; faites-les cuire dans un four doux; lorsqu'ils seront cuits de belle couleur, vous les leverez du papier, quands ils sont presque froids.

Marrons à l'Arlequine.

13. Vous vous servez d'une compote de marrons qui vous a déja servi, dégouttez-les de leur syrop pour les faire un peu ressuyer à l'étuve ; ensuite vous prenez le syrop de la compote ; s'il n'est pas assez fort, vous y ajoutez un peu de sucre ; faites-le cuire sur le feu & réduire au cassé ; entretenez-le chaudement sur un petit feu, & y mettez les marrons un à un pour les retourner avec une fourchette dans le sucre ; & à mesure que vous les retirez, vous y jettez légerement par-dessus de la nompareille de toutes couleurs.

C X X V.

CHATAIGNE D'EAU, MACRE, TRUFFE D'EAU, CORNUELLE, ECHARBOT, SALIGOT.

Trapa natans, Linn.
Tribulus aquaticus, Pin.

Les amandes de cette plante ont le goût des châtaignes ; on les mange crues & cuites à l'eau ou sous la cendre dans plusieurs de nos Provinces, sur-tout dans la Franche-Comté ; en Suéde, on en fait du pain, ainsi que dans le Limousin, ou plus communément on en fait une bonne bouillie ; on prend à cet effet de ces amandes à moitié cuites ; on les dépouille de leur écorce ; on les pile dans des mortiers de bois, & sans y ajouter ni lait ni eau on en prépare un mets, dont les enfans sont fort friands ; il y en a même qui les mangent crues comme des noisettes.

CXXVI.
CHERIMOLIA.

C'est un arbre du Pérou, dont le fruit passe pour le meilleur des Indes ; aussi les Habitans en font grand cas ; ce fruit est si sain, qu'on peut même en donner à manger aux malades ; sa chair est blanche, semblable à de la bouillie, douceâtre & mêlée de plusieurs semences.

CXXVII.
CHERVIS.

Sisarum germanicum, Tour.
Sium sisarum, Linn.

On mange la racine de cette plante en hiver, & particulierement en carême ; elle est fort tendre lorsqu'elle est cuite ; & son goût est extrêmement sucré, au point même que sa grande douceur déplaît à beaucoup de personnes ; cependant d'autres l'aiment avec passion ; il n'y a presqu'aucune façon à la préparer ; on la sert sur les tables frite en pâte comme les artichauts, cuite dans le lait dans les bouillons. Pline, le naturaliste, rapporte que l'Empereur Tibere les aimoit tant, qu'il les exigeoit des Allemands en forme de tribut annuel; cette racine est une de celles dont M Margraff a retiré un beau sucre blanc peu inférieur à celui des cannes à sucre. Le chervis passe pour une des racines les plus saines; il convient en tout temps, à toute sorte d'âge & de tempérament.

CXXVIII.

CHESNE, ROUVRE, ROURE.

Quercus robur, Linn.
Quercus latifolia mas, quæ brevi pediculo, Linn.

Dans les années de disette, on fait du pain avec ses glands; il s'en fit en 1709 une grande consommation en plusieurs Provinces de France; Linneus dit qu'on feroit bien de rôtir les glands avant de les moudre, pour en rendre le pain moins lourd; sa fève aigrie peut servir comme celle de la vigne. En Espagne on vend dans les marchés les glands de chêne verd, comme on vend ici les châtaignes; ils sont d'une saveur douce & agréable; le pain de ces glands est très en usage chez les Barbares d'Afrique & d'Amérique.

CXXIX.

CHICORÉE CULTIVÉE.
ENDIVE SCARIOLE.

Cichorium latifolium sive endivia vulgaris Pin.
Cichorium endivia, Linn.

Les usages qu'on fait de l'endive pour la table chez les grands & chez les petits, sont très-familiers; on la mange crue en salade après qu'on l'a fait blanchir; on la mange aussi cuite tant en gras qu'en maigre, & elle s'allie parfaitement avec les viandes, soit bouillies, soit rôties; principalement sous le gigot & l'alloyau; elle est fort bonne sous les poulets ou ragoûts; apprêtée au lait & au beurre dans la casserole avec des œufs durs par-dessus; elle sert très-fréquemment dans tous les ménages; on l'emploie encore dans la soupe; enfin les bons cuisiniers la mettent à toutes sauces, & elle plaît de toutes les façons.

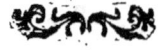

CXXX.

CHICORÉE SAUVAGE, ENDIVE
SAUVAGE, ENDIVE FRISÉE.

Cichorium intybus, Linn.
Cichorium sylvestre seu officinarum, Pin.

Les feuilles de chicorée se mangent en salade avec du sel, de l'huile & du vinaigre, ou du sucre & du jus d'orange ou de citron; en Suede les Pauvres font du pain avec sa racine.

CXXXI.
CHIENDENT.

Triticum repens, Linn.
Gramen Caninum arvense, sive gramen dioscoridis, Pin.

Les racines du chiendent, réduites en farine, fournissent aux gens du Nord une espece de pain pour les années de disette.

CXXXII.
CHIRIMOYA.

Le fruit de cet arbre qui porte le même nom, approche d'un fruit qu'on nomme dans les Isles Françoises pommes de cannelle; mais il est beaucoup plus agréable,

& on lui donne communément la préférence sur l'ananas. M. de la Condamine dit que le goût en est sucré & vineux.

CXXXIII.
CHIT-SE.

C'est un arbre de la Chine, dont le fruit est très-beau & bon à manger ; sa chair est rougeâtre, d'une saveur douce, mêlée d'un peu d'âpreté qui fait plaisir. On le cueille en automne, & on le met sur de la paille ou des clayes, où il acheve de mûrir ; on prépare encore ce fruit, en lui ôtant ses pepins ; & on le fait sécher au soleil, afin qu'il se candisse.

CXXXIV.
CHOU.

Brassica capitata alba, Pin.
Brassica oleracea capitata, Linn.

Les usages qu'on fait du chou dans la cuisine, sont familiers & journaliers ; on le mange à la soupe & apprêté, soit au beurre, soit à la graisse, soit avec le petit salé ; on le mange de même en ragoût, avec le pigeon, les queues de moutons & autres viandes ; on le farcit ; on le cuit à la broche ; on le mange confit ; c'est un des légumes qui s'allie le mieux avec les viandes, & dont il se fait le plus de consommation dans tout Pays.

Lorsqu'on veut conserver les choux, on en nettoye la pomme de toutes feuilles, & on en ôte les plus grosses peaux des cotons; on les coupe par tranches en longueur, de l'épaisseur d'un doigt, & on leur fait jetter un bouillon dans l'eau bouillante, où on a fait fondre un peu de sel; on les retire ensuite du feu, & on les met égoutter; quand ils sont ressuyés, on les range sur des clayes au soleil, & deux jours après on les passe au four qui ne soit cependant que tied; on les y remet deux ou trois fois s'il est besoin, jusqu'à ce qu'ils soient bien secs, & on les renferme ensuite dans des sacs de papier; quand on veut s'en servir, on les fait revenir dans l'eau tiede pendant quelques heures, & on les fait cuire ensuite à l'eau bouillante, dans laquelle on jette un morceau de beurre manié, on leur fait ensuite une sausse comme on juge à propos, & de même que s'ils étoient frais; cette méthode se pratique en Hollande.

Le chou blanc de Strasbourg est un chou pommé regulierement parfait; c'est avec ce chou que les Allemands font la *Saur-Kraudt*, mets si vanté chez eux; ils s'en servent en guise d'aliment pendant tout l'hiver, cuit avec du petit salé, des saucisses ou du mouton; voici la maniere dont ils préparent cette espece de confiture dans le pays. On a des instrumens faits exprès, qui taillent plusieurs têtes de choux à la fois avec une vîtesse incroyable; mais à défaut de ces outils, on peut se servir de quelque couteau, dont la lame soit large & mince, disposée à peu près comme ceux dont se servent les Boulangers pour couper leur pain. On place le chou sous le couteau, qui est retenu en place par un bout, & on le coupe par tranches aussi minces qu'on le peut; on doit préalablement avoir préparé un tonneau plus ou moins grand, suivant la quantité qu'on en veut faire, & s'il a servi à du vin, il faut le laver avec de l'eau chaude, dans laquelle on aura fait bouillir des feuilles de fenouil, de pêcher ou de noyer. Ce vaisseau se trouvant bien lavé, on y jette les choux à mesure qu'on les coupe, & un jeune homme, après s'être auparavant lavé les pieds, entre dedans & les trépigne le plus également qu'il peut; dès qu'il y en a à la hauteur de six pouces, on les couvre d'un petit lit de sel, avec quelques grains de geniêvre, & on continue de six pouces en six pouces, de mettre un lit de choux & un lit de sel, mêlé toujours d'un peu de geniêvre, jusqu'à ce qu'il soit plein & un peu comble; on étend ensuite par dessus quelques grandes feuilles de choux bien choisies, & sur ces feuilles on pose une couverture de bois, faite exprès, suivant le diametre du tonneau, qu'on charge de grosses pierres pour affaisser les choux de plus en plus ; cette double pression qu'ils éprouvent, leur fait rendre une eau qui doit surnager par dessus, & il est nécessaire qu'elle surnage, sans quoi il faudroit y aider, en jettant un peu d'eau naturelle. On le laisse en cet état, & bientôt après cette masse s'échauffe, bout & jette une écume qu'on retire au bout de six semaines ; on ôte les feuilles de choux qui les couvrent, de même que ce qui a ranci sur la superficie, & on met à la place un linge blanc, sur lequel on remet toujours le couvert de bois & la charge de pierres ; on peut commencer dès-lors d'en faire usage & jusqu'au dernier lit ; il faut toujours remettre la même couverture ; ils se conservent bons tout l'hiver & au-delà ; on peut faire en petit la même chose. Ceux qui craignent la trop grande aigreur de ce chou, peuvent, au sortir du vaisseau, les faire tremper quelques heures dans de l'eau fraîche ; ils y perdent la plus grande partie de cette aigreur.

Il y a une espece de choux qui se nomme Brocolis ; ce chou se mange cuit en salade, chaud ou froid, suivant le goût d'un chacun ; on le met aussi dans la soupe, en observant de ne le mettre au pot qu'un quart-d'heure avant de le retirer ; car pour peu qu'il cuise trop, il se réduit en bouillie : il faut y prendre garde avec la même attention qu'on le fait pour les asperges. On l'apprête encore à la sausse blanche ; de quelque

P iij

façon enfin qu'on le veuille manger, il est délicieux, délicat, tendre, & porte avec lui un agréable parfum.

On distingue encore deux sortes de choux rouges; l'un pommé & l'autre qui ne l'est pas. Le chou rouge pommé se mange ordinairement cuit en salade, coupé très-menu avec l'oignon & la betterave, quoique cependant en Flandre & en Hollande on le mange également cuit & crud.

Le chou-fleur est encore une espece de chou; on le mange à la sauffe blanche ou au jus, & c'est un plat d'entremets fort usité; il se frit en pâte comme les artichaux. Il s'allie avec toute sorte de viandes roties & bouillies, & sert de garnitures dans beaucoup de ragoûts.

Il y a encore des choux qu'on nomme choux raves & choux navets; on les emploie dans la cuisine aux mêmes usages que ces derniers. M. Glefer donne la maniere de faire du pain avec des choux navets; on commence par couper les navets de ces choux en petits morceaux, après les avoir bien nettoyés; on les fait sécher dans des cribles, & lorsqu'ils sont bien secs, on les fait moudre. Sur une livre de cette farine, on met environ une once & demie de levain & un peu de sel; on fait lever le tout, & on le cuit comme le pain ordinaire. Ce pain a la croûte gercée, comme celui fait avec de l'orge; mais la mie en est belle, tendre & blanche comme celle du meilleur pain de seigle; il n'a ni l'odeur désagréable, ni un goût mauvais; il est cependant un peu douceâtre & sent un peu le navet; on peut le conserver tendre pendant quelques jours, & il ne contracte même aucune moisissure pendant la quinzaine. La farine de choux navets peut encore s'employer pour faire des bouillies. Quant aux qualités bonnes ou mauvaises des choux, consultez l'article qui concerne cette plante dans notre Dictionnaire des Végétaux de la France, qui se trouve chez le même Libraire.

Choux à la Flamande.

1. Prenez un bon chou, que vous coupez menu; faites-le blanchir, hachez de l'ail, échalottes, persil, ciboules, champignons; passez le tout avec un morceau de beurre, égouttez les choux & les passez pour en faire sortir l'eau; faites-les cuire avec les fines herbes, sans les mouiller, assaisonnez de sel, gros poivre; quand ils sont cuits comme il faut, servez à courte sauffe.

Choux en ragoût.

2. Faites bouillir pendant un quart-d'heure dans l'eau un chou bien lavé, mettez-le ensuite dans de l'eau fraîche : étant refroidi, pressez-le, puis ôtez les feuilles l'une après l'autre, & y mettez à chacune un peu de farce; après quoi remettez les feuilles comme

elles étoient, entourez le chou d'une ficelle, & faites-le cuire dans une braise, laquelle se fait avec sel, poivre, persil, ciboule, thim, laurier, cloux, oignons, racines; mouillez avec du bouillon lorsqu'il est cuit, pressez-le légérement dans un linge blanc pour faire sortir la graisse, coupez-le en deux & servez-le sur un plat avec du coulis par-dessus; ou bien

Coupez en quatre la moitié d'un gros chou, faites-le blanchir & le mettez dans l'eau fraîche, ficellez-le, après l'avoir égoutté, & faites cuire à la braise; coupez-le ensuite en plusieurs tranches; faites suer dans une casserole une tranche de jambon, mouillez-la de jus & de bouillon avec un bouquet, champignons, truffes, cloux & pointe d'ail, demi-feuille de laurier; faites bouillir quelques tours. Passez cette essence & la mettez sur vos choux; faites un peu bouillir & servez avec qu'elle viande vous jugerez à propos.

Chou à la Bavaroise.

3. Coupez un chou de Milan en quatre; faites-le blanchir & faites blanchir d'autre part une andouille ordinaire; coupez-la en deux; ficelez le tout séparément & le faites cuire ensemble dans une bonne braise avec bouillon, sel, poivre, bouquet de toutes sortes de fines herbes, trois clous & deux oignons. Tirez & dégraissez, servez l'an-

douille au milieu, les choux autour, & sur le tout une sauſſe claire de bon goût; les cervelas & ſauciſſes ſe ſervent de même.

Potage de Choux en maigre.

4. Nettoyez vos choux, lavez & faites blanchir; ficelez & les empotez avec une douzaine d'oignons, carottes, panais & racines de perſil; mouillez d'une purée claire, quelques clous & ſels; quand ils ſeront à demi-cuits, mettez deux cuillerées de jus d'oignons; faites un petit coulis au roux d'oignons & de racines, en coupant par tranches quatre ou cinq oignons, des carottes & des panais que vous paſſerez dans une caſſerole avec de bon beurre. Etant cuits, poudrez-les d'un peu de farine, remuez juſqu'à ce qu'elle ait pris un peu de couleur, mouillez-les de quelques cuillerées de bouillon de poiſſon ou de racines; mettez-y quelques croûtes, un peu de perſil & de baſilic, & laiſſez mitonner; paſſez le tout à l'étamine & mettez ce coulis dans votre marmitte aux choux; achevez d'y faire cuire le tout. Mitonnez des croûtes dans un plat où vous mettrez votre bouillon de choux, mettez un pain au milieu; tirez les choux de la marmite, faites-en un cordon tout au tour, & verſez ſur vos croûtes ce qu'il faudra de bouillon.

Choux-fleurs au beurre.

5. Epluchez-les bien sans laisser de feuilles & de peau aux tiges qui forment la tête, faites-les cuire à l'eau avec sel, poivre & beurre; faites-les égoutter, & les servez sur un plat, avec une sauffe dessous faite avec beurre frais, sel, poivre, muscade, & un filet de vinaigre; pour lier mieux la sauffe, il faut manier le beurre d'un peu de farine avant de le faire fondre.

Choux-fleurs au jus de Mouton.

6. Après les avoir fait cuire de la maniere qui a été indiquée à l'article précédent, vous les passez à la poële avec lard fondu, persil, ciboules entieres, & sel; faites mitonner, & pour servir mettez du jus de mouton, poivre blanc & un filet de vinaigre.

Choux-fleurs au Parmesan.

7. Faites cuire les choux-fleurs dans un blanc de farine, mettez-les égoutter; faites une sauffe avec du coulis, un morceau de lard, du gros poivre sans sel; mettez au fond d'un plat du parmesan rapé, arrangez dessus vos choux-fleurs, votre sauffe par-dessus avec du parmesan; faites chauffer & attacher le parmesan; glacez le dessus avec la pelle rouge ou au four.

Ragoût de Choux-fleurs.

8. Après les avoir fait cuire & égoutter comme il est dit dans l'article 5, vous les passez dans une bonne essence avec un morceau de beurre, sel & gros poivre; si c'est pour servir avec de la viande, mettez la viande au milieu du plat, des choux autour; si c'est pour entremets, servez-les seuls la sauffe par dessus.

Salade de Choux-fleurs.

9. Ces choux-fleurs étant cuits ainsi qu'il a été dit dans l'article 5, on les mange avec de l'huile d'olive & du vinaigre.

Choux pommés farcis en gras.

10. Prenez une bonne tête de chou; ôtez-en le pied & un peu dans le corps, & faites blanchir; tirez votre chou de l'eau; quand il est blanchi, étendez-le sur une table, de façon que toutes les feuilles tiennent ensemble; étant ouvert, garnissez-le d'une farce faite ainsi; prenez de la chair de quelques volailles & un morceau de cuisse de veau; du petit lard, de la moëlle de bœuf, ou bien de la graisse de jambon cuit, truffes & champignons hachés, persil, ciboule, sel, poivre, mie de pain, deux œufs entiers & deux ou trois jaunes, une pointe d'ail; hachez bien le tout ensemble & le pilez dans un mortier; remplissez votre chou de cette farce; ren-

fermez-le; ficelez-le bien, & le mettez dans une casserole; prenez ensuite des tranches de bœuf ou de veau bien battues; rangez-les dans une casserole comme pour en faire du jus. Etant coloré, mettez y une pincée de farine, à laquelle vous ferez aussi prendre couleur; mouillez le jus de bon bouillon; assaisonnez de fines herbes & de tranches d'oignon; étant à demi-cuit, mettez le tout avec votre chou, les tranches & le jus, & faites cuire ensemble; quand tout sera cuit, dressez votre chou dans un plat sans bouillon; mettez pardessus un ragoût de champignons, ou bien un ragoût de ris de veau, champignons, culs d'artichauts, sel & poivre, le tout assaisonné de bon goût, & bien lié, ou bien un singarey, & servez chaudement.

Choux farcis en maigre.

11. On peut aussi farcir un chou en maigre avec de la chair de poisson & autres garnitures, comme si l'on vouloit farcir une carpe, ou tel autre poisson.

Pains de Choux.

12. Faites blanchir un chou de Milan entier; mettez-le dans de l'eau fraîche; levez-en les feuilles; ôtez-en les gros cotons; faites mariner une noix de veau avec huile fine, persil, ciboules, champignons, ail, échalottes; le tout haché; sel, gros poivre, avec

quelques restes de jambon; étendez sur la table quelques feuilles de choux bien pressées pour en faire sortir l'eau; mettez par-dessus des tranches de veau & restes de jambon, & un peu de marinade; continuez ainsi lit par lit, jusqu'à ce que vous ayez formé la grosseur d'un petit pain; faites-en autant que vous voudrez; faites-les cuire dans une braise bien nourrie; quand ils sont cuits, essuyez-les de leur graisse, & servez dessous une sauce à l'Espagnole.

Potage aux Choux en gras.

13. Il se fait de la même maniere que le potage en maigre, voyez art. 4, à l'exception seulement qu'il faut faire cuire les choux dans du bouillon gras, ou bien avec la piece de gibier ou de volaille que l'on doit servir sur le potage. On fait de même une bordure de choux autour du plat, la peau du gibier ou volaille sur le potager; on passe du bouillon dans un tamis qu'on jette sur le potage, & l'on sert chaudement.

Lorsqu'on veut servir le potage aux choux liés, il n'y a qu'à se servir d'un petit coulis clair de veau ou de jambon qu'on jette par-dessus.

Potage en maigre à la Provençale aux Choux.

14. Faites cuire dans une marmite toute sorte de légumes, un demi-litron de pois,

une mignonette, un choux blanchi coupé en quatre & ficelé avec de l'eau & un verre d'huile ; les légumes étant cuits, le bouillon salé à propos, passez-le au clair ; mitonnez le potage avec ; servez garni de choux.

Choux-fleurs au jus pour entremets.

15. Vous épluchez vos choux-fleurs, & les faites blanchir à l'eau blanche, grasse, c'est-à-dire, vous prenez une marmite que vous remplissez à moitié d'eau, un peu de farine, un morceau de beurre, deux ou trois bardes de lard, & ensuite du sel ; lorsque votre eau bout, vous y mettez cuire vos choux-fleurs un peu plus qu'à demi ; vous les retirez & les mettez égoutter ; vous les arrangez dans une casserole, & y mettez un coulis clair de veau & de jambon, suffisamment pour qu'il trempe ; vous les faites ensuite mitonner sur un fourneau à petit feu ; & lorsque vous êtes prêt à servir, vous avez un morceau de bon beurre, de la grosseur d'une noix ou deux, que vous maniez dans un peu de farine, que vous mettez en cinq ou six morceaux autour de la casserole, & que vous remuez sur le feu ; vous observerez qu'ils soient de bon goût, & vous leur donnerez une pointe légere de vinaigre, & les servez chaudement.

Choux farcis à la broche.

16. Prenez un bon chou de Savoie que

vous ferez blanchir, & le farcirez comme les choux ordinaires, & bordez de lard & de jambon; ficelez-le pour l'embrocher dans une broche ou atelette; mettez-le ensuite au feu, & le laissez cuire pendant une heure & demie, ayant soin de l'arroser de bon beurre & saindoux assaisonnés légerement; il faut l'envelopper de papier, de crainte qu'il ne dessèche; vous le servez au coulis de jambon; vous pouvez mettre dans ce chou des pigeons, ortolans, cailles & tourterelles: on peut aussi en faire trois petits choux, observant qu'ils soient bien ronds & bien cuits; vous pouvez les faire de même dans le four dans une tourtiere, & de temps en temps les retourner, afin que le goût pénetre, & ils n'en sont que mieux; vous pouvez encore les faire cuire dans du papier comme des truffes, les laisser cuire pendant cinq ou six heures, & de temps en temps mettre un peu de feu; mais le suc & l'assaisonnement ne sont jamais si bons que de les mettre au four; cela est bon quelquefois pour changer de goût; on peut les servir au parmesan & au jus, & même seulement passés tout simplement: on peut les servir au coulis d'écrevisse ou à la reine, ou au coulis de perdrix.

Choux frisés en purée.

17. Prenez deux ou trois choux frisés; ôtez les gros cotons, & hachez le reste bien fin; mettez dans une casserole bien épaisse

avec un morceau de jambon, une livre de petit lard ; huit pains d'excellent beurre ; mettez fur un petit feu, & remuez fouvent pendant deux heures ; quand ils font diminués & prefque cuits, ôtez le jambon & le lard ; mouillez avec du blond de veau bien doux ; achevez de faire cuire, & fervez avec un crouton de pain deffous, & de petites faucilles au tour, fi vous voulez ; ayez toujours attention que cela cuife doucement.

CXXXV.
CHOU DES MOLUQUES.

Olus album feu fajor puti, Rumph. *Braffica Moluccenfis.*

Les jeunes feuilles de cet arbre fe mangent cuites avec du jus de viandes, en guife de plantes potageres, par les Habitans des Moluques ; le goût de ces feuilles approche beaucoup de celui de notre chou.

CXXXVI.
CHAPALULONES.

Le fruit de cet arbufte, qui croît dans la Province d'Efmeraldas & à Mindo, à l'oueft de Quito, eft bon à manger.

CXXXVII.

CXXXVII.
CIBOULE.

Cepa sessilis.
Cepula.

On emploie la ciboule dans la plus grande partie des ragoûts, tant en gras qu'en maigre, dans les œufs & les légumes de toute espece; on la mange aussi en salade avec la laitue lorsqu'elle est jeune; c'est une des plantes les plus nécessaires pour la cuisine.

CXXXVIII.
CICUTAIRE BULBEUSE.

Cicutaria bulbosa, Pin.
Chærophyllon radice turbinatâ carnosâ, Linn.

Cette plante n'est pas en usage parmi nous. En Poméranie les Habitans estiment beaucoup ses jeunes racines coupées par tranches; ils nomment *Kopken-salet*, la salade qu'ils font avec elles. À Vienne, on les mange, pendant le carême, cuites avec de l'huile & au jus, ou bien on les mange crues en salade.

CXXXIX.

CIERGE du Pérou.

Cortex perevianus spinosus, fructu rubro nucis magnitudine, Pin.
Cactus erectus longus suboctangularis, angulis obtusis, Linn.
Cactus peruvianus, Linn.

Les Habitans des Barbades cultivent une espece de cierge autour de leurs habitations, à cause de son fruit qui est de la grosseur d'une poire de bergamotte, & d'une odeur des plus agréables.

CXL.

CITRON.

Citrum vulgare, Tour.
Citrus medica, Linn.

Toutes les parties du citron, l'écorce tant intérieure qu'extérieure, la chair, la pulpe ou le suc & les grains, sont d'un excellent usage dans nos alimens : on sert les citrons sur les tables pour assaisonner avec leurs sucs les viandes ; coupés par tranches & mêlés avec du sucre, ils procurent bonne bouche, appaisent la soif, réveillent l'appétit & aident à la digestion. On confit l'écorce du citron avec le sucre, & on la sert au dessert avec les autres confitures; certaines personnes font une liqueur de citron ou eau de citronnelle fort agréable au goût avec les zestes ou l'écorce jaune du citron, l'eau-de-vie & le syrop de sucre; nous donnerons à la suite de cet article la composition de cette liqueur; on fait encore un syrop avec le jus de citron & le sucre qui est fort agréable & salutaire pour appaiser l'effervescence du sang. Du temps de Pline on ne mangeoit encore point de citron; l'usage en commença du temps de Galien & d'Apicius; celui-ci nous a conservé la maniere dont on l'accommodoit; on en tire le sel essentiel en faisant évaporer son suc jusqu'à la consistance de syrop clair; ce suc est acide par excellence; on en fait de la limonade.

Liqueur de Citron, autrement eau de Citronelle.

1. Choisissez trente citrons les plus frais, & ceux qui auront été les moins maniés sont les meilleurs; vous couperez l'écorce de vos citrons en lames fines & déliées, y laissant le moins de blanc qu'il sera possible; vous les mettrez en infusion dans neuf pintes d'eau-de-vie; vous ajouterez l'écorce de quatre oranges, une poignée de coriandre concassée, & quatre clous de girofle; l'infusion sera de trois semaines ou un mois; après quoi vous distillerez au filet très-délié, & vous ne cohoberez point; parce que dès la

premiere opération votre esprit sera imprégné de l'essence aromatique; ayant retiré environ cinq pintes par la distillation, vous les mêlerez à une égale quantité de syrop ; la composition vous donnera pour l'ordinaire un mélange laiteux ; pour le rendre très-liquide, faites usage du blanc d'œuf. La citronelle liqueur tient des propriétés de l'huile de citron & de l'esprit de vin improprement dit ; elle est par conséquent bonne contre les influences d'un air contagieux ; elle réjouit les parties nobles ; elle incise les phlegmes, & elle aide à la transpiration.

Liqueur de Cedras.

2. Le cedras est une espece, ou plutôt une variété de citron plus gros, plus odorant, plus aromatique que le citron ordinaire; il en a toutes les propriétés, mais dans un degré supérieur ; conséquemment il peut servir à faire une liqueur encore plus excellente que la précédente ; elle se prépare, se distille & se compose de la même maniere, à la réserve que le cedras étant plus gros & plus aromatique, il en faut employer une moindre quantité ; pour neuf pintes d'eau-de-vie, sept gros de cedras suffiront; on n'ajoutera ni coriandre, ni girofle, ni orange ; mais à la place très-peu de cannelle, environ une demi-once sur neuf pintes d'infusion; on teint les cedras en liqueur rouge purpurine, au

lieu qu'on laisse la citronelle dans sa couleur naturelle blanche & liquide.

Huile de Jupiter.

3. C'est un composé des deux liqueurs précédentes préparées exprès avec la canelle, l'orange, le girofle & la coriandre; prenez trois bouteilles, je veux dire, trois pintes d'esprit impregnés d'huile essentielle de citron, même dose d'esprit de cedras; mêlez les esprits dans un ample vaisseau; ajoutez à ce mélange égale quantité de syrop, un peu plus chargé de sucre qu'à l'ordinaire; plus deux bouteilles de scuba, quatre gouttes d'essence de bergamotte, deux gouttes d'essence de muscade, deux gouttes d'essence d'ambre; remuez bien le tout, le mélange deviendra trouble; pour le clarifier, prenez deux blancs d'œufs; battez-les bien dans une bouteille avec une chopine de votre liqueur; versez le tout dans le grand vaisseau; remuez ensuite; placez votre vaisseau bien bouché au bain marie pendant six heures; laissez éteindre le feu, & refroidir le tout; filtrez; cette huile est une espece d'élixir très-cordial, très-agréable & très-efficace dans toutes les maladies froides de l'estomac; il fortifie les parties nobles; il aide à la digestion, & il augmente la chaleur naturelle.

Ratafia de Cedras.

4. Prenez trois gros cedras ou quatre

moyens; levez-en les zestes; mettez-les en infusion dans six bouteilles d'eau-de-vie; ajoutez six ou sept onces de sucre par pinte; remarquez que vous ferez fondre votre sucre dans un peu d'eau avant que de le jetter dans la cruche; faites durer l'infusion deux mois; passez votre liqueur par la chausse; vous aurez un excellent ratafia.

Citrons confits au sec.

5. Choisissez les plus beaux citrons; pilez-les & les mettez dans l'eau fraîche; coupez de la façon que vous jugerez à propos; faites d'ailleurs bouillir de l'eau; mettez-y vos citrons pour les cuire, & les y laissez jusqu'à ce qu'ils commencent à devenir mollets; étant cuits de la sorte, tirez-les & les mettez dans l'eau fraîche; mettez-les ensuite au sucre clarifié, après qu'ils seront bien égouttés de leur eau; laissez-les bouillir un quart-d'heure dans leur sucre; ôtez-les de dessus le feu, & les laissez refroidir; étant froids, faites-les bouillir jusqu'à ce que le sucre soit cuit à soufflé; cela fait ôtez-les de dessus le feu, & les laissez un peu reposer; étant reposés jusqu'au lendemain, il faudra liquéfier le syrop & tremper le cul du poêlon dans l'eau; pendant ce temps-là faites cuire à part du sucre à la plume; & ayant égoutté vos citrons, jettez-les dedans, & leur donnez un bouillon couvert; ensuite ôtez-les de dessus le feu, & lorsque ce bouillon sera abaissé, blanchissez

votre sucre à force de le travailler en un coin, en l'amenant avec la cueillier contre le bord du poêlon ; ce sucre étant blanchi, passez-y vos citrons, mettez-les égoutter sur des planches ; il faut peu de temps pour les sécher, ensuite vous les serrerez, ou bien.

La chair de vos citrons étant ramollie dans l'eau, vous les mettez au sucre clarifié ; vous leur donnez sept ou huit bouillons ; après quoi vous les laissez refroidir ; ensuite vous tirez votre syrop que vous faites bouillir en l'augmentant d'un peu de sucre ; vous le jettez sur votre fruit, auquel vous donnez quelques bouillons ; & ayant mêlé votre bouillon jusqu'à ce qu'il soit à perlé, vous y laissez reposer vos citrons ; le lendemain vous les tirez au sec. On peut aussi confire les oranges de la même manière.

Tailladins de Citron au liquide.

6. Prenez des citrons que vous mettez une demi-heure dans de l'eau pour les tourner plus facilement ; lorsque vous les aurez tournés, vous en coupez les chairs en petits filets minces dans leur longueur, que vous mettez bouillir dans de l'eau jusqu'à ce qu'ils fléchissent facilement sur les doigts ; vous avez du sucre clarifié la quantité que vous avez de tailladins ; mettez-les dans le sucre pour les faire bouillir quinze ou dix-huit bouillons ; il faut les mettre dans une terrine

jusqu'au lendemain; que vous remettrez le sucre dans une poële pour le faire cuire au petit lissé; mettez-y les tailladins pour leur donner neuf ou dix bouillons, & les remettrez dans la terrine jusqu'au lendemain, que vous remettrez le sucre dans la poële pour le faire cuire au grand perlé; remettez les tailladins dans le sucre pour les achever, en leur donnant un bouillon couvert, ôtez-les du feu; quand ils seront à demi-froids; vous les mettrez dans des pots de grès pour les conserver; ces tailladins servent à faire des compotes.

Zestes de Citron.

7. Faites bouillir vos zestes dans quatre eaux différentes, & les remettez autant de fois dans l'eau fraîche; laissez-les sur le feu pendant un quart d'heure, autant de fois que vous les laisserez bouillir; ensuite vous les ferez cuire d'abord dans du sucre clarifié; étant prêts à bouillir, vous y jetterez vos zestes, auxquels vous ferez prendre une vingtaine de bouillons; vous les laissez refroidir, vous remettez votre poëlon sur le feu pour cuire le syrop à lissé; après quoi vous y glissez vos zestes que vous faites bouillir sept à huit bouillons; retirez votre confiture de dessus le feu; laissez-la refroidir encore; égouttez les zestes; faites bien cuire le sucre à perlé; donnez-leur un bouillon couvert; après quoi vous les retirerez au sec; & quand

vous les laissez reposer dans le syrop jusqu'au lendemain; vous ferez comme il a été dit à l'article 5. Il faut que les citrons & les zestes nagent entierement dans le sucre; ce qui en reste peut servir à faire de la conserve, du massepain, des pralines & des noix vertes.

Tailladins de Citrons au sec glacés.

8. Vous faites confire des tailladins de la même façon que les liquides (*Voy.* n°. 6.), ou si vous voulez vous servir de ceux que vous avez au liquide, vous les retirez de leur syrop pour les mettre dans un sucre cuit à la grande plume; faites leur prendre un bouillon dans le sucre, en remuant doucement la poële pendant qu'ils bouillent; après les avoir ôtés du feu, & lorsqu'ils seront à moitié refroidis, vous travaillerez le sucre sur le bord de la poële jusqu'à ce qu'il se blanchisse, en le remuant toujours avec une cueillier; vous prenez les tailladins avec deux fourchettes pour les retourner dans le sucre blanchi, jusqu'à ce qu'ils soient glacés. Il faut les mettre à mesure sur les grillages pour les faire sécher.

Conserve de jus de Citron.

9. Faites cuire du sucre à soufflé; tirez le alors de dessus le feu; mettez-y votre jus de citron; brouillez-le bien avec une spatule, pour que le jus se répande partout; remuez bien le sucre tout autour du poëlon, jusqu'à

ce qu'il commence à s'épaissir & à former une petite glace ; alors dressez votre conserve dans des moules ; quand elle est refroidie, tirez-la des moules pour la garder. Cette conserve est fort agréable ; on l'ordonne pour les défaillances de cœur qui surviennent aux femmes enceintes.

Biscuits de Citron.

10. Rapez la moitié d'un citron verd ; ne prenez que la superficie de la peau que vous mettez dans une terrine avec quatre jaunes d'œufs frais, une demi-livre de sucre fin ; battez le tout ensemble avec deux spatules ; ensuite vous y mettez huit blancs d'œufs fouettés, un quarteron de farine passé légerement au tamis ; mêlez le tout ensemble avec le fouet, & dressez vos biscuits en long sur des feuilles de papier blanc ; jettez du sucre fin par-dessus pour les glacer, en le passant au tamis, pour qu'il touche également ; faites-les cuire dans un feu doux ; les biscuits d'orange & de limon se préparent de même.

Conserve de raclures de Citron.

11. Choisissez un beau citron ; rapez-le, faites tomber la rapure dans de l'eau nette ; passez-la ensuite dans un linge, & la faites sécher ; ensuite faites cuire du sucre à soufflé ; quand il est cuit, ôtez-le dessus le feu, & y mettez votre rapure ; achevez après

cela votre conserve en travaillant cette composition, jusqu'à ce qu'il se fasse une petite glace par-dessus. (*Voy.* n°. 9.)

Citrons blancs en bâtons.

12. Il faut zester ou tourner vos citrons, suivant l'intention que vous aurez de confire ces zestes, ou de faire des roquilles ; on appelle tourner, enlever la peau ou écorce fort mince & fort étroite avec un petit couteau en tournant autour du citron ; zester, c'est couper l'écorce du haut en bas par petites bandes les plus minces qu'il se peut ; vos citrons étant ainsi accommodés, vous les coupez par quartiers, puis en bâton, partageant ces quartiers en deux ou trois suivant leur grosseur ; vous mettez de l'eau sur le feu, que vous faites bouillir, & vous y jettez vos citrons ; on les fait bouillir ainsi avec leur jus qui les maintient plus blancs, & qui d'ailleurs est difficile à détacher de la chair, quand ils n'ont point passé sur le feu ; il ne faut pas oublier de les mettre dans l'eau à mesure que vous les tournez ou zestez ; autrement ils noirciroient ; lorsque vous verrez que votre chair de citron sera bien ramollie, vous la rafraîchirez & vous la mettrez ensuite au sucre clarifié ; vous lui ferez prendre sept ou huit bouillons, & vous verserez le tout dans des terrines jusqu'au lendemain, que vous égoutterez le syrop sans ôter le fruit, & lui donnez vingt ou trente bouillons,

l'ayant augmenté d'un peu de sucre ; vous le jettez ensuite sur vos citrons, & de même les jours suivans que vous faites cuire votre syrop ; premierement au petit lissé ; une autrefois au lissé & perlé, & enfin au perlé, l'augmentant chaque jour de sucre ; pour cette derniere cuisson qui acheve votre fruit, vous l'égouttez & le rangez dans des pots si c'est pour le conserver ; & votre syrop étant cuit à perlé, vous le jettez par-dessus ; vous pouvez ensuite en tirer au sec quand il vous plaira ; il n'y a pour cela qu'à les laisser refroidir, ce qu'on peut hâter, si l'on est pressé, en mettant le cul de la poële dans de l'eau ; cependant faites cuire du sucre à la plume ; & ayant égoutté vos citrons, jettez-les dedans, & leur faites couvrir le bouillon ; après quoi vous les descendrez de dessus le feu ; & le bouillon étant entierement rabaissé, vous commencerez de travailler & de blanchir votre sucre au coin, en l'amenant avec la cueillier contre le bord de la poële ; vous passerez ensuite vos citrons dans le sucre blanchi, & les mettrez égoutter sur des clayons; ils seront secs en fort peu de temps.

Pâte de Citron.

13. Prenez des citrons ; zestez-les ; ôtez-en le jus ; mettez-les à mesure dans l'eau fraîche pour les empêcher de noircir ; coupez-les par quartiers, & les mettez bouillir sur

le feu dans d'autre eau ; faites-leur prendre quatre ou cinq bouillons ; après quoi vous exprimerez dans cette eau un jus de citron, puis un autre quelque temps après, & laisserez cuire votre fruit jusqu'à ce qu'il soit mollet ; après cela remettez vos citrons dans l'eau fraîche ; égouttez & pressez dans un linge ; pilez-les dans un mortier ; passez-les au tamis ; faites cuire du sucre à cassé ; incorporez-y votre pâte ; remuez le tout avec une spatule ; mettez du sucre le même poids que de fruits ; faites frémir le tout sur le feu, ensuite dressez votre pâte, & la laissez sécher.

Crême de Citrons.

14. On met le jus de six bons citrons dans un plat, avec quelques zestes, un demi-verre d'eau & le blanc de six œufs frais ; après avoir bien délayé le tout ensemble, on le passe par une serviette deux ou trois fois ; ensuite on le fait cuire sur de la cendre chaude, le remuant toujours avec une cueiller, empêchant qu'elle ne bouille, de crainte qu'il ne se forme des grumeaux ; étant un peu épaisse, dressez votre crême sur une porcelaine, & la servez froide.

Massepain de Citrons.

15. Prenez une livre d'amandes ; pelez-les bien, & les pilez dans un mortier ; faites cuire à soufflé trois quarterons de sucre ; ôtez-le

de dessus le feu, & y jettez vos amandes que vous délayerez promptement ; prenez ensuite environ une demi-livre de chair de citron confite au liquide ou bien de la marmelade, & la mettez avec vos amandes; faites cuire le tout ensemble dans un poëlon, remuant toujours le fond & les côtés, jusqu'à ce que votre pâte ne tienne plus au poëlon ; dressez-la sur du papier, de telle façon qu'il vous plaira ; faites-la cuire d'un seul côté avec le dessus du four; faites refroidir ce côté; quand il est froid, glacez celui qui n'est pas cuit ; & après l'avoir glacé, faites-le cuire comme l'autre ; cette glace sera composée de blanc d'œuf, de sucre en poudre & de rapure de citron fort fine; ce massepain en est très-délicat.

Dragées de Citrons.

16. Coupez en petits filets des écorces de citrons que vous mettez tremper dans de l'eau jusqu'au lendemain que vous les faites blanchir, jusqu'à ce qu'ils soient tendres sous les doigts; après les avoir jettés dans de l'eau fraîche & laissés égoutter, vous les mettez dans un sucre cuit au lissé ; faites leur prendre cinq ou six bouillons; ôtez-les du feu pour les laisser dans le sucre, jusqu'à ce qu'ils soient froids, vous les retirez pour lors du syrop pour les mettre sécher à l'étuve. Lorsqu'ils seront bien secs, vous les mettrez dans une poële à provision avec du sucre cuit au grand lissé,

où vous avez mis un peu de gomme arabique détrempée avec de l'eau; remuez toujours la poële sur un petit feu, jusqu'à ce que le sucre gommé se soit attaché après les filets de citrons; quand ils seront bien secs, vous y remettrez encore de ce même sucre, pour leur donner une deuxieme couche, en remuant toujours les anses de la poële; cette deuxieme couche étant finie, comme la premiere, vous leur donnerez encore cinq ou six couches de la même façon, avec du sucre cuit au lissé, sans être gommé comme les deux premieres; lorsque vous jugerez qu'ils sont assez chargés de sucre, vous les menez fortement sur la fin sans les sauter pour les lisser, & vous acheverez de les sécher à l'étuve; si vous en faites beaucoup à la fois, vous vous servirez d'une bassine, à la place d'une poële à provision.

Petits pains de Citrons.

17. Prenez un blanc d'œuf ou deux battus avec un peu d'eau de fleurs d'orange; mettez ensuite du sucre en poudre jusqu'à ce qu'il se fasse une pâte ferme comme celle de massepain; mêlez parmi de la rapure de citron; roulez la ensuite en petites boules que vous dresserez sur du papier en les applatissant un peu, & mettez cuire au four.

Biscuits à l'écorce de Citron confite.

18. Prenez des blancs d'œufs autant qu'il

vous en faut, rapez-y de la chair de citron, mettez-y un peu de marmelade de ce même fruit, ensuite vous mettez du sucre en poudre; incorporez-le bien avec le reste, mettez-en jusqu'à ce que vous ayez une pâte maniable, mêlez-y de l'écorce de citron confite & pilée menu, le tout bien délayé; formez & faites cuire vos biscuits à l'ordinaire; ces biscuits doivent être secs & cassans.

Compote de tranches de Citron.

19. Coupez vos citrons par tranche jusqu'au blanc, ôtez les pepins, faites tremper les tranches dans l'eau jusqu'à ce que la chair en devienne un peu mollasse; tirez-les ensuite & les mettez dans l'eau fraîche. Après cela prenez un peu de décoction de pommes de renette, faites la cuire comme pour la compote de ces mêmes pommes; mêlez-y un peu de jus de citrons; mettez-y vos tranches, quand elles seront bien égouttées & que votre syrop sera presqu'en gelée; pendant qu'elles bouillent, ayez soin de les bien écumer, jusqu'à ce que vos citrons aient pris sucre; dressez-les ensuite avec le syrop, après y avoir exprimé un jus de citron, & servez chaudement votre compote.

Compote de chair de Citron.

20. Faites une gelée de pommes & la faites cuire; prenez un gros citron, pelez-le bien

bien épais & proche du jus, coupez-le en long par la moitié & faites plusieurs tranches de chaque moitié; jettez ces tranches dans votre gelée après en avoir ôté les grains; faites bouillir le tout ensemble pour que votre gelée conserve son premier degré de cuisson; tirez-la hors du feu & la laissez refroidir à moitié; chargez une assiette de tranches de citron & les couvrez de votre gelée.

Eau de Citron.

21. Prenez un citron, coupez-en la peau en zestes, mettez-les dans une éguierre, avec une pinte d'eau & un quarteron de sucre; exprimez-y le jus de deux citrons; laissez infuser le tout pendant quelques heures, si vous n'êtes pas pressé, ou bien battez-la d'un vaisseau dans un autre, & lorsqu'elle aura pris le goût de citron, passez-la comme les autres & la mettez glacer.

Syrop de Citron.

22. Faites cuire a soufflé une livre de sucre, mettez-y quatre onces de jus de citron; mêlez le tout ensemble & le serrez dans une bouteille. S'il étoit trop décuit, il faudroit le cuire à perlé, qui est la vraie cuisson de tous les syrops de garde; mais on ne fait guères de celui-ci que pour en user sur le champ; il est rafraîchissant & bon pour la poitrine.

R

Citrons en Olive.

23. Mettez dans un mortier deux blancs d'œufs frais, avec du citron verd rapé, suffisamment pour que le goût domine, & du sucre fin que vous pilez avec les blancs d'œufs, & augmentez à mesure jusqu'à ce que cela vous forme une pâte épaisse; retirez votre pâte du mortier pour la rouler en long sur du papier blanc & du sucre; coupez ensuite toute cette pâte par petits morceaux égaux, que vous roulez dans les mains en forme d'olives, & que vous dressez sur du papier pour les faire cuire dans un four très-doux; vous les conserverez dans un endroit sec, jusqu'à ce que vous les serviez.

Tailladins filés de Citrons.

24. Prenez les écorces de deux citrons, que vous coupez en petits filets ou tailladins; mettez-les cuire dans de l'eau, jusqu'à ce qu'ils fléchissent facilement sous les doigts; retirez-les à l'eau fraîche & les faites égoutter; mettez-les dans une poêle avec un peu de sucre clarifié pour leur donner une douzaine de bouillons; ôtez-les du feu & laissez-les dans leur syrop jusqu'à ce qu'ils soient froids; alors vous les retirez pour les mettre égoutter & sécher à l'étuve. Lorsqu'ils seront bien secs, vous les sémerez sur une feuille de cuivre, frottée légérement de bonne huile d'olive, vous avez un sucre cuit au

caramel que vous tenez chaudement sur un petit feu; prenez-en avec deux fourchettes, que vous filez legérement pardessus tous les tailladins en laissant des vuides; après que vous avez fini, vous retournez les tailladins sur une autre feuille aussi frottée d'huile pour en faire autant de l'autre côté.

Marmelade de Citrons.

25. Prenez la quantité de citrons que vous jugerez à propos, ôtez-en le dur du bout de la queue & celui de la tête, coupez-les en quatre & en pressez un peu le jus dans une assiette; vous mettrez ensuite vos citrons dans de l'eau bouillante, pour les faire cuire jusqu'à ce qu'ils fléchissent facilement sous le doigt & vous les retirez dans de l'eau fraîche; après les avoir égouttés & bien pressés dans une étamine, en la tordant fort, vous mettez les citrons dans un mortier pour les bien piler; quand ils seront assez fins, vous les passerez au travers d'un tamis en les pressant fort avec une spatule, pour en tirer le plus de marmelade que vous pourrez; sur une demi-livre de cette marmelade, vous ferez cuire une livre de sucre à la plume; mettez-y vos citrons pour les bien mêler ensemble; remettezles sur le feu pour leur faire prendre sept ou huit bouillons; quand votre marmelade sera à demi-froide, vous la mettrez dans les pots;

R ij

il y en a qui tournent leurs citrons pour en ôter les zeſtes avant que de les employer.

Glace de Citrons.

26. Exprimez le jus de ſix citrons dans trois demi-ſeptiers d'eau; mettez-y la ſuperficie de l'écorce coupée en zeſtes & trois quarterons de ſucre; faites infuſer le tout pendant une bonne heure, enſuite vous le paſſez dans un tamis ſerré pour le mettre dans la ſalbotiere & faire prendre à la glace; l'on appelle limonade cette compoſition, quand on la boit liquide ſans la faire glacer.

Paſtilles de Citron.

27. Mettez deux gros de gomme adragante dans un verre d'eau, avec les zeſtes d'un citron entier; laiſſez-les tremper juſqu'à ce que la gomme ſoit fondue; vous la paſſez au travers d'un linge, en la preſſant fort; mettez cette eau dans un mortier avec le jus de citron; jettez-y peu à peu une livre de ſucre fin paſſé au tambour, juſqu'à ce que vous ayez une pâte maniable; vous la retirez du mortier pour en former des paſtilles de tels deſſeins que vous voudrez.

Grillage de Citrons.

28. Faites cuire une demi-livre de ſucre à la grande plume, & vous y mettez tout de ſuite trois onces de citrons verds coupés en petits filets le plus minces que vous pour-

rez; remuez-les dans le sucre sur un moyen feu jusqu'à ce qu'ils ayent pris une belle couleur grillée; quand ils sont finis, vous y pressez promptement quelques gouttes de jus de citrons & les dressez en forme de macarons sur des feuilles de cuivre; poudrez-les tout de suite avec un peu de sucre fin & faites-les sécher à l'étuve. A la place des filets de citrons, vous pourrez mettre de l'écorce de citrons ratissés avec un morceau de verre lissé; il en faut la même quantité que de celle qui est coupée en filets.

CXLI.
CITROUILLE.

Pepo oblongus, Pin.
Cucurbita Citrullus, Linn.

C'est un gros fruit qui rampe sur terre, dont la chair est semblable à celle du concombre, ferme, blanche & d'un goût agréable; cette chair est moins nourrissante qu'agréable; les semences de ce fruit sont mises au nombre des quatre semences froides. La citrouille, dit M. Andry, n'est à proprement parler, qu'une espece d'eau figée, dont le propre est de rafraîchir extrêmement; c'est pourquoi cet aliment, ajoute-t-il, ne convient gueres avec le poisson, & n'acccommode nullement les tempéramens froids & les estomacs trop humides; mais les personnes naturellement séches & pleines de feu, s'en doivent bien trouver, sur-tout lorsque le ventre est resserré; la citrouille sert à faire des potages, des fricassées, même du pain; sa semence entre dans la composition de cette boisson rafraîchissante qu'on boit en été autant pour le plaisir que pour la santé, & qu'on appelle orgeat, parce qu'anciennement l'eau d'orge en étoit la base; mais actuellement elle n'y entre plus.

Methode pour faire l'Orgeat.

1. Prenez une demi-livre de semences froides qui sont la graine de citrouille, de courges, de concombre & de melon. Lavez-les & essuyez-les bien après; joignez-y six onces d'amandes douces, & deux onces d'amandes ameres que vous ferez un peu tremper dans une eau tiede pour en ôter la peau; mettez le tout dans un mortier de pierre, & pilez-le bien; jettez-y ensuite deux livres de sucre avec la pellicule d'un citron levé légerement que vous broierez avec les semences; cela composera une pâte que vous mettrez bien pressée dans un vase de terre ou de fayance, & que vous pouvez conserver un mois & plus dans un lieu sec pour vous en servir au besoin; vous en prendrez sur chaque pinte d'eau, de la grosseur d'un œuf de poule que vous mettrez dans une étamine de serge, & que vous délaierez avec une cueiller; vous passerez ensuite le marc avec

les deux mains, & vous jetterez sur la liqueur quelques gouttes de fleurs d'orange; vous la transvaserez ensuite dans quelques cruches ou bouteilles que vous ferez rafraîchir avant de la boire.

Pain de Citrouille.

2. Si vous avez une grande quantité de citrouille, ou plus qu'il n'en est besoin pour nourrir votre famille, vous en mettrez dans le pain des domestiques, même dans le vôtre; pour le faire, vous ferez bouillir la citrouille, de la même façon que celle que l'on veut fricasser; il faut pourtant qu'elle soit un peu plus cuite; puis vous la passerez à travers un gros linge pour retirer de petites fibres qui s'y rencontrent; après quoi vous détremperez votre farine avec cette citrouille passée, ajoutant, s'il est nécessaire, de l'eau, dans laquelle elle aura cuit; & vous en ferez du pain de la même maniere que l'on fait le pain ordinaire. Ce pain est jaunâtre, de bon goût, un peu gras cuit & très-sain pour ceux qui ont besoin de rafraîchissement.

Citrouille en andouillettes.

3. Faites-la bien cuire & égoutter; mangez-la avec du beurre frais, des jaunes d'œufs durs, persil & fines herbes hachées, sel, poivre & girofle en poudre; formez-en des andouillettes; mettez-les dans une terrine au

four avec beaucoup de beurre ; quand elles sont cuites, dégraissez-les & les faites rissoler.

Citrouille fricassée.

4. Coupez en morceaux ; faites bouillir dans l'eau suffisamment pour l'amollir ; faites égoutter & fricassez avec lait, beurre, sel & poivre ; ajoutez sur la fin deux jaunes d'œufs, délaiés dans le crême.

Potage au lait de Citrouille.

5. Coupez votre citrouille en petits morceaux ; passez-la à la poêle, au beurre blanc avec sel, poivre, persil, cerfeuil & autres fines herbes hachées ; mettez-la ensuite dans un pot de terre avec du lait bouillant ; faites-lui faire quelques bouillons ; dressez votre potage avec un peu de poivre blanc garni de croutons frits.

CXLII.
CIVE, APPETIT.

Cepa foliis Capillaceis, minima, purpurascente flore., Tour.
Cepa sectilis juncifolia, perennis, Morisson.

La feuille de cette plante sert assez fréquemment au printemps dans les fournitures de salade, & quelquefois dans les omelettes.

CXLIII.
CNICHAUT.

Cnicus oleraceus, Linn.
Carduus pratensis latifolius, Pin.

Les feuilles de ce chardon sont d'usage en Russie au lieu de choux.

CXLIV.
COA DES CHINOIS.

Ingomas, Rumph.
Cacara bulbosa.

On cultive cette plante à Amboise; sa racine a plus de suc que la battate; on la peut manger crue après l'avoir pelée; mais elle n'est pas agréable au goût; elle est faite à peu près comme les raves fongeuses; les Hollandois l'appelloient aussi rave des Indes; si on la fait cuire dans l'eau, elle est un peu meilleure; on en prépare cependant un mets fort délicat, si on la coupe en tranches & si on la fait bouillir avec du beurre & de la cannelle. Les Chinois confisent cette racine au sucre, & ils en donnent comme quelque chose de salutaire à ceux qui ont la fievre, d'autant qu'elle peut les rafraichir; si on tire cette racine de terre, avant que le fruit de la plante soit parvenu en maturité, elle est pour lors très-tendre & très-délicate.

CXLV.
COCA.

Myrtho similis indica, fructu racemoso.

Les Occidentaux se servent du coca comme les Orientaux du betel, & les Européens du tabac. Il est d'un grand usage au Pérou pour fortifier & réparer les forces abattues, pour désaltérer & nourrir; on en mêle avec des écailles d'huitre calcinées & l'on en forme des pastilles qu'on tient long-temps dans la bouche, les mâchant avec grand plaisir.

CXLVI.
COCHENE, SORBIER TORMINAL,
Sorbier Tormigne, Sorbier sauvage, Cormier sauvage.

Sorbus aucuparia, Linn.
Sorbus sylvestris foliis domesticæ similis, Pin.

Les Suédois font du cidre & de l'eau-de-vie avec ses fruits; séchés & pulvérisés ils en font du pain.

CXLVII.
COCO, COQUO.

Palma indica cocifera angulosa, Pin.
Cocos nucifera, Linn.

Les Indiens retirent des arbres qui portent le coco, quand ils sont jeunes, par incision, un suc vineux, qui leur sert de boisson sous le nom de *sura*, & qui, exposé au soleil, devient doux, & s'appelle *oracca*; ce suc, épaissi sur le feu, se change en sucre; il donne encore par la distillation de fort bonne eau-de-vie. Après avoir recueilli ce premier suc, ces Peuples en retirent un second qui n'est pas si spiritueux; mais qui donne par évaporation un sucre qu'ils appellent *ingra*. Le noyau ou la moëlle du fruit de coco se sépare par les Indiens avec une cuillier, & ils la mangent ou crue, ou ils la font cuire avec leur pain de sago ou avec le riz. On tire encore de ce noyau une espece d'huile qui imite le beurre par sa consistence, ils s'en servent pour cuire leurs poissons ou leurs légumes. Nous aurons occasion de parler souvent du beurre de coco, autrement *calappus*.

CXLVIII.

COIGNASSIER, COIGNIER,
Coudounier.

Cydonia vulgaris, Tour.
Pyrus Cydonia, Linn.

La chair des coings, qui font les fruits de cet arbre, eſt très-odorante & un peu acide; on mange rarement de ces fruits cruds, cuits ils ſont plus amis de l'eſtomac. C'eſt avec la pulpe des coings qu'on fait des gelées de cotignac; on fait auſſi des liqueurs & un vin de coings.

Confiture de Coings.

1. Il faut les choiſir bien mûrs, les peler promptement, les couper par quartiers & les jetter dans de l'eau claire après qu'on en a ôté le cœur. Cela fait on les met bouillir dans de l'eau, juſqu'à ce qu'ils ſoient bien cuits; on les tire enſuite pour les faire égoutter, puis on les met dans du ſucre clarifié & un peu plus que tiede. On les laiſſe ainſi juſqu'au lendemain, qu'on les fera enſuite cuire dans le même ſyrop; après cela ſi on craint qu'ils n'ayent pas la couleur aſſez rouge, on les tient couverts, on y mêle de la cochenille ou du vin roſé, & enfin lorſqu'ils ont jetté trente ou quarante bouillons, & que l'on juge que le ſyrop eſt aſſez cuit, on les

y laisse; mais hors du feu, jusqu'au jour suivant; on les remet sur le feu pour leur faire jetter encore quelques bouillons, puis on les tire.

Pour faire des Coings rouges en gelées, ou Cotignac.

2. Coupez-les par morceaux & y laissez les pelures & pepins; mettez-y aussi les pelures des quartiers destinés à servir de compote & que l'on jette dans l'eau fraîche après les avoir pelés; faites bien cuire le tout, puis passez-le avec expression dans un linge ou étamine, & tirez-en le plus de jus que vous pourrez. Ce jus étant dans une poële à confitures, vous y mettrez les quartiers pour compote afin qu'ils cuisent bien; pour cinq ou six gros coings, huit ou dix petits, vous y ajouterez deux livres ou deux livres & demie de sucre, & vous ferez bien bouillir le tout à petit feu, afin que le fruit rougisse; quand il sera bien rouge, vous pousserez le syrop, & lorsqu'il sera fait, vous dresserez votre confiture. Il faut y mettre plus de sucre, si l'on a dessein de la garder.

Gelée de Coings.

3. Vous prendrez des coings qui soient sains & qui ne soient point encore bien mûrs; vous les essuierez avec un linge blanc & les couperez par morceaux; vous en peserez six livres & les ferez cuire dans cinq

pintes d'eau jusqu'à ce qu'ils soient bien cuits; après quoi vous les verserez dans un tamis dessus une terrine; vous peserez six livres de jus & vous y ajouterez trois livres de sucre que vous ferez cuire ensemble, jusqu'à ce qu'ils soient en gelée; vous prendrez garde que le feu soit modéré, afin que la gelée ait le temps de rougir; après quoi vous la mettrez toute chaude dans des boîtes ou dans des pots.

Marmelade de Coings.

4. Vous prendrez des coings qui soient beaux, des plus jaunes, & les ferez cuire tout entiers, jusqu'à ce qu'ils soient moëlleux; vous les pelerez & les passerez au tamis, ensuite vous les dessécherez; après quoi vous en peserez quatre livres; vous ferez cuire cinq livres de sucre à la forte plume, & vous mettrez le fruit dedans. Vous les remettrez dessus le feu prendre trois ou quatre bouillons, vous les remuerez bien avec une spatule; vous ôterez le feu de dessus, vous mettrez cette marmelade dans des pots toute chaude & ne la couvrirez que le lendemain. La marmelade de coings rouges se fait de même, à l'exception qu'il faut y mettre de la cochenille préparée avant d'y mettre le sucre.

Ratafia de Coings.

5. Ayant choisi des coings bien mûrs &

bien parés, vous connoîtrez cette qualité à leur couleur; comme ces fruits font toujours cotonneux, vous essuierez proprement leur duvet avec un linge blanc; servez-vous ensuite d'une rape à sucre pour raper chair & écorce jusqu'au cœur ou pepins, que vous jetterez comme inutiles. Quand vous aurez préparé de la sorte une quantité suffisante de ce fruit, vous le porterez à la cave pour le faire fermenter pendant vingt-quatre heures tout au plus, il sentira pour lors un peu l'aigre, & il sera temps de le presser par un linge; cette expression se fera à grande force pour exprimer tout le suc. Dans six pintes de ce jus, vous ferez fondre trois livres de sucre que vous mettrez en poudre pour faciliter la dissolution; vous ajouterez quatre pintes d'eau-de-vie, deux pintes d'esprit de vin, douze cloux de girofle, une once de cannelle & un gros de macis. Le mélange achevé vous boucherez bien les cruches & vous les mettrez en infusion dans un lieu tempéré.

Compote de coings à la Bourgeoise.

6. Mettez dans de l'eau bouillante trois ou quatre coings, suivant qu'ils sont gros; faites-les bouillir jusqu'à ce qu'ils fléchissent sous les doigts, retirez-les ensuite dans de l'eau fraîche, pour les couper par quartiers, les peler & en ôter les cœurs; mettez-les dans une poêle avec un peu de sucre clari-

fié pour leur faire prendre quelques bouillons; quand ils seront assez cuits, vous les dresserez dans le compotier avec le syrop & vous les servez chaudement.

Syrop de Coings.

7. Prenez des coings bien mûrs, ôtez le coton de dessus avec un linge, rapez-le jusqu'au cœur; prenez-en la rapure & la passez & pressez dans un linge; mettez le jus qui en sortira dans une bouteille de verre qui ne soit point couverte, exposez-la au soleil ou la mettez devant le feu, jusqu'à ce que votre jus soit tout clair; ôtez-le alors de la bouteille sans remuer la lie; faites cuire une livre de sucre à soufflé; prenez quatre onces de jus de citrons, mettez-les dans le sucre, mêlez le tout ensemble & le serrez dans une bouteille. S'il étoit trop cuit, il le faudroit faire cuire à perlé, qui est la vraie cuisson de tous les syrops de garde, & s'il ne l'étoit pas assez, il y faudroit mettre du jus pour l'achever de cuire.

Pâte de Coings.

8. Prenez des coings bien mûrs, pelez-les & en ôtez les cœurs; faites-les cuire dans de l'eau en petite quantité; mettez-les ensuite égoutter dans une passoire à petits trous, mettez dessous un vaisseau pour recevoir ce qui tombe à mesure que vous pressez & remuez vos coings. Le tout étant passé, vous

le

le mettez dans un poëlon bien net, & le faites fécher à petit feu le remuant toujours avec la fpatule, au fond & dans le tour, de crainte qu'il ne brûle, jufqu'à ce que vous vous apperceviez que vos coings commencent à fécher, ce que vous connoîtrez lorfqu'ils ne tiendront plus au poëlon; mettez-y enfuite une demi-livre ou trois quarterons de fucre en poudre, mêlez le tout enfemble; après quoi vous étendrez votre pâte fur des ardoifes en telle forme que vous voudrez, & la ferez fécher à l'étuve; au lieu de mettre votre fucre en poudre, il vaut mieux le faire cuire à caffé & l'incorporer dans votre marmelade.

Clarequets de Coings.

9. Vous prendrez des coings qui foient bien mûrs, vous les pelerez & en ôterez les pepins, vous en peferez quatre livres & les ferez cuire dans deux pintes d'eau, jufqu'à ce qu'ils foient bien cuits; vous retirerez enfuite vos quartiers de coings pour vous en fervir à faire des compotes; vous jetterez après dans votre décoction les pelures & les pepins de vos coings, & vous les ferez bien bouillir jufqu'à ce qu'ils foient en marmelade, après quoi vous les verferez dans un tamis fur une terrine; vous ferez cuire deux livres de fucre à la forte plume; vous peferez une livre de votre décoction que vous jetterez dedans; vous les remuerez bien &

S

les laisserez refroidir à demi; s'ils ne sont pas assez rouges, vous pouvez y ajouter de la cochenille, ensuite les dresser dans des moules de verre & les mettre à l'étuve.

Pâte de Coings à l'écarlate.

10. Faites cuire dans un four de gros coings entiers; vous leur ôtez ensuite la peau, & vous les passez au travers d'un tamis en les pressant fort avec une spatule; mettez-les dans une poêle pour les faire dessécher à moitié sur un petit feu; vous les couvrez ensuite & les entretenez chauds sur la cendre chaude pour les faire rougir. Quand ils seront rouges, vous y mettrez de la cochenille préparée pour les rendre encore plus rouges; délayez bien cette marmelade & la remettez sur le feu pour achever de la faire dessécher, jusqu'à ce qu'elle quitte la poêle; faites cuire à la petite plume autant pesant de sucre, que vous avez de marmelade de coings, que vous mêlez ensemble jusqu'à ce qu'ils soient bien incorporés l'un avec l'autre; remettez cette marmelade sur le feu pour la faire chauffer, jusqu'à ce qu'elle soit prête à bouillir, en remuant toujours avec la spatule; dressez-la dans les moules que vous mettez à l'étuve pour la faire sécher.

Coings confits au liquide.

11. Il faut choisir des coings bien mûrs,

qui soient jaunes & sains, les piquer avec la pointe d'un couteau & les faire bouillir dans l'eau jusqu'à ce qu'ils soient bien mollets; on les tire ensuite pour les mettre dans de l'eau fraîche, puis on les pele & on les coupe par quartiers; on en ôte les cœurs & on les met à mesure dans de l'eau fraîche. Quand tout est pelé, on les tire de l'eau & on les met égoutter; ensuite on les jette dans un sucre cuit à lissé; on les couvre & on les fait bouillir doucement à petit feu. On les ôte, de temps en temps, de dessus le feu pour les écumer & pour les achever; on fera cuire le syrop à perlé; on les laissera refroidir & on les mettra dans des pots. Il faut pour une livre de fruit une livre de sucre. Pour les faire bien rouges, quelques-uns y mettent un verre de vin vermeil, en cuisant dans le sucre; mais pour le plus sûr, c'est d'y jetter un peu de cochenille préparée de cette maniere. On pile cette cochenille dans un petit mortier avec autant de crême de tartre; on fait bouillir un verre d'eau, & quand l'eau bout, on y jette la cochenille & la crême de tartre; on mêle bien le tout avec un petit bâton, on y ajoute gros comme un pois d'alun pilé; il faut que cela ne bouille qu'un moment; ensuite on le passe dans un petit linge & on en met dans les coings, quand ils cuisent, ce qu'on juge à propos pour les rougir.

S ij

CXLIX.
COLENDANY.

Siliqua morungæ, moryngæ seu Kellar, Rumph.

Le fruit de cet arbre, qui se trouve par toute l'Inde, est long d'un pied ou d'un pied & demi; c'est une espece de silique. On la coupe en morceaux, quand elle est à demi-mûre, & on la fait cuire avec du jus de viandes ou avec du suc de *calappus*, Coco; c'est un aliment assez douceâtre.

CL.
COLOCASIE.

Colocasia, culcas, colcas.

La racine de cette plante d'Egypte est charnue, bonne à manger étant cuite, & d'un goût approchant de celui de noisette; les Arabes font commerce de cette racine; en Egypte, en Syrie, en Candie & en d'autres régions orientales, on la mange sans aucune macération; elle a, étant crue, un peu d'amertume & d'âcreté visqueuse, mais tout cela s'adoucit par la cuisson.

C L I.

CONANA, PALMISTE de Cayenne.

Palma dactylifera, caudice & fructu aculeatis, Burr.

Le noyau du fruit de cet arbre contient une amande blanche, que l'on mange après avoir fait chauffer ce noyau pour l'en retirer ; le goût approche un peu de celui de nos amandes. Les Sauvages font, avec le fruit du Conana sauvage, une boisson qui approche beaucoup du vin.

C L I.

CONCOMBRE.

Cucumis sativus, vulgaris, maturo fructu subluteo, Pin.
Cucumis sativus, Linn.

On mange le concombre crud ou cuit de vingt façons différentes, tant en gras qu'en maigre ; on en garnit les soupes, & quand ils sont farcis, la farce les releve beaucoup ; on les met sous des poulets ou des poulardes, & c'est un ragoût distingué ; on les met encore sous des viandes rôties, après les avoir fait cuire & égoutter ; on les cache avec différentes viandes, de même qu'avec le poisson & on en fait une farce très-délicate; on les fricasse à la poële avec le beurre, l'oignon; on les apprête aussi dans la casserole avec la crême, le persil & la ciboule; enfin les Cuisiniers ont un plaisir particulier à varier le goût & l'assaisonnement de ce légume, qui est goûté & souhaité sur les meilleures tables. Pour le manger crud en salade, il y a deux façons différentes de le préparer; les uns, après l'avoir pelé & coupé par tranches, le saupoudrent de gros sel entre deux plats & le remuent de temps en temps jusqu'à ce que la liqueur aqueuse en ait découlé; ils l'assaisonnent ensuite de vinaigre, d'huile & de poivre; les autres coupent le fruit par tranches & le laissent pendant une nuit entre deux plats; le lendemain ils le pressent entre les mains pour en faire sortir le suc, & quand ils veulent le manger, ils répandent dessus l'huile & le vinaigre avec le poivre & le sel, & quelques fines herbes hachées menu; de l'une & l'autre maniere, ils sont très-bons au goût.

On confit les concombres quand ils sont petits, & qu'on nomme pour lors cornichons; on choisit les plus blancs, on éclate, on coupe la queue & on les met dans un linge blanc en les frottant les uns contre les autres pour les dépouiller de leur duvet; on les fait ensuite blanchir, c'est-à-dire, on les jette dans une eau bouillante pendant l'espace de quatre minutes, & on les remet tout de suite dans de l'eau fraîche ; on les retire & on les fait égoutter sur un linge blanc, on les remet ensuite dans le vaisseau, où l'on veut qu'ils demeurent, soit cruche ou bouteille; on les range dedans le mieux que faire se peut en entremêlant quelques feuilles de laurier franc & quelques poivres longs, & on verse du vinaigre blanc pardessus jusqu'à la superficie, après l'avoir fait un peu bouillir dans un poêlon. On y ajoute encore une once de sel ou environ sur chaque pinte de vinaigre, & on couvre le vaisseau avec un parchemin double lié au tour. Huit jours après ils seront bons à manger & se conserveront d'une année à l'autre; on peut encore ajouter une poignée de percepière, d'estragon ou de côtes de pourpier selon le goût.

Concombres farcis à la Matelotte.

1. Faites une farce de blanc de volailles ou de veau hachés, avec lard blanchi & graisse blanche, jambon cuit, champignons, truffes, fines herbes bien assaisonnées, farcissez vos concombres ; faites-les cuire avec du bouillon gras ou du bon jus, & servez avec le jus de bœuf dessous. On peut encore, après avoir dégraissé la sauffe, y mettre un bon coulis & un filet de vinaigre ; on les sert encore farcis en ragoût ou à la sauffe blanche.

S iv

Concombres fricaſſés.

2. Coupez-les par rouelles avec un oignon coupé de même; paſſez-les à la caſſerole avec du beurre, ſel, poivre, perſil haché; laiſſez mitonner le tout & ſervez avec un jaune d'œuf délayé dans le verjus ou dans la crême douce.

Ragoût de Concombres.

3. Coupez par tranches, faites mariner pendant deux heures, avec ſel, poivre & vinaigre, deux oignons en tranches; faites égoutter & paſſez à la caſſerole avec lard fondu; mouillez de jus & laiſſez mitonner à petit feu; dégraiſſez & liez d'un coulis de veau & de jambon; ſervez pour toutes ſortes d'entrées aux concombres, ſoit à la broche ou à la braiſe.

Concombres farcis en maigre.

4. Faites une farce avec chair de carpe, d'anguilles, champignons & truffes, le tout bien haché & aſſaiſonné de ſel, poivre, clous, fines herbes, bon beurre, un peu de mie de pain trempé dans de la crême, deux jaunes d'œufs cruds, le tout pilé enſemble. Farciſſez-en vos concombres vuidés de leurs ſemences par un des bouts & bien pelez; faites-les cuire enſuite à petit feu dans une caſſerole avec bouillon de poiſſon, ou purée claire; étant cuits dreſſez-les dans

un plat coupés par la moitié dans leur longueur & servez avec un coulis de champignons dessous; au lieu d'un coulis de champignons vous pourrez vous servir d'un ragoût de laitances & de champignons.

Potage de Concombres en maigre.

5. Faites-les blanchir & les mettez cuire dans de bons bouillon de purée avec un oignon piqué de clous, quelques racines, & de petites herbes; vous y ferez une liaison avec jaunes d'œufs, cela fait, vous dresserez votre potage que vous garnissez de vos concombres; on peut aussi les farcir de poisson ou d'herbes.

Concombres farcis pour piquer une entrée de piece de bœuf.

6. Choisissez des concombres qui ne soient pas bien gros, pelez-les bien & les vuidez de leurs semences sans les couper; faites une farce de chair composée de blanc de volaille, & si vous voulez d'un morceau de veau, le tout bien haché avec du lard blanchi & un peu de graisse blanche, du jambon cuit haché, des champignons, des truffes & toutes sortes de fines herbes, tout cela bien haché & bien assaisonné; farcissez-en vos concombres que vous aurez un peu blanchis, mettez-les cuire dans de bon jus ou bouillon gras; étant cuits tirez-les, coupez-les en deux & les laissez refroidir. Faites ensuite

une pâte à beignets, de farine délayée avec de l'eau, un peu de sel, gros comme une noix ou deux de beurre fondu, & un œuf, le tout bien battu ensemble; faites après cela de petites brochettes, passez les morceaux de concombre au travers, de façon que les bouts soient tous du même côté pour les pouvoir piquer dans une piece de bœuf; trempez-les dans cette pâte, faites-les frire dans du beurre affiné ou saindoux que vous aurez tout prêt, qu'ils aient belle couleur; votre piece de bœuf étant dressée avec une sausse hachée de jambon & les marinades pardessus, piquez-la de ces concombres farcis; si vous avez de la farce de reste, roulez-la avec la main trempée dans de la farine, faites-en de petites boules comme un œuf, faites-les cuire en même-temps que vos concombres, le tout doucement, afin que la farce se tienne. On les fait ensuite de la même maniere.

CLIII.
COQUERET, ALKEKENGE.

Physalis Alkekengi, Linn.
Solanum vesicarium, Pin.

Les fruits de cette plante qu'on nomme *Coquerelles*, plaisent à ceux qui aiment les fruits acides; mais ils deviennent amers lorsqu'ils sont trop mûrs. On se sert en plusieurs endroits pour teindre le beurre, des calices rougeâtres qui entourent ses bayes en forme de vessie.

CLIV.
CORCHORE.

Melochia Corchori folia, Linn.
Melochia Corchori folio, Dill.

Les Indiens mettent cette plante au nombre de leurs plantes potageres.

CLV.
CORIANDRE.

Coriandrum majus, Pin. & Linn.

On se sert de la graine de coriandre pour en faire de petites dragées: elle sert aussi de base à une liqueur nommée par cette raison eau de coriandre, fort agréable à boire & assez salutaire; les Brasseurs en mettent encore quelquefois dans la composition de la bierre & elle lui donne bon goût.

Eau de Coriandre.

1. Pour faire l'eau de coriandre il faut bien choisir cette graine; voici à quelle marque on peut distinguer celle qui est la meilleure; il faut qu'elle soit d'un blanc jaune comme elle est dans sa nouveauté, ou

même un peu rousse. Si elle est d'un roux foncé, elle est trop vieille; si elle est grisâtre, c'est une marque qu'elle a souffert sur la plante; & pour se moins tromper dans le choix, il faut la goûter, la mâcher; si elle est douce & de bonne odeur, vous pouvez l'employer hardiment & en toute sûreté. Cette graine est trop légere pour juger de sa bonté par sa pesanteur; elle n'a aucune substance huileuse comme les autres graines; aussi elle se clarifie facilement & on ne risque rien d'en mettre un peu plus. Elle est creuse & très-légere; il faut nécessairement la piler pour l'employer, afin de développer son parfum. Au défaut de substance quintessentieuse, elle a beaucoup d'esprits volatils qui montent dans la distillation avec les premiers esprits, lorsqu'elle a été pilée. Vous éviterez, quand vous la distillerez, de tirer des phlegmes; vous la mettrez comme les autres graines dans votre alembic, avec de l'eau ou de l'eau-de-vie, suivant les doses ci-dessous prescrites; & quand vous aurez fait fondre du sucre dans l'eau fraîche, qui est le syrop ordinaire, vous verserez vos esprits dans ce syrop, les mêlerez bien ensemble en les remuant & vous passerez ensuite ce mélange à la chausse. Voici actuellement la recette des doses pour l'eau de coriandre.

Pour six pintes d'eau de coriandre, prenez trois pintes & une chopine d'eau-de-vie, deux onces de coriandre, tirez vos esprits sur un feu modéré; une livre de sucre & trois pintes & un demi-septier d'eau pour faire le syrop. Si vous faites du plus commun, vous ne distillerez que les deux tiers de votre eau-de-vie, & vous réserverez l'autre tiers pour le mettre avec les esprits dans le syrop.

Glace de Coriandre.

2. Concassez une petite poignée de coriandre, que vous mettez infuser dans une pinte d'eau chaude, & la laissez jusqu'à ce qu'elle soit presque froide, vous y ajoutez une demi-livre de sucre; remuez le tout ensemble pour le passer ensuite dans un tamis bien serré, & le mettez dans la salbotiere pour faire prendre à la glace.

Grillage de Coriandre.

3. Vous faites fondre un peu de sucre en poudre sur un plat, sans eau, & aussi-tôt qu'il commence à devenir roux, vous y jettez votre coriandre, & vous remuez bien avez la spatule jusqu'à ce qu'il soit roux entierement; vous la dressez ensuite sur une assiette par petits rochers, & vous les mettez à l'étuve; il faut que la coriandre soit en dragées. Remarquez qu'à toute sorte de grillage, avant qu'il soit tout à-fait fini, il y faut mettre un peu de jus de ci-

tron; mais prenez garde de n'en pas trop mettre, car cela le fait graisser.

Coriandre perlée.

4. Prenez de la coriandre nouvelle, nettoyez-la bien de ses ordures, faites-la sécher à l'étuve, mettez-la ensuite dans la bassine brûlante, & chargez-la de sucre gommé; vous prendrez ensuite du sucre recuit à perlé, que vous mettrez dans un entonnoir, dont le goulot soit environ de la grosseur d'un ferret d'aiguillette; vous le suspendrez en l'air au milieu de la bassine, ayant soin à chaque couche, de la faire sécher & de la bien remuer, de crainte qu'elle ne s'attache. Il faut faire sauter cette dragée dans la bassine, afin qu'elle prenne sucre également & qu'elle se perle.

Eau de Coriandre glacée.

5. Prenez demi-once de coriandre que vous mettrez dans une pinte d'eau tiede & vous la laisserez infuser une demie-heure; quand elle sera froide, vous y mettrez un quarteron de sucre en poudre que vous remuerez avec une cuillier; après quoi vous la passerez à la chausse & la mettrez dans un moule à la glace.

CLVI.
CORMIER, SORBIER,

Sorbus sativa, Pin.
Sorbus domestica, Linn.

Les fruits de cet arbre, lorsqu'ils sont ronds, se nomment cormes, & sorbes quand ils sont allongés en forme de poires; après les avoir cueillis on les laisse mûrir sur la paille, ils sont alors plus agréables que les néfles; on les fait aussi sécher au four. On peut retirer de ce fruit, par la fermentation, un cidre plus pur que celui des pommes.

CLVII.
CORNE DE CERF, CORONOPE,
CAPRIOLE, SANGUINAIRE.

Plantago coronopus, Linn.
Coronopus pratensis, Pin.

Les feuilles de cette plante sont employées dans les fournitures de salade; on en fait cependant aujourd'hui très-peu d'usage.

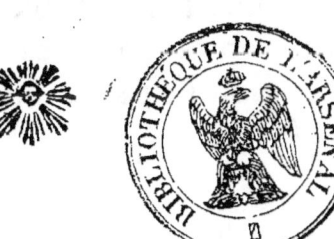

CLVIII.

CORNOUILLER, CORMIER, AVERNIER.

Cornus mascula, Linn.
Cornus mas sylvestris, Pin.

Les cornouilles sont aigrelettes; on les mange crues, conservées dans de l'eau salée comme des olives & confites au miel ou au sucre; on en fait de la gelée. C'est à la culture que l'on doit les cornouilles jaunes, blanches.

CLIX.

COUDRIER, COUDRE, NOISETIER.

Corylus avellana, Linn.
Corylus sativa, fructu albominore seu vulgaris, Pin.

On mange les amandes de coudrier dans leur primeur & dans leur parfaite maturité; les noisettes & les avelines sont plus agréables, mais nous les devons à la culture. Les Confiseurs les couvrent ordinairement de sucre.

CLX.

CLX.
COCILILAWAN.

Laurus canellifera amboinensis procerior, foliis longioribus atque trinerviis, baccis calyculatis oblongo rotundis, Cartheuser.

L'écorce de cet arbre est une espece nouvelle d'épicerie, dont on se sert actuellement en Hollande.

CLXI.
COURBARI.

Courbaril bifolia, fructu pyramidato, Plum.
Hymenæa Courbaril, Linn.

La semence de cet arbre est de la figure & de la grosseur de nos feves de marais : on s'en sert aux Isles Antilles & dans les Indes pour faire du pain.

CLXII.
COURGE.

Cucurbita longa, folio molli, flore albo, J. B.

La chair du fruit de cette plante est rafraîchissante, mais assez insipide dans plusieurs

Provinces; on la mange avec plaisir cuite avec le bouillon de la soupe; elle ne fond point comme le potiron & néanmoins elle est fort tendre; on en fait aussi une confiture qui est fort estimée. (*Voy.* Citrouille.)

CLXIII.
COUSSE-COUCHE.
Couche-Couche.

C'est une plante potagere des Isles Antilles; la racine de cette plante a la consistence de celle d'une châtaigne bouillie, mais plus cassante. Cette racine cuite dans de l'eau avec un peu de sel, se mange avec des viandes salées ou du poisson; c'est un mets fort estimé des Dames Creoles, quoiqu'il soit un peu venteux.

CLXIV.
COWALOM.

C'est un arbre de l'Isle de Ceylan. Ray & James font un éloge pompeux du goût du fruit de cet arbre, qui ressemble à une orange dont l'écorce seroit verdâtre.

CLXV.
CRAN, GRAND RAIFORT,
Raifort sauvage.

Cochlearia folio cubitali, Tour.
Cochlearia armoriaca, Linn.

La racine de cette plante, qui est la seule partie dont on fasse usage comme aliment, réveille l'appétit; on la mange crue avec la viande en place de moutarde, étant rapée fraîchement; son goût est presque le même, & c'est pour cela qu'on l'appelle la moutarde des Allemands. On la mange également avec le beurre frais, dont on fait des tartines, c'est le déjeûner ordinaire des Flamands; c'est une ressource utile dans les campagnes éloignées, où on n'a pas toujours de la moutarde sous la main, sur-tout pour ceux à qui les viandes naturelles ne piquent pas assez le goût.

CLXVI.
CRESSON DE FONTAINE,
Cresson d'eau, Cresson, Cailli.

Sisymbrium nasturtium aquaticum, Linn.
Nasturtium aquaticum supinum, Pin.

Le cresson de fontaine se mange amorti

au vinaigre, fous la volaille & en falade; on en met auffi dans les potages & les farces; le creffon commun ou alenois, qu'on cultive dans les Jardins, fert de fourniture pour les falades.

CLXVII.
CUBEBES, POIVRE A QUEUE.
Cubebæ.

On emploie quelquefois les cubebes dans les gâteaux; on en fait auffi des dragées.

CLXVIII.
CUIAVA.

Cuiavus domeſtica, nyambo cunang; Rumph.
Pſydium, Linn.

C'eſt un arbre qui a été tranſporté du Pérou dans les Indes orientales. Son fruit eſt de la forme & de la groſſeur d'une poire; il eſt douceâtre & à peu près ſemblable à celui des coings cuits; il laiſſe dans la bouche de celui qui en mange, une odeur de foin; on le mange ordinairement crud; il eſt plus agréable le matin, lorſqu'il eſt couvert de roſée, que le ſoir; quand on en mange le ſoir, il laiſſe une mauvaiſe bouche.

CLXIX.
CUMIN.

Cuminum femine longiore, feu cyminum officinale, Pin.

On emploie quelquefois comme aromate & affaifonnement les femences de cumin; elles font de la même nature que celles du carvi, quoiqu'elles ne foient pas fi agréables.

CLXX.
CURCUME, Saffran des Indes.

Terra merita, Off.
Curcuma foliis lanceolatis, utrinque acuminatis, nervis lateralibus, numerofiffimis, Linn.

Les Indiens fe fervent de cette racine en guife d'affaifonnement pour leurs alimens.

CLXXI.
CYTISE.

Cytifus.

On confit au vinaigre les petits boutons de Cytife.

CLXXII.
DATTIER, PALMIER DATTIER.

Palma major, Pin.
Phœnix dactylifera, Linn.

Le jeune palmier dattier a dans le milieu de son tronc une espece de nerf ligneux; au bout d'un an il contient une moëlle bonne à manger; avancé en âge le tronc s'endurcit, il n'y a que le sommet bon à manger; plus vieux encore, il n'y a que les boutons du sommet où se trouve cette moëlle molle, blanche, tendre, charnue, cassante, douceâtre & savoureuse; les Persans & les Arabes en sont fort friands. Les dattes servent de nourriture à une infinité de personnes dans les Indes, en Perse, en Syrie, en Afrique, en Egypte & en Judée; lorsqu'elles sont mûres on en distingue de trois sortes, selon les trois degrés de maturité. La premiere est celle qui n'est mûre qu'à l'extrêmité; la seconde est celle qui est mûre jusqu'à environ la moitié, & la troisieme est celle qui est entierement mûre. On les récolte souvent en même-temps, parce que trois jours d'intervalle achevent le degré de maturité dans celles qui ne le sont pas; pour les faire bien mûrir, on les expose au soleil sur des nattes, elles deviennent d'abord molles & se changent en pulpe, enfin elles s'épaississent & se bonifient au point de n'être que peu, ou point sujettes à se pourrir. Les dattes étant desséchées, on les met au pressoir pour en tirer le suc mielleux, & on les renferme dans des peaux de chevres, de veaux, de moutons, ou dans de longs paniers faits de feuilles de palmiers sauvages, en forme de sacs; ces sortes de fruits sont les alimens ordinaires du Peuple du pays; ou bien après en avoir tiré le suc, on les arrose de nouveau avec le même suc avant de les renfermer, ou enfin on ne les exprime point & on les renferme dans des cruches avec une grande quantité de syrop; celles-ci ne sont destinées que pour les riches. On appelle ces dattes ainsi préparées, Caryotes *Caryotæ*.

On tire par expression de ces mêmes dattes une espece de syrop qui tient lieu de beurre étant gras & doux, & qui sert de sauffe & d'assaisonnement dans les alimens; le Peuple du pays se sert effectivement de ce syrop en guise de beurre pour la pâtisserie, pour assaisonner le riz & la fine farine, lorsqu'on veut se régaler dans les festins & les jours de fêtes. Pour retirer ce suc, les uns mettent une claie d'osier sur une table de pierre ou de bois inclinée en plein air, & font un creux au plancher pour y placer un vase de terre propre à recevoir le syrop; ils chargent ensuite ces claies d'autant de dattes seches qu'elles en peuvent contenir. Les dattes venant à fermenter & étant pressées par leur propre poids, laissent échapper leur liqueur qui coule dans le vase de terre; quelquefois on serre les claies avec des cordes & on les charge de grosses pierres; on réitere cette opération jusqu'à ce qu'on ait exprimé à peu près tout le suc des dattes, qui sont propres alors à être renfermées & conservées dans des vases. On extrait aussi ce syrop des dattes par le moyen de deux planchers, dont le supérieur est mobile, & fait la même chose qu'une espece de pressoir, lorsqu'il tombe sur le plancher inférieur où sont les dattes. Les paysans achetent le marc des dattes ainsi pressées, & le font bouillir jusqu'à ce qu'il soit réduit en une bouillie très-claire, mais peu agréable & peu nourrissante. Les dattes, lorsqu'elles sont encore toutes jeunes & en grappes, sont très-bonnes à manger; on mange toutes les parties de ces jeunes grapes, soit mâles, soit femelles, ou crues ou cuites avec la viande de mouton. Les dattes elles-mêmes fournissent naturellement & par les préparations de l'art, une diversité de mets fort agréable; quand elles sont récentes, elles sont sur-tout un aliment très-salutaire pour ceux qui ne boivent que de l'eau; étant desséchées, elles sont plus difficiles à digérer. En Natolie on est dans l'usage de jetter de l'eau sur les dattes pour les faire fermenter, & en tirer du vin qui peut se changer en vinaigre ; souvent on tire de ce vin un esprit. Le nectar des dattes que boivent les Souverains de Congo, est la liqueur spiritueuse pure des dattes fermentées.

CLXXIII.
DOLICHE de la Chine.

Dolichus sinensis.
Katiang sina, Rumph.

Les siliques vertes de cette plante, coupées en tranches & bouillies dans l'eau, impregnées ensuite de jus, forment une nourriture très-délicate.

CLXXIV.
DROUE, FETU, BROMOS,

Bromus secalinus, Linn.
Festuca graminea, glumis hirsutis, Pin.

Dans le Nord les pauvres gens mêlent la farine de la droue avec celle de quelque bon grain pour faire un assez mauvais pain, qui quelquefois même porte à la tête.

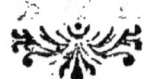

CLXXV.
DOUCETTE.

Campanula speculum veneris.
Onobrychis arvensis, seu Campanula arvensis erecta, Pin.

On mange cette plante en salade comme la masse.

CLXXVI.
DURION, BATON

Durio, seu echinus marinus, Rumph.

Les fruits de cet arbre sont gros comme des melons, ils paroissent d'abord désagréables au goût à ceux qui n'en ont encore point mangé & d'une odeur d'oignons pourris; mais après s'y être accoutumé, on trouve que le goût en est exquis. Les Indiens le nomment *Duryaoen;* quand ils craignent d'en avoir trop mangés, il mâchent du betel pour prévenir l'indigestion.

CLXXVII.
DUWE, ROPPA, ROPPO JAVA.

Jambolana, Rumph.

C'est un fruit de la grosseur des olives:

on le mange rarement crud, à moins qu'il ne soit parfaitement mûr; on le confit dans la saumure.

CLXXVIII.
ECHALOTTE.

Cepa ascalonica, Linn.

La bulbe de cette plante est d'un grand usage dans toutes les cuisines; elle excite l'appétit & pique agréablement le goût : on la mêle dans la plûpart des sausses, tant en gras qu'en maigre, & elle s'allie particulierement bien avec l'huile & le vinaigre : elle ne laisse point de goût après elle, comme l'oignon & l'ail, quand on en a mangé, & c'est en quoi elle plaît mieux à beaucoup de personnes.

CLXXIX.
EGLANTIER, ROSIER SAUVAGE, ROSIER DE CHIEN.

Rosa canina, Linn.
Rosa sylvestris vulgaris, flore odorato incarnato, Pin.

Les fruits de cét arbrisseau qu'on nomme gratte-cul, sont assez bons à manger, lorsqu'ils sont mûrs; ensuite on les emploie dans les ragoûts, de même que leur eau distillée; les pauvres en font du pain.

CLXXX.
EGLANTIER HÉRISSON.

Rosa villosa, Linn.
Rosa sylvestris pomifera major, Pin.

Les fruits de cet arbrisseau sont très-gros & meilleurs que ceux de l'églantier commun; on les mange cruds au dessert; on en fait aussi de très-bonnes conserves.

CLXXXI.
ENGOLINE, SESAME.

Sesamum indicum, Rumph.
Sesamum foliis ovato oblongis integris, Linn.

On cultive cette plante en Italie, à Alexandrie, à Damiette & dans les autres lieux de l'Empire Ottoman; on tire de la semence de cette plante une huile qui sert pour engraisser toute sorte d'alimens.

CLXXXII.
EMPETRUM DE PORTUGAL.

Empetrum lusitanicum fructu albo. Tour.

On fait, avec les bayes de l'empetrum de Portugal, une espece de limonade qui est agréable.

CLXXXIII.
EPEAUTRE.

Zea officinalis.
Triticum spelta, Linn.

On fait du pain avec la farine qu'on tire de la graine de cette plante, qui est mise par Linnéus dans le genre des bleds.

CLXXXIV.
EPICERIE.

Nigella semine aromatico.

On emploie la graine de cette plante dans les alimens au lieu des quatre épices; elle a tout à la fois le goût de la muscade, du girofle, de la canelle & du poivre; l'usage en est très-familier en Italie.

CLXXXV.

EPINARS.

Spinacia vulgaris, capsula seminis aculeata, Tour.
Spinacia oleracea, Linn.

On emploie l'épinars en gras & en maigre ; mais la façon de le préparer est toujours la même. On épluche & on lave bien d'abord toutes ses feuilles, on les jette dans l'eau bouillante où on les fait amortir, & on les retire au bout d'un demi quart-d'heure pour les faire égoutter ; l'usage le plus commun est de hacher les épinars quand ils sont cuits ; mais les bons Cuisiniers ne le font pas & les apprêtent tels qu'ils sortent de l'eau. La méthode de quelques autres est de les faire cuire sans eau, d'autant qu'ils en rendent assez d'eux-mêmes. Dans quelques pays on les mange cruds en salade, lorsqu'ils sont jeunes & tendres. Ce mets sert pour les entremets dans les tables les plus délicates, soit au jus, soit à la crême, & c'est toujours le plat le premier pris, accommodé simplement au beurre & relevé par l'oignon & les épices ; d'autres y mettent de la crême avec une écorce de citron, & quelques gouttes de fleurs d'orange ; sous l'aloyau & le gigot il n'est point d'herbage si délicat & qui prenne mieux le jus de viandes, on en fait encore des tourtes excellentes. Il est employé aussi dans les farces avec l'oseille pour adoucir son acidité, de même que dans la soupe; l'eau où on les fait cuire a une qualité particuliere pour dégraisser & nettoyer le fer, particulierement les tourne-broches.

Dans le pays de Cayenne, les Créoles donnent le nom d'épinars au *phytolaca americana minori fructu* de Barrere, parce qu'ils mangent les feuilles de cette plante dans le potage & en guise d'épinars, après en avoir ôté le premier bouillon qui en est noirci. Cette plante est d'une grande ressource aux Negres, les blancs en mangent aussi les feuilles avec plaisir.

Crême d'Epinars.

1. Prenez la grosseur de deux bons œufs d'épinars bien cuits, bien égouttés, un demi quarteron d'amandes douces pilées, un peu de citron verd, trois ou quatre biscuits d'amandes ameres, du sucre à proportion, chopine de crême, demi-septier de lait, six jaunes d'œufs; mêlez bien le tout & le passez à l'étamine dans un plat. Couvrez ce plat d'un couvercle de tourtiere & mettez du feu par dessus; laissez jusqu'à ce que votre crême soit prise & servez chaude ou froide.

Tourte d'Epinars.

2. Epluchez bien vos épinars, ôtez en les

queues, lavez-les à plusieurs eaux, mettez-les dans une casserole avec de l'eau sur un fourneau, retirez-les ensuite & les mettez égoutter. Quand ils sont froids, pressez-les bien, pilez-les dans un mortier avec de l'écorce de citron verd confit, du sucre ce qu'il en faut & un morceau de beurre frais avec un peu de sel; quand le tout est bien pilé, foncez une tourtiere d'une abaisse de pâte feuilletée, étendez dessus les épinars le plus également que vous pourrez; faites-y des façons de bandes de feuilletages & un cordon autour, & mettez cuire. Quand la tourte est cuite, rapez du sucre dessus & la glacez avec la pelle rouge, dressez-la dans un plat & servez chaudement.

Rissoles d'Epinars,

3. Vos épinars étant bien épluchés, lavez-les à plusieurs eaux, mettez-les dans une casserole avec un verre d'eau & les faites bouillir; quand ils sont cuits & tirés, mettez-les égoutter. Après qu'ils seront refroidis, pressez-les bien & les pilez dans un mortier, mettez-y ensuite du beurre frais ce qu'il en faut, de l'écorce de citron verd, deux biscuits d'amandes ameres, un peu de sucre & un peu d'eau de fleurs d'orange, le tout bien pilé ensemble, formez vos rissoles; faites une abaisse d'une pâte de feuilletage qui soit bien mince, coupez-la en plusieurs petits morceaux; mettez à un coin de ces petites abaisses

la

la grosseur d'une moitié de noix de votre farce & les mouillez tout au tour ; couvrez-les du reste de la pâte, & quand elles seront couvertes, parez tout au tour les rissoles avec un couteau ; faites-les frire ensuite dans de la friture maigre, & quand elles sont de belle couleur, mettez-les égoutter, dressez-les proprement sur un plat, saupoudrez-les de sucre, glacez-les avec la pelle rouge ; & servez chaudement pour entremets.

Potage d'Epinars.

4. Mettez dans un pot des épinars, lavez avec de l'eau, beurre, sel, petit bouquet de marjolaine, baume, oignons piqués de clous ; lorsqu'ils sont à demi cuits, on y met du sucre, une poignée de raisins secs, des croutons ou croûtes séchées au four ; achevez de faire cuire & dressez sur une soupe coupée à l'ordinaire.

CLXXXVI.
ÉPINE-VINETTE, ÉPINE-VINIER, ÉPINE-AIGRETTE, VINETTIER, BERBERIS.

Berberis vulgaris, Linn.
Berberis dumetorum, Pin.

Le fruit de cet arbrisseau qu'on nomme aussi épinette-vinette, étant verd peut remplacer les capres ; son suc peut tenir lieu de citron dans la préparation du ponche ; mais on en fait des gelées, des confitures, des dragées, &c.

Dragées d'Epine-vinette.

1. Vous mettez à l'étuve, pour la faire sécher, la quantité d'épine-vinette égrainée que vous jugerez à propos ; quand elle aura resté au moins dix jours à l'étuve, & que vous la trouverez assez seche, vous la mettrez dans des boîtes dans un endroit sec ; elle se conserve long-temps. Lorsque vous voulez vous en servir pour faire des dragées, vous en mettez dans une poêle à provision, avec du sucre cuit au grand lissé sans être gommé comme les deux premieres. Lorsque vous jugez que vos dragées sont assez chargées de sucre, vous les menez fortement sur la fin sans les sauter, c'est ce qui les lisse ; il faut achever de les faire sécher à l'étuve ; quand elles seront bien seches, vous les conserverez dans un endroit sec, dans des boîtes garnies de papier. Si vous en voulez faire beaucoup à la fois, il faut les faire dans une bassine, comme il se pratique chez les Confiseurs.

Glace d'Epine-vinette.

2. Mettez une pinte d'eau dans une poêle que vous mettez sur le feu ; quand elle sera chaude, vous y ajouterez deux poignées

d'épine-vinette d'un beau rouge & bien mûre, que vous ferez bouillir cinq ou six bouillons, avec une livre de sucre; ensuite vous l'ôtez du feu & la laissez infuser jusqu'à ce que l'eau ait pris le goût & la couleur de l'épine-vinette, que vous passez dans un tamis bien serré pour la mettre dans la sablotiere & faire prendre à la glace.

Epine-vinette confite au liquide.

3. Choisissez de l'épine-vinette d'un beau rouge, grosse & bien mûre; sur deux livres vous ferez cuire deux livres & demie de sucre à la grande plume; mettez-y l'épine-vinette & la faites cuire à grand feu quatorze ou quinze bouillons; ôtez-la du feu pour la laisser reposer une heure; vous la remettez ensuite sur le feu pour la faire cuire jusqu'à ce que le syrop ait une bonne consistence, vous l'ôtez pour lors du feu; quand elle sera à demi-froide, vous la mettrez dans les pots.

Epine-vinette confite au sec.

4. Ayez de la grosse épine-vinette, d'un beau rouge & bien mûre, que vous laissez en grappes; sur deux livres vous ferez cuire deux livres & demie de sucre à la grande plume; mettez-y l'épine-vinette pour la faire bouillir à grand feu, environ dix à douze bouillons; vous l'ôtez du feu; quand elle sera à demi-froide, mettez-la à l'étuve jusqu'au lendemain, que vous la mettrez

égoutter sur un tamis & ensuite sur des feuilles de cuivre; poudrez les grappes avec du sucre fin passé au tambour; mettez-les sécher à l'étuve.

Marmelade d'Epine-vinette.

5. Mettez dans une poêle deux livres d'épine-vinette égrainée, avec deux verres d'eau que vous ferez bouillir sur le feu pour la faire crever; vous la passez ensuite au travers d'un tamis en la pressant fortement avec une spatule; remettez dans la poêle ce que vous avez passé, & faites-le dessécher sur le feu, jusqu'à ce que votre marmelade soit bien épaisse, en la remuant toujours de peur qu'elle ne s'attache. Faites cuire trois livres de sucre à la grande plume, & y mettez la marmelade pour la bien incorporer avec le sucre; lorsqu'elle sera bien mêlée, vous la remettrez sur le feu, en la remuant toujours jusqu'à ce qu'elle soit prête à bouillir. Vous l'ôtez pour lors; quand elle sera à demi-froide, vous la mettrez dans les pots.

Gelée d'Epine-vinette.

6. Prenez de l'épine-vinette bien mûre, de la plus belle que vous pourrez trouver; vous l'égrainerez & la mettrez dans une poêle avec de l'eau, ce qu'il en faut pour qu'elle puisse tremper; donnez-lui une vingtaine de bouillons couverts & la jettez sur un tamis pour en exprimer tout le jus: il

faut qu'elle cuife à grand feu pour l'empêcher de noircir, & vous aurez foin de la bien paffer pour la rendre claire; vous mefurerez cette décoction & vous y ajouterez autant de fucre clarifié que vous ferez réduire au caffé; mettez la décoction d'épine-vinette dans le fucre pour les faire bouillir enfemble : au premier bouillon vous aurez foin de l'écumer, vous la mettrez enfuite fur le feu pour continuer à la faire bouillir jufqu'à ce qu'en prenant de la gelée avec une cuiller, elle tombe en nappe & qu'elle quitte net, c'eft une marque que votre gelée eft faite; vous l'ôterez du feu & la mettrez dans les pots, quand elle fera un peu refroidie. Cette gelée eft merveilleufe pour la diffenterie; elle vaut mieux que celle de coing.

Conferve d'Epine-vinette.

7. Prenez une livre d'épine-vinette qui foit d'une belle couleur & que vous égrainez; mettez-la dans une poêle avec un demi-feptier d'eau, faites lui prendre trois ou quatre bouillons pour la faire fondre; paffez-la enfuite au travers d'un tamis fur un plat d'argent à part; vous ferez deffécher le marc & vous la finirez comme la grofeille.

CLXXXVII.

ÉRABLE SICOMORE, SICOMORE, GRAND ERABLE.

Acer pseudo-platanus, Linn.
Acer montanum candidum, Pin.

Cet arbre répand, lorsqu'il est blessé, vers l'équinoxe du printemps, une seve abondante, on pourroit en faire du sucre comme on fait en Canada avec celle de l'érable rouge. Pour amener la liqueur de l'érable de Virginie à l'état de sucre, on la fait évaporer par l'action du feu, jusqu'à ce qu'elle ait acquis la consistence d'un syrop épais, & on la verse ensuite dans des moules de terre ou d'écorce de bouleau; en se refroidissant le syrop se durcit, & l'on obtient des pains ou des tablettes d'un sucre roux & presque transparent, qui est assez agréable, si l'on a su saisir le degré de cuisson convenable; car le suc d'érable trop cuit à un goût de melasse ou de syrop de sucre, qui est peu gracieux. Deux cens livres de cette liqueur sucrée produisent ordinairement dix livres de sucre. Quelques habitans de ces pays sophystiquent le sucre d'érable avec un peu de farine de froment, qui lui communique plus de blancheur; mais ce sucre a alors une odeur moins agréable & une saveur moins douce.

CLXXXVIII.
ERS, VESCE NOIRE.

Ervum, Ervilia, Linn.
Ervum verum, Tour.

On employoit autrefois l'ers aux mêmes usages que les lentilles ; il est aujourd'hui de peu d'usage.

CLXXXIX.
ESCOURGEON,

Orge escourgeon, grosse Orge, Orge d'hiver, Orge a plusieurs rangs, Orge.

Hordeum vulgare, Linn.
Hordeum polystichon vernum, Pin.

On met cette plante au nombre des petits bleds. On fait du très-bon pain avec son grain, il se recueille dès le mois de Juin : c'est un secours pour les pauvres gens ; ils en vivent en attendant que la moisson leur fournisse leur provision pour l'hiver.

CLXC.
ESTRAGON.

Abrotanum mas, lini folio acriori & odorato, Tour.
Artemisia dracunculus, Linn.

On emploie cette plante dans les fournitures de salade avec le cerfeuil, la pimprenelle & autres; on s'en sert aussi dans les omelettes, après l'avoir haché bien menu. On en fait un vinaigre particulier, en mettant simplement la feuille infuser dedans; mêlée avec les cornichons, elle en releve le goût.

CLXCI.
ESULE DES INDES.

Esula esculenta, Rumph.

On cultive cette plante dans les Indes; son lait n'est pas nuisible, ses feuilles & ses jeunes tiges se mêlent avec les autres légumes, à cause de leur agréable acidité.

CLXCII.

FENOUIL, ANIS DOUX, ANIS.

Anethum fœniculum, Linn.
Fœniculum dulce.

Quelques personnes mêlent les ombelles de cette plante chargées de graines avec les différens fruits confits au vinaigre, qu'on nomme cornichons; en Provence on met ses feuilles seches dans les ragoûts & dans les olives confites: on s'y sert aussi des sommités du fenouil dans le court bouillon du poisson, pour le rendre plus savoureux. Les Italiens font sur-tout grand cas de cette plante; ils la mangent en salade après l'avoir fait blanchir comme du céleri; ils l'assaisonnent avec l'huile, le poivre & le sel, ou simplement avec le sel; ils en mettent aussi dans leurs soupes: tout ce qui est de sûr, c'est qu'en Italie la pointe des jeunes feuilles de fenouil est une excellente fourniture de salade & qu'on y peut manger même l'extrêmité des jeunes branches sans aucun assaisonnement; mais il faut cependant avouer que cette plante a à Rome une qualité qu'on ne lui découvre pas ailleurs. Cette graine entre encore dans plusieurs liqueurs distillées, & principalement dans le ratafia des sept graines, dont nous allons rapporter ici la composition.

Ratafia des sept graines.

1. Prenez semences d'anis, de carvi, de cumin, de fenouil, de persil, d'ammi & d'amome, de chacune deux onces, ce qui donnera une livre en tout. Pilez ces graines dans un mortier, mettez-les infuser pendant six semaines dans neuf pintes d'eau-de-vie, ajoutez six onces de sucre par pinte, ayez soin de le casser par morceaux gros comme le poing, & de tremper chaque morceau dans l'eau commune avant que de le jetter dans l'eau-de-vie; l'infusion faite, passez votre ratafia par la chausse : plus il sera gardé meilleur il deviendra.

Fenouillette, liqueur.

2. Prenez de la semence de fenouil bien choisie la quantité qu'il conviendra, suivant la liqueur que vous voulez faire; pilez-la, mettez-la dans l'alembic avec de l'eau & de l'eau-de-vie aussi en quantité proportionnée, garnissez votre alembic, & mettez-le sur un feu tempéré; vous tirerez vos esprits purs, c'est-à-dire, sans y laisser les phlegmes; les esprits tirés, vous ferez fondre du sucre dans de l'eau fraîche, & quand il sera fondu vous mettrez votre esprit-de-vin dans ce syrop, vous remuerez bien le tout pour le mêler & vous le passerez à la chausse. Pour six pintes d'eau de fenouillette, vous prendrez trois pintes & une chopine d'eau-de-

vie., deux onces de fenouil; vous mettrez le tout dans l'alembic en y joignant une chopine d'eau, & vous prendrez, pour faire le syrop, une livre de sucre & trois pintes d'eau.

CLXCIII.
FENU GREC.

Fænum græcum sativum, Pin.
Trigonella fænum græcum, Linn.

Les Indiens ont l'art de tirer du fenugrec un vin doux qu'ils savent approprier au besoin.

CLXCIV.
FEVES, FEVE DE MARAIS,
GROSSE FEVE, FEVE VERTE, GOURGANE, LAMBARDE.

Vicia faba, Linn.
Faba rotunda oblonga, Tour.

Les graines de feve se mangent cuites avec des herbes aromatiques vertes & entieres, lorsqu'elles sont tendres, ou écossées, quand elles sont plus dures & plus grosses; dans quelques Provinces & sur mer on les mange seches, entieres ou en purée. La feverolle n'est qu'une variété de la feve, ses graines ont le même usage en plusieurs endroits; les façons d'apprêter les feves sont assez connues, on les mange au beurre, au lard ou à la crême. Dans la nouveauté elles font un plat d'entremets dont les gens friands & délicats sont fort empressés; pour cet apprêt on prend la feve de marais dans le temps qu'elle est très-petite, on ne lui ôte que le bout du germe avec l'ongle pour l'accommoder. Le Peuple aime mieux les feves de marais, quand elles sont plus grosses; on en enleve l'épiderme, on les fait cuire ensuite avec un peu d'eau, après les avoir fait roussir légerement dans le beurre; on y met ensuite du poivre & du sel, avec une pincée de sariette, dont le goût releve celui de la feve de marais, qui est un peu fade de sa nature. Pline dit qu'on a essayé de faire du pain avec les feves.

CLXCV.

FEVE PERENNEL.

Cacara seu phaseolus indicus perennis, Rumph.

Phaseolus maximus perennis, semine compresso lato, nigris maculis notato, Sloane

Les siliques coupées par tranches sont la nourriture vulgaire des Indes, mais elles ne sont pas si bonnes que celles d'Europe, &

elles demandent plus de graisse; quand elles sont mûres, on en mange rarement.

CLXCVI.
FEVE SAUVAGE DE JAVA.

Cacara nigra, Rumph.
Phaseolus sylvestris, minor, flore minimo, siliquis longis, teretibus, alba lanugine hirsutis, Sloan. Catal. Plant. Jamai.

Cette espece de feve n'est bonne à manger, qu'autant qu'elle a cuit long-temps & même dans différentes eaux pendant vingt-quatre heures, encore faut-il qu'elle soit dépouillée de la pellicule noire qui l'enveloppe, sans quoi elle occasionne des vertiges. Les habitans de Java font cuire les feves, ou rôtir sous la cendre pour les manger; il y a encore une autre espece de ces feves qu'on nomme *Cacara pilosa*, Rumph. Il faut les faire macérer pendant trois ou quatre jours dans l'eau, si on ne veut pas qu'elles nuisent à la tête.

CLXCVII.
FICOIDES, SOUCY, FIGUE.

Mesanbryanthemum, Linn.

Le fruit de cette plante se mange, & il

fait la plus grande partie de la nourriture des Hottentots.

CLXCVIII.
FIGUIER.

Ficus communis, Pin.
Ficus carica, Linn.

Les figues dans leur maturité sont un des meilleurs fruits que l'on puisse manger, & même des plus sains lorsqu'on n'en mange point avec excès. L'eau que l'on peut boire ensuite est la liqueur la plus propre à en délayer la pulpe dans l'estomach. L'Italie, l'Espagne, le Languedoc, la Provence & le Levant, font un commerce considérable de figues desséchées au soleil.

Figues seches ou liquides.

On prend des figues à demi mûres, on les pique du côté de la queue & on les passe à l'eau bouillante quinze ou seize bouillons; il faut les couvrir, ensuite les laisser refroidir à moitié dans cette eau, après quoi vous les tirez & passez à l'eau fraîche; vous les mettez égoutter sur un tamis; & sur quatre livres de fruits, vous faites cuire quatre livres de sucre à perlé, & vous y mettez votre fruit. Il faut leur faire prendre ensuite trois ou quatre bouillons couverts, les ôter de dessus le feu, les bien écumer, & les mettre dans une terrine à l'étuve, pour y passer la nuit. Le lendemain égouttez le syrop sans retirer le fruit de la terrine; faites-leur prendre dix ou douze bouillons, & rejettez-les sur votre fruit après l'avoir écumé; un jour après, vous faites la même chose, & vous les achevez à syrop de garde pour le liquider. Si vous les voulez au sec, mettez-les égoutter, & arrangez-les sur des ardoises ou feuilles de fer-blanc, la queue en haut, en les poudrant d'un peu de sucre fin, & les mettant sécher à l'étuve comme la poire de rousselet.

CLXCIX.
FIGUE D'INDE.

Ficus indica foliis mali cotonei, Pin.
Ficus indica folio spinoso, Pin.

La figue d'inde l'emporte de beaucoup par son agréable douceur sur nos figues.

CC.
FILIQUE, FOUGERE MALE,
FOUGERE.

Polypodium filix mas, Linn.
Filix mas non ramosa dentata, Pin.

Linneus rapporte que les habitans de la

Siberie mettent la racine de cette plante dans leur bierre.

C C I.

FOUGERE, FOUGERE FEMELLE, Fougere commune, Fougere, Flechiere.

Pteris aquilina, Linn.
Filix ramosa major, pinnulis obtusis non dentata, Pin.

Dalechamp rapporte qu'en Bretagne & en Normandie, dans les mauvaises années, on fait du pain avec sa farine; Tournefort dit aussi en avoir vû en 1694, qui avoit été fait en Auvergne; ce pain est fort mauvais, semblable à des mottes à brûler; mais la nécessité fait souvent trouver des ressources dans les plus mauvais alimens.

C C I I.

FRAISIER, MAJOUFIER, CAPITON.

Fragaria vesca, Linn.
Fragaria vulgaris, Pin.

On mange les fraises crues avec du sucre & de l'eau, du vin ou de la crême : cette derniere façon est absolument mauvaise; on en fait un sorbet agréable : il y a des fraisiers à fruits blancs; le capiton n'en est qu'une variété;

riété; ses fruits nommés caprons sont moins estimés que les fraises ordinaires, quoique plus gros; le goût des fraises cultivées est plus délicieux, mais la fraise de bois est plus salutaire. Leur suc fermenté donne du vin, dont on peut retirer de l'esprit ardent; mais si on le laisse fermenter trop long-temps, il s'aigrit & se corrompt; dans les pays chauds & même dans nos caffés, on fait une boisson avec le suc de fraises, le suc de limon & de l'eau en égale quantité, melés ensemble avec un peu de sucre. Cette boisson, qu'on appelle *Bavaroise à la Grecque*, est fort agréable. En Italie on broie la pulpe des fraises avec de l'eau de rose, & on en fait ensuite avec le sucre de citron une conserve délicieuse.

Compote de fraises.

1. Ayez de belles fraises, qui ne soient point trop mûres; épluchez-les & lavez-les; faites-les égoutter sur un tamis, mettez dans une poële une demi-livre de sucre avec un peu d'eau, & le faites cuire à la grande plume: vous connoîtrez sa cuisson en soufflant au travers de l'écumoire qui ait trempé dans le sucre; s'il s'envole comme de la plume, jettez-y les fraises & les descendez de dessus le feu, laissez-les reposer un peu de temps dans le sucre, en les remuant doucement avec la poële; vous leur ferez ensuite faire un petit bouillon, & vous les retirerez prompte-

ment, si les fraises vouloient se lâcher & ne point rester entieres; quand elles seront à moitié froides, vous les dresserez dans le compotier.

Confiture, marmelade de fraises.

2. Faites cuire à la grande plume deux livres de sucre; en le retirant du feu, mettez-y une livre de bonnes fraises pilées que vous aurez passées au travers d'une étamine, en les bourant avec une cuiller de bois jusqu'à ce que le tout soit passé; mêlez bien les fraises avec le sucre; vous mettrez votre marmelade dans des pots, & vous ne la couvrirez que lorsqu'elle sera froide.

Massepains de fraises.

3. Echaudez une livre d'amandes douces, que vous mettez égoutter pour les piler très-fines dans un mortier; lorsqu'elles seront bien pilées, vous mettez deux poignées de fraises lavées & bien égouttées, que vous repilez encore jusqu'à ce que les fraises soient incorporées avec les amandes; vous avez une livre de sucre cuit à la plume, que vous mêlez avec les amandes & les fraises; mettez le tout dans une poêle sur un feu très-doux, pour faire dessécher la pâte jusqu'à ce qu'elle quitte la poêle; retirez-la pour la mettre sur une feuille, pour la laisser refroidir; lorsqu'elle sera froide, vous la mettrez dans le mortier avec trois blancs d'œufs frais, re-

pilez encore cette pâte l'espace d'un bon quart d'heure, en y ajoutant un peu de sucre fin en la pilant, dressez ensuite les massepains de la grosseur & figure que vous jugerez à propos, faites-les cuire dans un four doux.

Massepains glacés de fraises.

4. Prenez une demi-livre d'amandes douces, que vous échaudez & pilez très-bien dans un mortier; il faut y mettre en plusieurs fois, en les pilant, un blanc d'œuf & quelques gouttes d'eau de fleurs d'orange, pour empêcher qu'elles ne tournent en huile. Vous avez dans une poêle une demi-livre de sucre cuit à la plume; mettez-y les amandes pilées pour les faire dessécher sur un feu doux, jusqu'à ce qu'elles quittent la poêle; retirez-les ensuite pour les mettre refroidir; lorsqu'elles sont froides, remettez cette pâte dans le mortier pour la repiler, en y ajoutant deux blancs d'œufs frais & un peu de sucre fin, après quoi vous dressez les massepains de la grandeur que vous voulez; faites-les cuire dans un four doux: quand ils seront presque cuits, retirez-les pour les glacer avec de la marmelade de fraises que vous délayez avec un peu de blanc d'œuf. Il faut qu'elle ait la consistence d'une bouillie, couvrez-en tout le dessus des massepains, remettez-les au four pour faire sécher la glace.

Crême de Fraises.

5. Ayez une pinte de bonne crême que vous mettez dans une poële, avec un quarteron de sucre, faites-la bouillir jusqu'à ce qu'elle soit réduite à moitié; vous prenez deux bonnes poignées de fraises épluchées & lavées, que vous pilez dans un mortier, délayez-les dans la crême; lorsqu'elle est à moitié froide, vous y délayez gros comme un pois de pressure, passez tout de suite votre crême dans une serviette pour la mettre dans le compotier que vous devez servir, mettez ce compotier à l'étuve pour faire prendre la crême; lorsqu'elle sera prise, vous la mettrez rafraîchir sur de la glace.

Glace de Fraises.

6. Pour faire trois demi-septiers de glace de fraises, vous prenez une demi-livre de fraises, avec un demi-quarteron de groseilles rouges, que vous écrasez ensemble dans une terrine, ajoutez-y une demi-livre de sucre avec une chopine d'eau, laissez infuser le tout ensemble l'espace d'un quart-d'heure : passez ensuite plusieurs fois à la chausse, si votre eau n'est point claire de la premiere, vous la mettrez dans une terrine jusqu'à ce que vous la mettiez à la glace.

Fraises au caramel.

7. Mettez dans une poële un quarteron de sucre ou une demi-livre, suivant la quantité de fraises que vous voulez faire, avec un peu d'eau, faites-le cuire jusqu'à ce qu'il soit au caramel, d'une belle couleur de canelle, retirez-le de dessus le feu pour le mettre sur une cendre chaude & empêcher qu'il ne se prenne, trempez-y des grosses fraises en les tenant par la queue, mettez-les à mesure sur une feuille de cuivre frottée légerement de bonne huile d'olive, vous les dresserez ensuite comme vous le jugerez à propos.

Fraises en chemise.

8. Fouettez un blanc d'œuf, prenez-en un peu de mousse, suivant la quantité de fraises que vous voulez faire, passez-les dans cette mousse & les roulez dans du sucre fin; vous les mettrez à mesure sur une feuille de papier blanc placée sur un tamis, serrez-les à l'étuve, que la chaleur en soit très-douce.

Fromage glacé de Fraises.

9. Prenez un panier de fraises, que vous épluchez & écrasez bien, vous les mêlerez ensuite avec une pinte de crême & trois quarterons de sucre, laissez le tout ensemble pendant une heure, que vous le passerez au

X iij

tamis, mettez votre crême dans une falbotiere pour la faire prendre à la glace; lorsque votre crême fera prife, vous la travaillerez comme les glaces, vous la retirerez enfuite de la falbotiere pour la mettre dans le moule à fromage, que vous remettrez à la glace pour la foutenir, jufqu'à ce que vous foyez prêt à fervir; vous aurez foin de tenir de l'eau chaude dans une marmitte ou chaudron, pour enfoncer votre moule jufqu'à la hauteur du fromage, afin qu'il quitte le moule aifément, vous renverfez votre compotier ou affiette fur le moule & le renverfez deffus.

Canelons glacés de fraifes.

10. Ecrafez dans une terrine deux livres de bonnes fraifes bien mûres, avec une demi-livre de grofeilles rouges, mettez-y une pinte d'eau avec une livre de fucre, laiffez infufer le tout enfemble une bonne demi-heure & le paffez enfuite dans un tamis, mettez-le dans une falbotiere pour faire prendre à la glace; lorfque votre glace fera prife, vous la travaillerez & la mettrez dans les moules à canelons, vous les remettrez à la glace après les avoir enveloppées de papier; lorfque vous ferez prêt à fervir, vous aurez de l'eau chaude dans un chaudron ou une marmitte, trempez-y les moules feulement pour que les canelons quittent le moule, vous les aiderez à fortir en donnant

un coup par le bout avec le plat de la main en les préfentant fur une affiette.

Eau de fraifes.

11. Prenez une livre de fraifes bien mûres & un quarteron de grofeilles rouges ; mettez-les toutes dans une terrine, écrafez-les enfemble ; mettez-y une pinte d'eau fraiche & huit onces de fucre, & laiffez le tout infufer une demi-heure ; vous pafferez enfuite cette eau à la chauffe jufqu'à ce qu'elle foit bien claire, & vous la mettrez dans un pot rempli d'eau & de glace. Cette eau eft ordinairement un peu teinte de rouge ; mais fi on la fait avec des fraifes blanches, elle n'a point de couleur. La fraife écarlatte étant fort juteufe, feroit plus propre à cet ufage, fi fon parfum étoit auffi vif que celui des fraifes communes.

CCIII.
FRAISIER EN ARBRE.

Rubus arcticus foliis ternatis, caule inermi unifloro, Linn.

Ses bayes font rouges, douces, miellées; Linneus prétend qu'elles l'emportent par l'odeur & la faveur fur tous les fruits de l'Europe.

CCIV.
FRAMBOISIER, RONCE DU MONT IDA.

Rubus idæus, Linn.
Rubus idæus spinosus, Tour.

Les Framboises sont bonnes seules, ou mêlées avec les fraises, les groseilles; elles entrent dans un grand nombre de ratafias & donnent au vin une saveur agréable; on en fait du vinaigre, des sorbets, des confitures, des pâtes, des conserves, &c.

Compote de Framboises.

1. Prenez bien garde que les Framboises que vous mettez en compote ne sentent la cantharide, choisissez-les bien fraîches; faites cuire du sucre à perlé, glissez-y votre fruit; faites-lui prendre un bouillon couvert, cela suffit pour les cuire.

Marmelade de Framboises.

2. Choisissez des Framboises peu mûres & bien entieres, ôtez les queues, mettez votre fruit dans une terrine plate par le fond; faites cuire du sucre à soufflé & le versez dessus, laissez-les ensuite refroidir & les versez bien doucement dans une poële; faites-les bouillir & les écumez jusqu'à ce que le syrop en soit cuit à perlé, dressez-les alors

dans des pots, & les couvrez lorsqu'elles seront froides.

Eau de Framboises.

3. Prenez des framboises bien mûres, passez-les dans un linge & en tirez le jus; mettez-le dans une bouteille de verre découverte, & l'exposez au soleil ou devant le feu, ou dans une étuve jusqu'à ce qu'il soit devenu clair; versez-le ensuite doucement dans un autre vaisseau, de peur de remuer la lie; prenez en un demi-septier & le mettez dans un pot ou dans une terrine avec une pinte d'eau & un quarteron de sucre; battez bien ensuite cette liqueur, la versant d'un vaisseau dans un autre; passez-la dans un linge blanc, mettez la rafraîchir pour vous en servir.

Conserve de Framboises.

4. Prenez de belles cerises, ôtez-en les noyaux, faites-les bouillir dans un peu d'eau, égouttez-les ensuite, écrasez-les & les desséchez bien; cela fait, joignez-y quelques poignées de framboises avec leurs grains, ou bien contentez-vous de passer vos framboises & d'en mêler le suc avec vos cerises; faites cuire ensuite du sucre à caffé, mettez-y votre mélange; travaillez bien le tout en remuant toujours jusqu'à ce que le sucre commence à se prendre pardessus & forme une petite glace; dressez alors votre conserve dans des moules, & quand elle sera refroidie, tirez-

la pour vous en servir au besoin après l'avoir découpée avec la pointe d'un couteau.

Canelons de Framboises.

5. Mettez dans une terrine environ deux livres de framboises, avec une demi-livre de groseilles rouges; écrasez le tout ensemble & mettez-y ensuite une livre de sucre avec une pinte d'eau, laissez infuser une demi-heure; passez votre eau de framboises dans un tamis, pour la mettre dans une sabotiere, afin de la faire prendre à la glace. Lorsqu'elle sera prise, vous la travaillerez pour la mettre dans des moules à canelons, que vous enveloppez de papier pour les remettre à la glace, seulement afin de les soutenir jusqu'à ce que vous serviez; vous tremperez les moules dans de l'eau chaude pour les faire détacher; vous les aiderez à sortir en donnant un coup par le bout avec le plat de la main, en les présentant sur une assiette, & vous les servirez promptement.

Crême de Framboises.

6. Après avoir fouetté de la bonne crême assez épaisse, mêlez-y du sucre en poudre, & des framboises bien mûres, que vous aurez passées par un tamis; il faut en mettre à proportion de ce qu'on a de crême pour lui donner le goût; la dresser sur une porcelaine par roche avec une cuillier, la garnir au-

tour d'un cordon de framboises entieres & la servir.

Fromage glacé de Framboises.

7. Ayez un bon panier de framboises d'environ une livre, que vous écrasez bien dans une terrine; prenez une pinte de crême, que vous mêlez avec les framboises, & environ trois quarterons de sucre; laissez le tout ensemble pendant une heure, & passez-le ensuite au tamis; vous le mettrez dans une sabotière pour le faire prendre à la glace. Lorsque votre crême sera glacée, vous la travaillerez & la mettrez dans un moule à fromage, que vous remettrez à la glace pour le soutenir, jusqu'à ce que vous soyez prêt à servir. Vous aurez de l'eau chaude dans un chaudron, vous y enfoncez le moule jusqu'à la hauteur du fromage, afin qu'il quitte aisément; vous mettez votre assiette ou compotier sur le moule, vous renversez le fromage dessus & vous servez promptement.

Gelée de Framboises.

8. Vous prendrez quatre livres de framboises & deux de groseilles; vous ferez ensuite cuire cinq ou six livres de sucre a cassé; vous y jetterez votre fruit & le ferez bouillir jusqu'à ce qu'il n'écume plus, & que le syrop soit cuit entre lissé & perlé; vous verserez alors le tout sur un tamis audessus d'une

poële, & sans presser votre fruit, si vous ne voulez, la gelée passe très-belle; vous lui faites prendre encore un bouillon, vous l'écumez & vous l'empotez à l'ordinaire.

Glaces de Framboises.

9. Ecrasez dans une terrine un panier de framboises, ajoutez-y trois demi-septiers d'eau avec une demi-livre de sucre, battez le tout ensemble & passez-le ensuite à la chausse; vous vous réglerez sur cette dose, suivant la quantité que vous en voulez faire; vous le mettrez dans la salbotiere pour faire prendre à la glace.

Framboises liquides.

10. Vous prendrez cinq livres de framboises, grosses & vermeilles; épluchez-les & faites cuire sept livres de sucre à la plume; mettez-y vos framboises, & faites les cuire à grand feu douze ou quinze bouillons; il faut ensuite les descendre de dessus le feu, les bien écumer, les remettre cuire jusqu'à ce qu'elles soient à syrop, les laisser refroidir & les mettre dans des pots; & comme la framboise est extrêmement seche, vous pouvez mettre sur quatre à cinq livres de framboises, deux verres de jus de cerises que vous aurez passées à la chausse; mais vous ne les mettrez que quand vous aurez donné le premier bouillon; vous ferez cuire le tout ensemble à grand feu, jusqu'à ce qu'il soit à

syrop; vous laisserez ensuite refroidir vos framboises & les mettrez dans des pots.

Pâte de Framboises.

11. Vous passerez au tamis de belles framboises bien rouges, vous les dessecherez jusqu'à ce qu'elles soient réduites à moitié, vous en peserez quatre livres; vous ferez cuire autant de livres de sucre au caramel & vous y mettrez votre pâte. Il faut bien la remuer avec une spatule, la dresser sans l'exposer sur le feu & la mettre à l'étuve; vous pouvez vous servir de sucre en poudre, en mettant livre pour livre; lui donner dix ou douze bouillons & ensuite la dresser.

Framboises seches.

12. On fait cuire deux livres de sucre à la grande plume, on y met deux livres de belles framboises presque mûres & épluchées de leur queue; on leur fait prendre un bouillon couvert, on les ôte ensuite du feu pour les écumer. Vous les versez doucement dans une terrine pour les laisser dans leur syrop jusqu'au lendemain, en les mettant dans l'étuve. Vous les retirez ensuite de leur syrop pour les mettre égoutter; poudrez-les partout avec du sucre fin, & mettez-les sécher à l'étuve.

Massepains de Framboises.

13. Il faut piler très-fin une livre d'a-

mandes douces, après les avoir échaudées & bien égouttées; l'on y met ensuite deux poignées de framboises que l'on repile encore avec les amandes, jusqu'à ce qu'elles soient bien incorporées ensemble; il faut faire cuire une livre de sucre à la plume pour le mêler avec les framboises & les amandes; faites dessécher cette pâte sur un feu très-doux jusqu'à ce qu'elle quitte la poële, vous la retirez pour la mettre refroidir & la repiler encore dans le mortier, en y ajoutant deux blancs d'œufs frais & un peu de sucre fin. Lorsque les blancs d'œufs seront bien incorporés dans la pâte, il faut dresser les massepains de la grandeur & de la figure que l'on a jugé à propos, & les faire cuire dans un four très-doux. Quand ils sont cuits, il faut les glacer avec une glace blanche, qui se fait avec du sucre fin passé au tambour, & le bien battre avec un peu de blanc d'œuf & quelques gouttes de jus de citron, l'on en couvre tout le dessus des massepains; il faut les remettre un moment au four pour faire sécher la glace.

CCV.
FRESNE.

Fraxinus excelsior, Pin. & Linn.

Le petit Peuple d'Angleterre confit la graine ou plutôt le fruit de cet arbre, avant sa maturité, dans la saumure de sel & de vinaigre, & il en use dans les sauses.

CCVI.
FROMENT, BLED, BLED D'HYVER, Touzelle, Rascalade.

Triticum hybernum, Linn.
Triticum hybernum aristis carens, Pin.

Le froment barbu ou sans barbes, à grains rouges ou blancs, velus ou sans poils, & même le froment à plusieurs épis ou bled de miracles ne sont que des variétés occasionnées par la température de l'air, la nature de la terre & la saison où on les seme. Leur farine nous donne le pain le meilleur & le plus usité dans les grandes villes; on en fait aussi, avec du lait, la bouillie des enfans. M. Rouelle condamne, au sujet de la bouillie, le procédé ordinaire; il veut qu'on emploie au lieu de farine du froment, celle du malt de froment, parce qu'alors il a subi en germant, la fermentation que la levure produit au pain. C'est dans la même vue, que quelques personnes font cuire la farine au four ou au feu, avant que de l'employer. On fait les autres usages de la farine pour la pâtisserie, les ragoûts, les pâtes, les fritures, &c. On en fait encore le vermicelle blanc & jaune, la kagne, les macaronis, la semoule & les patrés. Dans les famines on fait du pain de son; les Picards, en le faisant légerement bouillir dans de l'eau avec la graine de houblon, puis fermenter dans des tonneaux, avec de la levure, en préparent une boisson qu'ils nomment bouillie. Le malt du froment est d'usage pour faire la bierre; on dit que sa farine, ainsi que celle du froment rôti, bouillie dans de l'eau, produit un aliment nourrissant à très-petite dose, c'est peut être le *far adoreum*, que les Romains donnoient à leurs soldats.

Damas & ses environs passent pour les greniers de la Turquie où on tire du bled dont la farine est excellente. Les pains qu'on fait dans ce pays avec cette farine, ont plus de deux pieds de longueur sur un demi-pied d'épaisseur. Ce pain se conserve un an sans se corrompre. Lorsqu'il est sec, on le trempe dans l'eau & on le trouve aussi bon que s'il venoit d'être fait; les riches & les pauvres le préferent à tout autre pain. Dans le Levant les personnes qui vont en caravane, ont une maniere singuliere de faire du pain, dès qu'ils en ont besoin; ils mettent la main à la pâte, & font sans four du pain pour leur dîner; ce pain se fait en moins de rien. La pâte étant faite & bien pétrie, ils en prennent un petit morceau, qu'ils étendent sur une platine de fer sous laquelle il y a du feu; quand elle est à demi-cuite d'un côté, ils la tournent de l'autre, ils la laissent se cuire pendant quelques momens & leur pain

est

est fait. Il est fort mince, on le plie comme l'on veut, on y enfonce son fromage & ses œufs; il sert de plats, d'assiettes & même de serviettes pour essuyer les doigts, ce qui paroît bien dégoûtant. Après le repas on garde les restes du pain, & quand on trouve l'occasion d'acheter un certain lait aigre, qu'on appelle *labon*, on le mêle avec plus de moitié d'eau dans un bassin de cuivre cremé, on y jette tous les morceaux du pain moitié gras, moitié moisis, & tout cela fait un potage rafraîchissant qu'on trouve de grand goût.

Maniere ordinaire de faire le pain.

1. Ayez un levain, qui est un morceau de pâte qu'on a gardé de la derniere cuisson, & pesant deux ou trois livres, plus ou moins selon la quantité que vous voulez faire de pain; pour le pain bourgeois, c'est ordinairement la sixieme partie de la farine qu'on veut employer. Mettez avant de vous coucher, la quantité de farine nécessaire dans une huche, rangez-la des deux côtés; mettez le levain dans le vuide du milieu; jettez dans ce milieu de l'eau chaude à souffrir aisément la main, & seulement ce qu'il en faut pour détremper le levain. Etant délayé, formez-en peu à peu avec un tiers de la farine qui est aux deux côtés; couvrez la huche de son couvercle. En hiver on couvre le levain de quelque chose d'épais, & quelque-

fois on met un réchaud de feu pardessous; le lendemain matin, faites chauffer de l'eau, relevez la farine comme elle étoit d'abord; ôtez la serviette, jettez de l'eau chaude sur le levain, délayez-le bien, ensorte qu'il n'y ait point de grumeaux; formez la pâte du reste de la farine, observant sur-tout de ne point trop mettre d'eau; plus la pâte est pêtrie vîte & mollement, plus le pain est léger; celle du pain de ménage se pêtrit moins & plus lentement, ceci la rend plus ferme.

Toute la pâte étant faite, on la couvre bien; dans les grands froids on met du feu dessous: on laisse la pâte dans cet état une heure ou une heure & demie & jusqu'à ce qu'elle soit levée; cependant on chauffe le four, ensuite on donne à la pâte la forme du pain qu'on souhaite, & on le met sur une table, de maniere que les pains ne se touchent point.

Le four doit être chaud également & à propos; s'il l'est trop, le dessus du pain brûle & le dedans ne cuit pas; & quand il ne l'est pas assez, il ne cuit point du tout. On connoît que le four est assez chaud, lorsqu'en frottant un peu fort avec un bâton le caveau ou la voûte, il en sort des étincelles. Alors on ôte les tisons & les charbons; on range quelque peu de brasier à côté de la bouche du four; on le nettoye avec l'écouvillon, au bout du quel sont quelques morceaux de vieux linge qu'on mouille dans l'eau claire & qu'on tord avant de s'en servir. On bouche le four un peu de temps pour lui faire abattre sa chaleur, puis on l'ouvre & on enfourne promptement le pain; on garnit la place du milieu par les petits, on bouche ensuite le four. On laisse cuire le pain deux bonnes heures & demie; si c'est du pain bourgeois, on connoît qu'il est cuit, lorsqu'après en avoir tiré un, si on le frappe du bout du doigt, il résonne assez ferme. A l'égard du gros pain, on le laisse quatre heures avant de le tirer. On ne doit pas renfermer le pain qu'il ne soit bien refroidi. Quand vous voulez avoir du pain d'un meilleur goût, qu'il n'a d'ordinaire, faites bouillir dans une chaudiere bien propre avec de l'eau, le gruau qui aura été tiré du son, remuez-le bien avec une pelle de bois, uniquement destinée à cet usage; coulez le son & cette eau à travers une toile neuve & grosse, exprimez-le bien; mettez l'eau qui en sortira avec de la farine ordinaire, & une dose proportionnée de levain ou de levure; mais le levain de pâte est le meilleur, & vous aurez un pain d'un goût exquis.

Bouillie pour les Enfans.

2. Vous prenez un demi-septier de lait, pareille quantité d'eau, un gros & demi de sel, une once & demie de farine de froment; vous délayez la farine avec le lait, l'eau &

le sel; vous faites bouillir le tout jusqu'à ce qu'il commence à avoir une croûte légere au fond du poëlon, on l'ôte ensuite de dessus la flamme & on le met un quart-d'heure ou environ sur la cendre chaude; on remet ensuite cette bouillie sur la flamme, jusqu'à cuisson parfaite, ce qui se reconnoît à l'odeur, & lorsque la croûte, qui est au fond du poëlon, est fort épaisse, sans cependant qu'elle sente le brûlé. Quatre livres de farine suffisent par mois pour la nourriture d'un enfant, à lui faire de la bouillie deux fois par jour.

CCVII.

FUMETERRE, CORIDALE, LAIT BATTU, PIED DE GELINE.

Fumaria officinalis, Linn.
Fumaria officinarum & dioscoridis, Pin.

En Picardie on employe la fumeterre pour faire cailler le lait.

CCVIII.

GAJIM, HAJAM, ANGAJIU, BOISVA.

Gaianus, Rumph.

On trouve le gajim aux Moluques, à

Amboine, à Banda, &c. Son fruit mûrit au mois d'Avril, il est plat comme une feve, sillonné dans ses bords, plus large que long, recouvert, ainsi que la noix, par une petite peau mince, ayant sa coque extérieure épaisse & poileuse; dans sa partie intérieure se trouve un grand noyau plat, dur, sec comme une chataigne, mais moins blanc, au contraire pâle, verdâtre, insipide ou douceâtre; on ne peut pas le manger crud, on le fait cuire dans de l'eau ou sous des cendres. Lorsque l'enveloppe extérieure est enlevée, ce noyau sert de nourriture ordinaire aux habitans des Moluques & est d'une saveur plus douce, il remplit suffisamment le ventre & il ne se digere pas facilement.

CCIX.

GALANGA.

Galanga, Rumph.
Maranta galanga, Linn.

Les Indiens assaisonnent leurs alimens avec le galanga; les Vinaigriers l'emploient dans la confection du vinaigre.

CCX.
GARANCE.

Rubia tinctorum, Linn.
Rubia sylvestris aspera, Pin.

Les graines de garance, légérement torré-
fiées, donnent leur infusion qui à l'odeur &
au goût approchent de celui du caffé.

CCXI.
GENEST, GENEST A BALAIS,
GENEST ORDINAIRE.

Spartium scoparium, Linn.
Cytiso-genista, scoparia vulgaris, flore luteo, Tour.

Les boutons des fleurs de genest confits
au vinaigre comme les capres, ont long-
temps servi d'assaisonnement dans ce pays,
& sont encore en usage en plusieurs endroits
de l'Allemagne & des Pays-Bas.

CCXII.
GENEVRIER, PETROU.

Juniperus communis, Linn.
Juniperus vulgaris fruticosa, Pin.

Le genievre est employé communément

infusé à froid pour rendre les eaux salubres ; on en prépare par la fermentation, en y mêlant de l'absynthe, une très-bonne boisson qui se garde long-temps ; ce vin de genievre pourroit très-bien être nommé le vin des pauvres. M. Duhamel croit qu'il seroit beaucoup meilleur, si on y ajoutoit de la melasse ; on en tire des esprits très-vifs, on fait aussi du ratafia avec le genievre. Les Allemands l'emploient fréquemment dans leur cuisine comme un assaisonnement.

Esprit de Genievre.

1. Prenez une assez grande quantité de bayes de Genievre bien mûres, écrasez-les, mêlez-y du miel ou de la levure de bierre pour exciter la fermentation ; placez les vaisseaux dans lesquels vous aurez mis ce mélange à la cuve sans les boucher ; laissez-les en digestion jusqu'à ce que vous sentiez qu'ils exhalent une odeur forte & vineuse ; versez pour lors vos matieres dans la cucurbite, avec un tiers d'eau ou environ ; adaptez le chapiteau & distillez au feu ouvert, jusqu'à ce que vous apperceviez que ce qui tombe dans le récipient n'a plus de forces, ce seront les phlegmes, il sera temps de cesser. Si vous avez bien opéré, vous aurez un esprit très-inflammable & qui produira les effets que peuvent produire les bayes de genievre ; il convient principalement dans les indigestions.

Ratafia de Genievre.

2. Concassez une demi-livre ou trois quarterons de genievre bien choisi, mettez-les en infusion dans neuf pintes d'eau-de-vie, ajoutez deux onces de cannelle, douze clous de girofle, deux gros de macis, un gros d'anis, un gros de coriandre, une demi-livre de sucre par pinte d'eau-de-vie, que vous ferez fondre sur le feu dans deux pintes d'eau de fontaine. Le syrop fait, versez-le dans votre cruche avec tout ce qui sera en infusion, bouchez promptement son orifice & placez-la au soleil ou à une chaleur bien tempérée pendant six semaines; après quoi passez votre ratafia par la chausse, il sera fait.

CCXIII.

GERILLE, CHANTERELLE.

Agaricus chantarellus, Linn.
Fungus minimus flavescens infundibuli formis, Pin.

Ce champignon se mange cuit sur le gril, & il entre dans presque tous les ragoûts. (Voy. art. *Champignon*).

CCXIV.

GESSE, SAR, CERRE, POIS CERRE, POIS QUARRÉ, LENTILLE D'ESPAGNE.

Lathyrus sativus, Linn.
Lathyrus sylvestris major, Pin.

Les graines de cette plante qu'on nomme à Paris pois quarrés, se mangent comme les pois; on mange aussi les racines charnues de l'espèce de gesse, appellée *makoisæ* ou *macjon*.

CCXV.

GINGEMBRE.

Zingiber.

A Cayenne les racines de gingembre fraîchement cueillies se servent sur la table comme des raves; il n'y a d'autres apprêts que de les biens laver. L'on a aussi coutume de les confire avec du sucre, lorsqu'elles sont fraîches, pour les servir au dessert & sur-tout pour réveiller l'appétit aux convalescens. On en fait aussi des marmelades & des pâtes; les feuilles de gingembre sauvage se mangent aussi comme potageres.

CCXVI.
GINZEN.

A la Chine on mâche communément la racine de Ginzen; elle rétablit les forces épuisées.

CCXVII.
GIROFLES, GÉROFLES, CLOUS DE GÉROFLE.

Caryophillus, Cluſ.
Caryophillus aromaticus, Linn.

On fait uſage des clous de girofles dans les cuiſines : il n'y a point de ragoût, point de ſauſſe, point de mets, peu de liqueurs ſpiritueuſes n'y de boiſſons aromatiques où l'on n'en mette. Le clou matrice, lorſqu'il eſt récent, ſe confit dans les Indes par les Hollandois avec du ſucre; dans leurs voyages de mer ils en mangent après le repas pour faciliter leur digeſtion; aux Indes on mépriſe preſque toutes les nourritures qui ſont ſans cette épicerie.

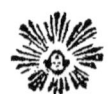

CCXVIII.
GNEMON.

Gnemon domestica, seu mneninio, Rumph.

Le noyau du fruit de cet arbre ressemble à celui de l'aveline; quand il est vieux & sec, il est si dur, qu'à peine le peut-on casser sous la dent: il est pour l'ordinaire d'une nature douce & aqueuse, accompagnée d'une légere austérité. Ce noyau, après qu'il est séparé de la chair du fruit, qu'on a fait cuire dans l'eau, lorsqu'elle est fraîche, se frit comme les feves tendres, & lorsqu'il est sec, il se grille comme les glands pour le manger. Il y a une autre espece de gnemon qui est le sauvage. On fait brûler sa noix pour la manger, lorsqu'on l'a séparée de la partie charnue du fruit par une longue macération; on mange encore les fruits de cet arbre, lorsqu'ils ont cuit dans l'eau avec le noyau ou molle de *calappus*, autrement *coco*. Dans les Indes, & sur-tout à Amboine, on fait cuire dans le jus de coco les jeunes feuilles de gnemon; elles fournissent pour lors un excellent potage, qu'on estime beaucoup dans le pays, & que les Européens rejettent cependant à cause de sa fadeur.

CCXIX.
GOMME DE SENEGAL.

Gummi senegal.

Les Negres se nourrissent souvent de cette gomme bouillie avec du lait.

CCXX.
GRAINES DE PARADIS.

Grana paradisi, Offic.
Cardamomum piperatum, Cluf.
Amomum caule racemoso, Linn.

On se sert des graines de paradis en guise d'assaisonnement au lieu de poivre.

CCXXI.
GRASSETTE, HERBE GRASSE, Herbe huileuse, Tue Brebis, Sanicle a l'éperon.

Pinguicula vulgaris, Linn.
Sanicula montana, flore calcari donato, Pin.

Les feuilles fraîches de grassette font cailler le lait. Linneus dit que les Lapones ont coutume de verser pardessus le lait de leurs rennes récemment trait & encore tout chaud, après quoi elles le laissent reposer un jour ou deux, afin qu'il s'aigrisse. Cette opération fait acquérir au lait plus de consistence, sans que la sérosité s'en sépare, & le rend très-agréable au goût. Il suffit de mettre une demi-cuillerée de ce lait caillé sur de nouveau lait pour le faire cailler de même & ainsi de suite, sans que le dernier soit inférieur en rien au premier; néanmoins si on le garde trop long-temps, il se convertit en sérosité.

CCXXII.

GRENADIER.

Malus punica sativa, Pin.
Punica granatum, Linn.

Le suc de grenade est bon pour appaiser la soif; on en fait un excellent syrop en y mêlant du sucre.

Conserve de Grenades.

1. Prenez des grenades, pressez-les dans une serviette, tirez-en le jus, & le mettez dans un plat avec un peu de sucre en poudre; faites chauffer le tout jusqu'à ce que le sucre soit fondu; faites cuire ensuite du sucre à soufflé, tirez-le de dessus le feu, mettez-y votre jus de grenades, & dressez votre conserve lorsque la glace commencera à se former.

Gelée de Grenades.

2. Prenez des grenades & les passez dans un linge, mesurez le jus que vous en tirerez, & sur une pinte, mettez trois quarterons de sucre, mêlez le tout & le faites cuire ensemble ; vous connoîtrez que votre gelée est cuite, si en en mettant sur une assiette, elle se leve sans s'attacher ; ou bien

Prenez autant de fruits que de sucre cuit à cassé, faites-le bouillir jusqu'à ce qu'il n'écume point, & que votre syrop soit entre lissé & perlé ; cela fait, égouttez vos grenades sur un tamis qui soit fin sans le trop presser ; quand elles sont égouttées, faites-lui prendre un bouillon, & après l'avoir bien écumé, empotez-le : il faut avoir grand soin d'ôter cette petite écume qui se forme sur la gelée avant de l'empoter, elle en est plus belle & plus nette.

Syrop de Grenades.

3. Passez des grains de grenades dans un linge, tirez-en le jus, mettez-le dans une bouteille de verre qui ne soit point couverte ; exposez cette bouteille au soleil ou la mettez devant le feu jusqu'à ce que votre jus soit bien clarifié ; ôtez-le alors de la bouteille sans remuer la lie, faites cuire une livre de sucre à soufflé, prenez quatre onces de jus de grenades, mettez-les dans le sucre ; mêlez le tout ensemble & serrez ce syrop

dans une bouteille; s'il étoit trop décuit, il faudroit le faire cuire à perlé, c'est-là la vraie cuisson de tous les syrops de garde, & s'il ne l'étoit pas assez, il y faudroit mettre du jus pour achever de le cuire.

CCXXIII.

GRENADILLE, fleur de la passion.

Granadilla hispanis, flos passionis italis,
  Raii.
Passiflora incarnata, Linn.

Les Indiens & les Espagnols ouvrent les fruits de la grenadille comme on ouvre les œufs, & ils en hument le suc avec délice; ils appellent ce fruit en langage du pays, *Murvenja* ou *Maracoc*.

CCXXIV.

GROSEILLER ÉPINEUX,

GROSEILLER A MAQUEREAU, GROSEILLER BLANC.

Grossularia symplici acino, vel spinosa sylvestris, Pin.
Ribes uva crispa, Linn.

On nomme les bayes de ce groseiller, groseilles à maquereau, parce qu'on les emploie au lieu de verjus dans l'assaisonnement de ce poisson; mûres, elles sont agréables. Rai dit que les Anglois, en les faisant fermenter pendant un mois dans un tonneau avec de l'eau, qu'on y verse bouillante, en tirent une liqueur, qui étant passée est fort agréable, & qui acquiert dans les bouteilles, en y ajoutant du sucre, la force & presque la bonté du vin.

C C X X V.
GROSEILLER A GRAPPES.

Grossularia multiplici acino, sive non spinosa, hortensis, rubra, sive ribes officinarum, Pin.

Il y a de plusieurs especes de groseilles à grappes, on en prépare différens mets pour nos désserts, on les confit, on en fait des compotes, des gelées; les confitures de groseilles depepinées de Bar sont très-vantées.

Gelée de Groseilles sans feu.

1. Prenez deux livres de groseilles, que vous écraserez bien pour en exprimer tout le jus au travers d'un torchon bien serré, en le tordant fort; passez ce jus à la chausse; prenez deux livres & demie de sucre que vous mettez en poudre, & vous le jetterez dans le jus de groseilles; vous le remuerez avec une spatule pour en faire fondre le sucre;

vous

vous l'exposerez ensuite au soleil dans deux vaisseaux que vous verserez de l'un à l'autre pendant deux ou trois heures par intervalle, toujours exposée au soleil, & à chaque fois vous verserez votre gelée dix ou douze fois de suite; si elle n'est pas prise le même jour, elle prendra le lendemain, en l'exposant au soleil. Cette gelée n'est que pour rafraîchir & non point pour garder.

Gelée de Groseilles au feu.

2. Vous prenez six livres de groseilles, & vous faites cuire six livres de sucre à cassé; vous y jettez vos groseilles, & vous les faites bouillir jusqu'à ce qu'elles n'écument plus, & que la cuisson soit entre le lissé & le perlé; vous les égouttez ensuite sur un tamis fin, sans les trop presser; si vous voulez, vous les laissez seulement bien égoutter, après quoi vous faites prendre à votre gelée un bouillon; vous l'écumez & la mettez dans des pots; quand elle y est, il s'y fait encore une petite écume qu'il faut ôter, pour la rendre nette & la couvrir deux jours après.

Gelée de Groseilles framboisées.

3. Elle se fait comme la précédente, avec cette différence, que vous mettez un demi-quart de framboises sur trois quarts de groseilles, & une livre de sucre pour une livre de fruit.

Z

Gelée de Groseilles vertes.

4. Prenez trois livres de groseilles vertes que vous mettrez dans de l'eau chaude sur le feu, comme celles qui sont au liquide. Il ne faut point en ôter les pepins; quand elles seront montées sur l'eau, vous les retirerez dans l'eau fraîche & les remettrez sur le feu jusqu'à ce qu'elles fléchissent sous les doigts; mettez-les égoutter & jettez-les dans trois livres de sucre cuit au perlé; faites-leur prendre plusieurs bouillons, en les écumant, jusqu'à ce que votre sucre soit revenu au perlé; ce que vous connoîtrez, en prenant du sucre avec l'écumoire; quand le syrop tombe en nappes, c'est une marque que la gelée est à son point de cuisson; vous la passez dans une terrine au travers d'un tamis, pour la dresser ensuite dans des pots.

Glace de Groseilles.

5. Prenez deux livres de groseilles, & la valeur d'une livre de framboises; mettez le tout dans une poêle; faites-leur faire trois ou quatre bouillons couverts; vous les jetterez sur un tamis pour en avoir le jus, que vous passerez à la chausse; vous prendrez ensuite une livre & demie de sucre, que vous ferez fondre dedans sur le feu, & vous y mêlerez une chopine d'eau; vous la mettrez dans une terrine pour refroidir; vous mettrez ensuite votre eau de groseilles dans

une sabotiere pour faire prendre à la glace. Si vous n'êtes pas dans le temps de la groseille en grain, prenez de la gelée de groseilles framboisées, un pot ou deux, selon la quantité que vous en voudrez faire ; vous la mettrez dans de l'eau chaude, pour qu'elle soit plus facile à se dégeler ; passez-la au travers d'un tamis, en la pressant avec une spatule ; ajoutez-y du sucre & un peu de cochenille, si vous n'y trouvez pas assez de couleur ; & vous finirez vos glaces comme à l'ordinaire.

Groseilles au liquide.

6. Prenez 4 livres de groseilles, & faites cuire cinq livres de sucre à la plume ; jettez-y vos groseilles, & faites-les cuire à grand feu quatorze ou quinze bouillons ; descendez-les ensuite de dessus le feu, & laissez-les reposer une demi-heure ; remettez-les sur le feu & faites-les cuire à syrop de garde ; il faut les laisser refroidir & les mettre dans des pots : & si vous voulez les faire parfaitement belles & bien coulantes, vous écraserez dans une terrine trois livres de cerises, & vous en tirerez le jus, que vous passerez à la chausse jusqu'à ce qu'il soit bien clair ; vous ferez ensuite cuire six livres de sucre à la forte plume, & vous y mettrez votre jus de cerises, auquel vous donnerez quatre ou cinq bouillons ; vous y jetterez vos quatre pintes de groseilles que vous ferez cuire

Z ij

douze ou quinze bouillons. Il faut les laisser un peu reposer, puis les remettre sur le feu & les faire cuire à syrop ; les laisser refroidir & les mettre dans des pots.

Syrop de Groseilles.

7. Exprimez le suc de telle quantité de groseilles qu'il vous plaira ; mettez-le en fermentation pendant trois ou quatre jours, afin qu'il ne se forme pas en gelée ; faites-le cuire ensuite avec suffisante quantité de sucre, jusqu'à consistence de syrop, & vous en servez au besoin.

Clarequets de Groseilles.

8. Ayez deux livres de groseilles, que vous écraserez à froid dans une terrine ; ou si vous voulez, mettez-les dans une poêle sur le feu, & faites-leur prendre huit ou dix bouillons ; jettez-les ensuite sur un tamis pour en exprimer le jus ; passez ce jus à la chausse ; si vous en avez une chopine, vous ferez cuire cinq quarterons de sucre au cassé ; mettez-y le jus de groseilles pour les faire bouillir ensemble & les réduire en gelée. Lorsque votre gelée sera faite, vous la verserez dans de petits gobelets à clarequets, & vous les servirez quand ils seront pris.

Pâte de Groseilles.

9. Prenez des groseilles, épluchez toutes les queues ; faites-les bouillir avec de l'eau

qui doit être en petite quantité; faites-les ensuite égoutter dans une paſſoire à petits troux, mettez deſſous un vaiſſeau pour recevoir ce qui tombe, à meſure que vous remuez & que vous preſſez vos groſeilles ; le tout étant paſſé, mettez-le dans un poëlon ; faites-le ſécher à petit feu, le remuant toujours avec l'eſpatule au fond & dans le tour, crainte qu'il ne brûle, juſqu'à ce que vous vous apperceviez que vos groſeilles commencent à ſécher, ce que vous connoîtrez lorſqu'elles ne tiendront plus au poëlon; mettez-y enſuite une demi-livre ou trois quarterons de ſucre en poudre, & mêlez le tout enſemble ; cela fait, vous étendrez votre pâte ſur des ardoiſes en telle forme que vous voudrez & la ferez ſécher à l'étuve. Au lieu de mettre votre ſucre en poudre, il vaut mieux le faire cuire à caſſé & l'incorporer dans votre marmelade.

Eau de Groſeilles rouges.

10. Prenez des groſeilles bien mûres, paſſez-les dans un linge, tirez-en le jus, mettez-le dans une bouteille de verre découverte, & l'expoſez au ſoleil ou devant le feu, ou dans une étuve, juſqu'à ce qu'il ſoit devenu clair ; cela fait, verſez-le doucement dans un autre vaiſſeau, prenez-en un demi-ſeptier, & mettez-le dans un pot ou une terrine avec une pinte d'eau & un quarteron de ſucre, battez bien cette liqueur en la ver-

sant d'un vaisseau dans un autre. Quand on veut la boire à la glace, on la passe seulement ; mais si c'est pour se rafraîchir, on la clarifie à la chausse.

Compôte de Groseilles vertes.

11. Prenez des groseilles vertes bien choisies, mettez-les dans de l'eau sur le feu pour les faire blanchir ; il ne faut pas qu'elles bouillent : l'eau étant prête à bouillir, ôtez-les de dessus le feu & les couvrez d'un linge ; faites cuire du sucre à la plume ; il en faut une livre pour un litron de fruit ; mettez-y vos groseilles ; faites-leur prendre un grand bouillon couvert ; ôtez-les ensuite & les laissez reposer, après quoi faites-leur prendre encore un petit bouillon ; ôtez-les & les couvrez pour les faire reverdir. Si votre syrop n'est pas assez fait, vous achevez de le cuire, puis vous dressez votre compote pour la servir chaude ou froide, comme vous le jugerez à propos.

Groseilles rouges au sec.

12. Pour bien tirer des groseilles au sec, il faut d'abord les confire en bouquets, c'est-à-dire, avant que de les mettre au sucre, il faut en faire de petits bouquets, parce que ce fruit est trop petit pour le faire sécher l'un après l'autre.

Compote de Groseilles rouges.

13. Clarifiez votre sucre dans un poêlon, écumez-le soigneusement, mettez-y ensuite votre fruit; (il faut un quarteron & demi de sucre sur une livre de fruit & une chopine d'eau). Faites-lui prendre un grand bouillon couvert; faites-le bouillir jusqu'à ce qu'il soit réduit en gelée; après cela ôtez vos groseilles de dessus le feu, écumez-les, laissez-les un peu refroidir & les servez chaudement dans des jattes ou compotieres; quelques-uns, après avoir fait cuire leur sucre à soufflé, y jettent leurs groseilles, leur font prendre un bouillon, les ôtent & les dressent ensuite, si elles ont assez pris de sucre, sinon ils leur font prendre encore un bouillon.

Conserve de Groseilles.

14. Vous prenez des groseilles que vous épluchez, & vous les mettez dans une poêle sur le feu, pour leur faire rendre leur eau; vous les jettez ensuite sur un tamis & vous les laissez bien égoutter; ainsi préparées, vous les passerez au travers d'un tamis; vous prendrez ce qui aura passé par dessus le tamis, & vous le remettrez sur le feu pour le faire dessécher. Vous ferez cuire du sucre à cassé, & vous y jetterez votre marc jusqu'à ce qu'il y en ait suffisamment pour donner la couleur & le goût à votre conserve, délayant bien le tout dans votre sucre, que

vous travaillerez & blanchirez tout au tour de la poële; & quand vous verrez qu'il fera une petite glace par-dessus, vous dresserez votre conserve dans vos moules.

Groseilles en Bouquets.

15. Prenez une livre de grosses groseilles, cueillies par petits bouquets, que vous mettez dans une livre de sucre cuit à la grande plume, pour leur faire prendre deux ou trois bouillons couverts; écumez-les doucement & laissez-les dans leur sucre, sans les ôter de la poële. Il faut les mettre à l'étuve jusqu'au lendemain, que vous les mettrez égoutter. Lorsqu'elles seront refroidies, arrangez-les proprement par petits bouquets; quand elles seront bien égouttées, il faut les poudrer de sucre fin & les mettre sécher à l'étuve.

Groseilles en Chemises.

16. Ayez de belles groseilles en grappes que vous trempez dans un peu de mousse de blancs d'œufs bien fouettés; passez-les tout de suite dans du sucre fin, & mettez-les à mesure sur une feuille de papier blanc, posé sur un tamis; mettez-les à l'étuve d'une chaleur très-douce pour les faire sécher.

Groseilles en grains.

17. Prenez de belles groseilles rouges; ôtez-en les pepins, & jettez-les à mesure dans l'eau fraîche; clarifiez six livres de cas-

sonade pour quatre livres de groseilles, que vous mettrez au caffé; vous y glisserez votre fruit bien doucement, & vous le remuerez toujours sur le feu, en tenant votre poêle par les deux anses jusqu'à ce que votre sucre soit décuit; vous ôterez la groseille du feu, & vous la mettrez dans les pots; il ne faut pas qu'elle bouille du tout. La groseille blanche se fait de la même façon.

Groseilles en grappes.

18. On prend quatre livres de grosses groseilles en grappes; on fait cuire quatre livres de sucre à la premiere plume & l'on y met les groseilles en grappes; on les fait cuire cinq ou six bouillons, & on le laisse reposer cinq ou six heures; après quoi vous les remettrez sur le feu & vous leur ferez prendre trois ou quatre bouillons; vous les posez proprement sur un tamis pour les égoutter; vous les dressez ensuite en grappe sur des feuilles de fer blanc ou des ardoises; vous les poudrez tant soit peu de sucre & vous les mettez à l'étuve.

Marmelade de Groseilles.

19. Faites bouillir trois livres de groseilles égrainées avec un demi-septier d'eau que vous mettez dans une poêle, pour lui faire prendre quatre ou cinq bouillons pour les faire crever; vous passez le clair des groseilles au travers d'un tamis, & vous le met-

tez à part; vous les presserez ensuite bien avec une spatule ou avec la main, pour en tirer le plus de marmelade que vous pourrez; faites cuire une livre de sucre à la grande plume; mettez-y la marmelade de groseilles pour la faire bouillir avec le sucre, en la remuant toujours avec une spatule, jusqu'à ce qu'elle ait pris quatorze ou quinze bouillons, & versez-la à demi chaude dans les pots. Quant au clair des groseilles que vous avez mis à part, si vous n'avez point d'occasion de l'employer, vous pouvez le laisser dans votre marmelade, vous réduisez le tout ensemble & vous lui donnez plusieurs bouillons.

Groseilles vertes au liquide.

20. Vous les fendez par un côté avec un canif, & vous leur ôtez tous les petits pepins; vous les mettez ensuite dans de l'eau bien claire sur le feu, que vous tenez modéré; & quand elles sont montées au-dessus de l'eau, vous les descendez de dessus le feu, & les laissez reposer dans leur même eau. Lorsqu'elles sont froides, vous les changez & les mettez dans de l'autre eau pour les faire verdir à petit feu, jusqu'à ce qu'elles soient bien molettes. Vous les ôtez pour lors du feu, & les rafraîchissez dans l'eau fraîche, ensuite vous les égouttez bien & les mettez au sucre clarifié. Vous leur ferez prendre quatorze ou quinze bouillons, les ayant

mises sur le feu, afin qu'elles prennent bien le sucre, & vous les y laisserez jusqu'au lendemain, qu'il faudra les égoutter & faire cuire le syrop à perlé; puis vous les glisserez dedans & leur ferez prendre quatre ou cinq bouillons couverts; il n'y a plus après cela qu'à les empoter pour vous en servir quand il vous plaira.

Groseilles vertes au sec.

21. Après les avoir fait confire, comme il est rapporté dans l'article vingt, vous les retirez de leur syrop pour les mettre sur des feuilles de cuivre, vous les poudrez de sucre fin, & vous les faites sécher à l'étuve; le syrop peut servir à faire des rafraîchissemens & des compotes.

CCXXVI.
GUAJABE DES AMÉRICAINS.

Cuiava utan. Rumph.
Malakka pela, Hort. Malab.

C'est un arbre qui croît dans le Pérou, à Saint-Domingue, dans la Nouvelle Guinée: son fruit est plus gros que la plus grosse prune; le Peuple s'en nourrit, mais il ne l'estime cependant pas.

CCXXVII.
GUAJABARA.

Populus americana rotundifolia, Pin. *Coccoloba uvifera*, Linn.

C'est un arbre de la Nouvelle Espagne, dont le fruit est fort bon à manger.

CCXXVIII.
GUAINIER, arbre de Judée.

Siliquastrum, Cast.

On confit au vinaigre les boutons des fleurs, ils ont cependant peu de goût, & ils sont ordinairement fort durs.

CCXXIX.
GUALTERIA.

C'est un arbre du Canada & de l'Isle Royale; on prend ses feuilles en infusion comme du thé : cette infusion est agréable & fortifie l'estomach.

CCXXX.

GUAYAVIER, GOYAVIER,
Poirier des Indes.

Guajava alba dulcis, Comm. Hort.
Psidium pyriferum, Linn.

Le fruit de cet arbre n'est pas des plus sains, lorsqu'on le mange crud, parce qu'on est obligé de le manger tout verd, si on ne veut pas le manger plein de vers. Cet inconvénient ne subsiste plus, si on en fait des compotes ou des marmelades qui sont excellentes; on en fait aussi des candis, des pâtes qu'on employe en santé & en maladie.

CCXXXI.

HARICOT, FEVE, POIS BLANC,
Pois de Mai.

Phaseolus vulgaris, Linn. & Lob.

On mange en été les jeunes cosses de cette plante sous le nom de haricots verds, cuites dans l'eau ou fricassées au jus, au beurre ou à l'huile. Plusieurs personnes sont curieuses de conserver ces cosses vertes pour les manger en hiver; pour cet effet on choisit les plus tendres & ceux où la feve ne se trouve pas encore formée; on en retire les pointes ou le filet ; on les jette à plusieurs reprises dans un chaudron d'eau bouillante pour les faire blanchir ; on les retire pour les plonger dans de l'eau froide & on les fait égoutter sur des claies d'osier ; ensuite on les laisse dessécher ou à l'ombre, ou à l'étuve, & on les serre dans une caisse ou des sacs de papier. Lorsqu'on en veut manger en hiver ou en carême, on en fait tremper dans de l'eau tiede, ils y renflent, puis on les accommode à quelque sausse que ce soit. Ils ont encore la même couleur & presque le même goût que s'ils venoient d'être ceuillis dans le jardin. Il y a des personnes qui, au lieu de les faire sécher, les confisent au vinaigre, ou au beurre fondu, ou à l'huile, mais ces préparations leur ôtent le goût. Les graines de cette plante qu'on nomme haricots blancs ou feves de haricots, se mangent fraîches & seches ; cuites dans de l'eau ou à l'estoufade, puis apprêtées au gras ou au maigre, ou assaisonnées à l'huile ou au vinaigre, elles entrent dans les potages ; on en fait sur-tout d'excellentes purées ; on en peut aussi faire du pain.

Haricots verts à la crème.

1. Passez vos haricots au beurre dans la casserole ou avec du lard, quand ils ont un peu bouilli ; assaisonnez-les de sel, paquet de ciboules & persil ; étant presque cuits,

mettez-y de la crême fraîche ou du lait délayé avec des jaunes d'œufs, servez-les ensuite pour hors d'œuvre d'entremets ; on peut, si l'on veut, y ajouter du sucre ; ou bien,

Prenez des haricots fort tendres, rompez-en les petits bouts, lavez-les & les faites cuire dans de l'eau. Quand ils sont cuits, mettez dans une casserole un morceau de beurre, persil, ciboules hachées. Quand le beurre est fondu, mettez-y les haricots ; après qu'ils sont égouttés, faites leur faire deux ou trois tours sur le feu, après quoi mettez-y une pincée de farine & un peu de bon bouillon & du sel ; faites-les bouillir jusqu'à ce qu'il n'y ait plus de sauffe. Quand on est prêt à servir, mettez-y une liaison de trois jaunes d'œufs délayés avec du lait, & ensuite un filet de verjus ou de vinaigre ; quand la liaison est prise sur le feu, servez-les pour entremets. On en sert aussi en gras ; à la place de liaison, on y met du coulis & jus de veau.

Haricots blancs à la Crême.

2. Prenez-en un demi-litron ; faites cuire à l'eau avec beurre, sel, poivre, bouquet de persil & ciboules, ail, trois clous de girofle, feuilles de laurier ; faites-les égoutter sur un tamis, mettez une chopine de crême dans une casserole ; faites bouillir en la remuant toujours & réduire à moitié ; assai-

sonnez de bon goût & y mettez vos haricots.

Haricots verds au blanc.

3. Otez-en les filets s'ils sont trop gros, coupez-les en deux dans leur longueur, faites-les cuire avec de l'eau, du sel & du beurre ; quand ils sont cuits, égouttez-les & les passez avec du beurre, persil, ciboules hachées, singez-les & les mouillez de mitonnage, assaisonnez-les de bon goût. Quand ils sont cuits, liez-les avec de la crême & des jaunes d'œufs, un jus de citron & servez.

Haricots blancs au roux.

4. Faites cuire à l'eau, faites un roux avec beurre & farine, où vous mettez un oignon haché ; faites-y fricasser les haricots avec persil, ciboules hachées, filet de vinaigre, mouillez de bouillon, sel & poivre ; en les servant pour collation, au lieu de beurre, servez-vous d'huile fine.

Haricots verds au roux.

5. Après les avoir fait cuire dans de l'eau, mettez sur une tranche de jambon ; quand elle a sué, mettez dans la même casserole un morceau de beurre, persil, ciboules hachées & les haricots ; passez le tout ensemble, mouillez de bouillon & de coulis, assaisonnez de sel & poivre ; faites cuire le tout une bonne heure : il faut que la sauffe ne soit pas trop

trop claire, servez-les pour un plat d'entremets, ou pour garnir quelques entrées.

Haricots verds en salade.

6. Après les avoir cuits & égouttés, coupez-les également, mettez-les dans un saladier & faites dessus divers desseins de toutes les autres fournitures.

Haricots verds au Vin de Champagne.

7. Coupez-les en filets, & faites cuire à l'eau bouillante avec sel & beurre ; passez à la casserole avec beurre, persil & ciboules hachées ; mouillez avec un verre de vin de Champagne ; faites réduire, ajoutez-y du coulis, faites mitonner à petit feu, assaisonnez, servez à courte sauffe avec un jus de citron.

CCXXXII.

HEDYSARUM DES INDES.

Crocodylus, Rumph.
Hedysarum trifoliatum arborescens, floribus exalis foliorum, siliquis copiosis glabris, Thes. Zeyl.

Ses feuilles servent de plantes potageres aux Indiens, ils les mangent cuites avec du poisson.

A a

CCXXXIII.

HEMORRHOIDALE,

Eclairette, petite Eclaire, petite Chelidoine, petite Scrophulaire.

Ranunculus ficaria, Linn.
Chelidonia rotundifolia minor, Pin.

Dans l'Uplande on mange cuites les feuilles de cette plante.

CCXXXIV.

HERBE AUX CUILLIERS.

Cochlearia folio subrotundo, Pin.
Cochlearia foliis radicalibus subrotundis, caulinis oblongis subsinuatis, Linn.

L'herbe aux cuilliers qui croît sous la Zone froide, est plus âcre & meilleure que la nôtre; on fait de la salade avec ses feuilles crues, ou bien on les mange avec du pain frotté de beurre; quand elles sont cuites, on les associe avec les chairs trop humides. Les habitans de la Norwege en font confire au sel pour l'hiver; il y a des personnes qui mettent de cette plante dans leurs bieres.

CCXXXV.
HERBE DE LA LACQUE.

Phytoloca americana majori fructu, Tour.
Solanum racemosum americanum, Raii.

Les Américains mangent en guise de plantes potageres les jeunes feuilles de cette plante. On mange en guise d'asperges les jeunes racines de l'espece de phytolaca, qui se nomme *Phytolaca vix in ramos divisa, sustentaculis spicarum rotundatis*; mais cette plante qui sert d'aliment en Amérique, devient très-dangereuse en France.

CCXXXVI.
HERBE FLOTTANTE.

Sargazo, Pis.
Fucus natans, Linn.

On mange dans les Isles du Cap Verd & de Canaries, cette plante en salade.

CCXXXVII.
HETRE, FAU, FOUTEAU, FOYARD,
FOUINIER.

Fagus sylvatica, Linn.
Fagus, Dod. Pempt.

Les faines se mangent comme les châtaignes, grillées. Les Suédois en usent en guise de caffé ; on en tire une huile très-propre à l'usage de la cuisine. Les coupeaux de son bois sont employés pour éclaircir le vin ; soulés d'un vin très-foncé, on s'en sert pour colorer les vins foibles en couleur ; on prétend que les fruits de cet arbre mangés verds, causent aux hommes une espece d'ivresse.

CCXXXVIII.
HOUBLON, HOUBLON FEMELLE, HOUBLON MALE, FOLLE VIGNE.

Humus lupulus, Linn.
Lupulus, *mas*, Pin.

Les fleurs & les fruits du Houblon entrent ordinairement dans la biere, qu'ils empêchent de corrompre par leur amertume ; on employe aussi ses feuilles & les pointes de ses sarmens pour l'arriere biere ; ses pousses se mangent cuites comme des asperges, & à la même sauffe.

CCXXXIX.

HOUX FRELON, FRAGON, BRUSC, Berbouisset, Prebouisset, Housson, petit Houx, Houx Fourgon, Buis piquant, Frelon.

Ruscus aculeatus, Linn.
Ruscus myrtifolius aculeatus, Tour.

Les jeunes pousses de cette plante se mangent comme des asperges.

CCXL.

JACA, AMBI, JACHA, JAACA, JAQUA.

Nanka, seu nanca, seu saccus arboreus major, Rumph.

C'est un arbre qui croît dans l'Isle de Java, à Malabar; quoique l'odeur de ce fruit ne soit pas agréable, cependant sa saveur est des plus délicates: il est miellé & a le goût d'orange; il est très-bon pendant les grandes chaleurs pris modérément, son noyau ressemble à une châtaigne. Le fruit de l'arbre qu'on nomme *Saccus arboreus minor, sive Tsiumpadúha*, Rumph. est plus salutaire, plus délicat & plus facile à digérer, que celui de la grande espece. On donne au fruit du jaca le nom de barce dans les manilles; lorsqu'on en mange trop souvent, il occasionne une maladie pestilentielle que les Indiens nomment *morxi*.

CCXLI.

JACAPUCAYA des habitans du Bresil.

Nux Jacapucaya Brasiliensium, seu amygdala del anidi, Jos. Acosta. Hist. Jad. L. 4.

Les noix de cet arbre sont un peu plus grosses que les amandes dont il se trouve ordinairement trente renfermées dans un calice très-dur, très-vaste, approchant pour la grandeur de la tête d'un enfant; ces noix ont à peu près le même goût que les pistaches. En les faisant griller elles sont bonnes à manger; mais lorsqu'elles sont crues, elles passent pour nuisibles.

CCXLII.

JACARANDA, MANIPOY.

Les fruits de cet arbre des Indes se mangent cuits.

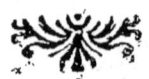

CCXLIII.
JAMBOS, JAMBEYRO.

Jambosa sylvestris alba, Rumph.
Eugania jambos, Linn.

Les fruits de cet arbre des Indes se mangent à l'entrée de la table comme les melons; les melons ont une odeur de rose, on les confit au sucre.

CCXLIV.
JAMBU.

Jambosa aquea, Rumph.

On mange cruds à Amboine & dans les Molucques, les fruits de cette plante, quand ils sont mûrs. Pendant les jours de grandes chaleurs des mois de Novembre & de Décembre, ils appaisent la soif.

CCXLV.

JAUNE D'ŒUF, Prunier de la Guiane.

Le fruit de cet arbre qui ressemble à un jaune d'œuf de poule cuit, mais du double plus gros, est si nourrissant que deux personnes exilées sur le grand Islet pour avoir tramé une conspiration, & condamnées à mourir de faim, y vécurent pendant trois mois en ne se nourrissant que de ce seul fruit: elles se trouvoient même pour lors en meilleure santé, qu'elles n'étoient, lorsqu'elles y arriverent; tout le grand défaut d'une pareille nourriture, c'est qu'elle fait tomber la peau de la bouche, lorsqu'on en fait usage.

CCXLVI.
IF.

Taxus baccata, Linn.
Taxus, Pin.

Malgré les qualités nuisibles de cet arbre, & même, dit-on, de son ombrage, les enfans mangent ses bayes sans en être incommodés, pourvu qu'ils n'avalent pas les noyaux.

CCXLVII.
JOUBARBE,

GRANDE JOUBARBE, JOMBARDE, ARTICHAUT SAUVAGE.

Semper vivum tectorum, Linn.
Sedum majus vulgare, Pin.

Linneus dit que dans le Nord on substitue les feuilles de cette plante à celles du pourpier.

CCXLVIII.
JUJUBES.

Zizypha, seu Jujubæ.

On fait sécher les fruits de cet arbre: on s'en sert plus comme médicamens que comme alimens, quoiqu'ils passent cependant pour être assez agréables au goût.

CCXLIX.
KARATAS.

Caraguata-acanga, Pis.
Bromelia Karatas, Linn.

Il y a deux especes particulieres de karatas: une dont les feuilles sont creuses & contiennent si bien l'eau de pluie, qu'elles sont d'une grande ressource dans les lieux secs, & une autre qui porte un fruit en forme de gros clou, dont le goût tire sur celui de la pomme de reinette, dont on fait d'excellentes confitures.

CCL.

KATJANG, petite Feve des Indes.

Phaseolus minor albus, seu javanicus, Rumph.

Phaseolus minor ruber & flavus seu amboinicus, Rumph.

Toutes les especes de petites feves des Indes sont, après le ris, la meilleure de toutes les nourritures: elles conviennent sur-tout aux ouvriers, mais elles sont nuisibles aux personnes oisives.

CCLI.

LAITERON, LACERON, PALAIS DE LIEVRE.

Sonchus oleraceus, Linn.
Sonchus lævis laciniatus latifolius, Pin.

On mange en Suede les feuilles de cette plante cuites, de même qu'en plusieurs Provinces de la France; on les assaisonne comme les autres légumes; on prétend que la décoction de ces mêmes feuilles est bonne pour augmenter le lait aux Nourrices.

CCLII
LAITUE.

Lactuca capitata, Pin.
Lactuca sativa capitata, Linn.

On mange la laitue crue en salade avec l'huile, le vinaigre & le sel; cuite on la mange dans la soupe, on la mêle aussi avec différens légumes, sur-tout avec les pois: elle est rafraîchissante, humectante. Les Européens ne mangeoient de la laitue qu'à la fin du repas, le soir pour se procurer le sommeil; mais dans le temps de Domitien, on changea d'ordre & elle servit d'entrée chez les Romains.

Laitues farcies à la dame Simone.

1. Faites-les blanchir un moment; égouttez, dépliez les feuilles sans qu'elles quittent le tronc, jusqu'à ce que vous soyez parvenu au petit cœur; ôtez-le, & à sa place, mettez-y un morceau de farce fine de volaille; ficelez vos laitues; coupez par tranches deux livres de rouelle de veau; foncez-en une casserole avec des bardes de lard, tranches d'oignons; faites suer sur le feu, mettez-y un peu de farine. Quand cela commence à s'attacher, remuez avec une cuillière sur le fourneau, pour que cela roussisse un peu; mouillez de moitié jus & moitié

bouillon, avec sel, poivre, clous, laurier, basilic, persil & ciboules entieres; arrangez vos laitues farcies dans une marmite; mettez-y cette braise; mouillez & faites cuire; si vous voulez les servir au bleu; tirez de la marmite; ôtez les ficelles; égouttez, mettez dans une casserole avec un coulis blanc & y faites mitonner vos laitues; dans l'une ou l'autre maniere, dressez proprement & servez chaud.

Pain aux montans de laitues Romaines.

2. Prenez un petit pain d'une demi-livre, ôtez-en la mie, remplissez-le d'un ragoût de pigeons, ficelez-le, & le faites tremper un moment dans du lait; farinez-le ensuite & le faites frire de belle couleur, servez autour un ragoût de montans de laitues romaines, faites-les cuire dans un blanc; quand ils sont cuits, mettez-les faire quelques bouillons dans une essence claire, dressez-les autour du pain & l'essence par dessus.

Laitues farcies frites.

3. Procédez d'abord comme il a été dit article premier, égouttez ensuite vos laitues, battez quelques œufs en omelettes, trempez-y vos laitues une à une; prenez-les & faites frire au saindoux de belle couleur; servez sur une serviette, garnies de persil frit; elles peuvent servir de garnitures aux grosses entrées.

LAI

Ragoût de laitues en gras.

Prenez des cœurs de laitues pommées; faites blanchir un moment à l'eau bouillante, & les mettez à l'eau fraîche; égouttez bien & mettez cuire dans une braise; faites égoutter, coupez-les en dez & les mettez dans une casserole avec de l'essence de Jambon & un coulis clair; laissez mittonner, assaisonnez de bon goût; vous pouvez les servir avec une éclanche, des filets, des fricandeaux, perdrix, poularde, &c.

Ragoût de laitues en maigre.

5. Faites-les cuire à l'eau blanche & y faites la sauce suivante; prenez du beurre fin, un peu de farine, sel, poivre & muscade; mouillez d'un peu de vinaigre & d'eau; ajoutez du coulis d'écrevisses, ou autre coulis maigre; tirez vos laitues, égouttez & les mettez dans cette sauce; faites chauffer jusqu'à ce que le ragoût soit lié & servez.

Laitues farcies frites différemment à ce qui a été dit à l'article 3.

6. Prenez huit ou dix laitues pommées; faites-les blanchir, abattez-en les feuilles, après les avoir mises dans l'eau fraîche & pressées; mettez dans le cœur des laitues une farce faite de blanc de volaille, graisse de bœuf & lard blanchi, persil, ciboules, champignons, une pointe d'ail, le tout

haché & lié de quelques jaunes d'œufs, assaisonnez de bon goût ; recouvrez cette farce avec les feuilles de laitues qui doivent tenir ensemble, ficelez-les & les faites cuire dans une braise ; quand elles sont cuites, tirez-les & les laissez refroidir ; trempez-les dans l'œuf battu & les pannez ; faites-les frire, garnissez-les de persil & les servez pour entremets.

Ragoût de montans de Laitue romaine.

7. Prenez vos laitues & une marmitte de la grandeur qu'il faut, mettez-y de l'eau à moitié avec un morceau de beurre manié d'un peu de farine, deux ou trois bardes de lard, un oignon piqué de clous & de sel ; lorsque cela bout, mettez-y les laitues. A demi cuites, retirez-les & les mettez dans une casserole avec un coulis clair de veau & de jambon ; mettez-les mitonner à petit feu ; après qu'elles l'ont été, mettez la casserole sur un fourneau allumé, faites diminuer le coulis à propos, mettez-y la grosseur d'une noix de beurre manié tant soi peu de farine & le remuez ; que le ragoût soit d'un bon goût & d'un bel œil, & que le jus ne soit point trop lié ; dressez-les proprement, & les servez chaudement pour entremets.

Ragoût de Laitues romaines en maigre.

8. Faites cuire ces laitues dans l'eau blanche : étant cuites, faites-y une sauce de cette maniere. Prenez un morceau de beurre

frais avec une pincée de farine, du sel, du poivre, un peu de muscade, le tout mouillé d'un peu de vinaigre & d'un peu d'eau; ajoutez-y une demi-cuillerée à pots de coulis d'écrevisse ou autres coulis maigres, tirez les laitues de la marmitte où elles ont cuit, égouttez-les & les mettez dans la casserole où est la sausse; mettez-les sur un fourneau & les remuez de temps en temps jusqu'à ce qu'elles soient liées; si elles sont d'un bon goût, dressez-les dans un plat & les servez chaudement pour entremets.

Potage de laitues farcies en maigre.

9. Farcissez vos laitues d'une bonne farce de poisson, de la maniere qu'il a été dit N°. 1. étant ficelées, mettez-les cuire dans une petite marmitte avec du bouillon de poisson, & lorsqu'elles seront cuites, mitonnez des croûtes dans le plat où vous voulez servir le potage de bouillon de poisson, & après que le tout est mitonné, mettez-y un petit pain farci par le milieu; tirez les laitues & les déficelez, coupez-les par moitié, faites-en une bordure autour du potage; jettez dessus le potage un coulis roux de poisson, ou bien un coulis au blanc & servez chaudement; on peut y mettre, au lieu de coulis, une purée claire.

CCLIII.
LAMIER ROUGE,
Archangélique rouge, Ortie morte, Ortie rouge.

Lamium purpureum, Linn.
Lamium purpureum fœtidum, folio subrotundo, Pin.

On mange dans quelques pays les feuilles de cette plante cuites.

CCLIV.
LAMMUT, LAMMUTA.

Cynomorium, namnam, Rumph.

Quand le fruit du lammut, originaire des Moluques, est mûr, on peut le manger crud; on en mange aussi avec les poissons.

CCLV.
LAMPSANE, GRAS DE MOUTON,
Herbe aux Mammelles.

Lapsana communis, Linn.
Lampsana, Dod.

Cette plante cuite devient amere, mais crue,

crue, c'est une fort bonne salade, qui est d'usage à Constantinople & dans plusieurs de nos Provinces.

CCLVI.
LASSA, BAJATTAN, AGMAHI, BOAU, LANSAC.

Lansium, seu lansa, Rumph.

On en trouve dans toutes les Isles des Indes, depuis Java jusqu'aux Moluques; les fruits mûrs de cet arbre sont très-bons mangés cruds pendant les grandes chaleurs, on les confit avec du vin & du sucre.

CCLVII.
LAURIER.

Laurus vulgaris, Pin.
Laurus nobilis, Linn.

Les feuilles séchées de laurier entrent dans la plûpart des ragoûts & des courts bouillons, tant en gras qu'en maigre; on en couronne les jambons & elles servent également entrelassées avec les fruits à égayer les desserts d'hiver. Il y a une espece de laurier connue sous le nom de laurier cerise, on s'en sert dans la cuisine pour donner au lait bouilli un goût d'amandes; on en met une feuille ou deux dans les soupes & certains

B b

petits fromages mols qu'on mange au deſſert, mais l'uſage en eſt dangereux.

CCLVIII.
LENTILLE.

Ervum Lens, Linn.
Lens major, Linn.

On mange les lentilles ſeches, entieres ou en purée, fricaſſées au gras ou au maigre & en ſalade; elles entrent dans les coulis, les potages. Par les écrits des anciens il paroît que les Philoſophes ſe faiſoient autrefois un grand régal de lentilles, car Athenée dit, que c'étoit une maxime des Stoïciens, que *le Sage faiſoit tout bien & qu'il aſſaiſonnoit parfaitement les lentilles*; Eſaü vendit ſon droit d'aîneſſe à Jacob pour un plat de lentilles.

Coulis de Lentilles.

1. Epluchez & lavez, faites cuire avec de bon bouillon gras ou maigre, ſuivant l'emploi que vous en voulez faire; paſſez-les à l'étamine, en les mouillant de leur bouillon, & vous en ſervez ſoit pour potage ou terrine; ou bien

Prenez des croûtes de pain, carottes, panais, racines de perſil, oignons coupés par tranches, paſſés à l'huile ou au beurre bien chaud. Si c'eſt en gras, mettez-y du lard bien roux, ajoutez-y des lentilles cuites & un peu de bouillon ; assaisonnez de bon goût, ajoutez un morceau de citron, & après quelques bouillons, passez votre coulis à l'étamine ; il sert pour les potages de lentilles, &c. ou bien

Mettez un peu de beurre dans une casserole avec un oignon coupé par tranches, une carotte, un panais, & faites roussir ; mouillez de bouillon de poisson ; assaisonnez de deux ou trois clous, d'un peu de basilic, persil, ciboule entiere, deux rocamboles, quelques champignons, quelques croûtes ; laissez mitonner le tout ensemble ; écrasez les lentilles cuites dans du bouillon de racines ; mettez-les dans le coulis, faites mitonner & passez à l'étamine pour employer au besoin.

Maniere d'apprêter les lentilles.

2. Choisissez les mieux nourries, larges, d'un beau blond, qui se cuisent promptement. Après les avoir épluchées & lavées, faites-les cuire dans l'eau & les fricassez comme les haricots blancs.

Potage de Lentilles en maigre.

Mettez cuire des lentilles avec du bouillon maigre de racines ; faites un coulis ; quand le coulis a été passé, mettez-y une cuillerée de lentilles entieres ; mitonnez des croûtes avec du bouillon de poisson ; mettez un petit pain farci au milieu; jettez le coulis de lentilles fur votre potage & fervez chaudement.

CCLIX.
LETCHI, LICHI.

C'eſt un arbre de la Chine, qui produit le fruit le plus délicieux de cet empire. Il eſt d'une nature ſi chaude, que ſi on n'en uſe point avec modération, il fait naître des puſtules par tout le corps. Les Chinois le font ſécher & en mangent toute l'année; ils s'en ſervent particulierement dans le thé, auquel il donne un petit goût rude ou aigrelet, qui leur paroît plus agréable que celui du ſucre.

CCLX.
LIANE ROUGE.

C'eſt une plante de l'Amérique, qui étant coupée, rend une eau claire & pure, dont les Voyageurs & les Chaſſeurs altérés font un grand uſage; mais il faut obſerver après l'avoir coupée par le bas, d'en couper promptement la longueur de trois ou quatre pieds dans le haut, pour obliger l'eau à deſcendre, ſans quoi l'eau au lieu de s'écouler, remonte dans l'inſtant vers le haut de la tige.

CCLXI.

LARMES DE JOB.

Lacryma jobi indica.
Sulee, Rumph.

Cette plante ne croît pas d'elle-même dans les Indes, mais on l'y cultive aux bords des champs de riz; les petits grains de cette plante sont de la grosseur d'un pois, leur substance intérieure est blanche & assez douce, même plus douce, suivant quelques Auteurs, que celles du riz; quoiqu'on ait de la peine d'enlever l'écorce de cette graine, on l'emploie cependant dans les alimens à cause de sa douceur; on fait macérer dans l'eau pendant une nuit ces petits grains, ensuite on les brise aisément ainsi qu'on fait le riz & on en enleve deux especes d'enveloppe; ensuite on les fait cuire avec le sucre de coco en forme de bouillie, à l'instar du riz, quoique cependant ces petits grains, loin de se délayer, se durcissent; on en mange plutôt pour le goût que pour la santé.

CCLXII.

LIMON SAUVAGE DES INDES.

Limo agrestis indica seu Limon papeda, Rumph.

Cet arbre est indigène dans les Indes orientales; son fruit est à peu près semblable au citron, mais son suc est plus âcre & plus acide, il occasionne des tranchées; c'est pourquoi on ne mange pas ce fruit seul, mais on l'associe avec un peu de jus de viandes ou de poissons, & il sert d'assaisonnement dans la bouillie qui se fait avec le sagu.

CCLXIII.

LOTIER AILÉ.

Lotus siliquosa, Linn.
Lotus pratensis siliquosus luteus, Pin.

On mange les graines de cette plante comme des petits pois.

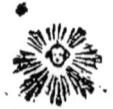

CCLXIV.
LOTIER ODORANT,
Trefle musqué, faux Baume du Pérou.

Lotus hortensis odora, Pin.
Trifolium melilotus cærulea, Linn.

Les Egyptiens ont en grande vénération la plante du lotus; ils en font une sorte de pain ou de galette; Linneus met ce lotus dans le genre des nenuphars, & il l'appelle *nymphæa lotus* ou *lotus Ægyptia*. Il paroît par-là que le lotier, dont nous avons donné le nom à la tête de cet article, n'est pas le lotier d'Egypte, il est plutôt celui dont on fait usage en médecine, comme d'un baume.

CCLXV.
LONTAIRE.

Lontarus vulgaris, Linn.

On fait du pain & de la bouillie avec la moëlle farineuse du tronc & des rameaux de cet arbre; sa noix ressemble à la noix du coco, mais elle est plus petite & plus ronde, à peu près de la grosseur d'une tête d'enfant, d'une couleur verte, roussâtre, quand elle est jeune, & tout à fait rousse, quand elle est mure; dans chaque fruit il y a trois noyaux de la grosseur d'un œuf d'oie séparés par des cloisons; quand la noix est jeune, son écorce est si tendre, qu'on peut l'ouvrir par sa partie supérieure avec le doigt, & c'est pour lors qu'on y trouve un noyau blanc, mol & aqueux, contenant une espece de lymphe douceâtre & un peu rafraîchissante; on mange ce noyau quand la noix est à demi-mure, après en avoir ôté l'envelope extérieure; il n'en faut pas trop manger, parce que cette nourriture affoiblit l'estomac & qu'elle peut devenir nuisible. On prépare dans les Indes un mets qu'on nomme *punata:* il se fait avec le suc jaune exprimé des fruits murs, qu'on fait sécher en consistence de fromage & qu'on fait même durcir en le salant & en l'exposant à la fumée; ce suc fournit encore une boisson douceâtre, ou il sert dans le pays pour mêler avec le riz. Les habitans de Malabar rassemblent les noix de lontaire quand ils sont mûrs, & les mettent en tas dans une fosse exposée à la pluie; quand elles ont été suffisamment arrosées des eaux de pluie, elles jettent de grandes racines blanches, ou des germes de l'épaisseur d'un doigt, de la longueur d'une aulne, semblable à des panais; on appelle dans le pays ces racines *calangu*, on les fait cuire dans l'eau sur le feu & on les mange en guise de batatte, ou bien on les coupe en morceaux, on les fait ensuite sécher au soleil ou au feu, jusqu'à ce qu'elles se recourbent & se fendent, on les appelle pour lors *œdijal*, après quoi on les expose à la fumée & on les mange avec le *puna*, comme un mets familier; ceux qui n'ont pas bien pris racine, acquièrent par-là à leur moëlle une qualité délicate & même molle, qui la rend très-propre pour servir de nourriture. On fait avec le *sura*, autrement le suc épaissi de lontaire, un très-bon sucre, les jeunes pousses de cet arbre se mangent encore comme alimens par les habitans de ce pays.

CCLXVI.
LUPINS.

Lupinus sativus flore albo, Pin.
Lupinus albus, Linn.

Du temps de Galien, la graine de lupins étoit une nourriture quotidienne sur les tables; on leur faisoit perdre leur saveur amère dans de l'eau bouillante, on les mangeoit au sel & au vinaigre.

CCLXVII.

MACERON, gros persil de Mandoine.

Smyrnium, Matth.
Smyrnium olusacrum, Linn.

Quelques personnes retirent de terre la racine de cette plante en automne, & la conservent dans le sable pendant l'hiver, afin de l'attendrir & de la rendre plus propre d'entrer dans les salades; c'étoit autrefois un légume d'un grand usage en plusieurs lieux; on mangeoit ces jeunes pousses comme le céleri, mais ce dernier a pris le dessus.

CCLXVIII.
MACHE, CLAIRIETTE,

Chuquette, Blanchette, Bourcette, Oreillete, Salade royale, Salade de Chanoine, Poule grasse, Doucette.

Valeriana locusta, Linn.
Valeriana campestris inodora major, Pin.

On mange les feuilles de doucette crues, c'est la meilleure salade d'hiver, sur-tout lorsqu'elle est cultivée; les uns la mangent seule, d'autres la mêlent avec le céleri ou la chicorée, & d'autres encore avec la betterave & l'anchois; la doucette est excellente avec la sauffe de carpe à l'étuvé.

CCLXIX.

MACUSSON, MINSON, MIANÇON,
GLANDS DE TERRE.

Lathyrus tuberosus, Linn.
Lathyrus arvensis repens tuberosus, Pin.

Les racines de cette plante forment à sept ou huit pouces de terre des chapelets de tubercules, que les enfans ramassent lorsqu'on laboure, & qui se mangent en plusieurs Provinces cuites sous la cendre.

CCLXX.
MALPIGIA.

On mange ses bayes.

CCLXXI.
MANGOSTANE.

Mangostana, Rumph.
Garcinia, Linn.
Laurifolia javanensis, Pin. & Raii.

Cet arbre croît à Malava, à Java, Banda, &c. Son fruit, suivant les Indiens, est le meilleur & le plus salutaire de tous les fruits. Lorsqu'il est mûr, il est de la grosseur d'une petite pomme douce, & il approche pour le goût des raisins, toutes sortes de malades en peuvent manger; on a même observé que les malades qui ont en aversion tous les autres alimens, trouvent toujours bon le mangostane, & quand ils ne s'en soucient plus, c'est mauvais signe.

CCLXXII.

MANGUIER, MANGUES.

Mangas, manga domestica seu arbor mangifera, Rumph.

Les fruits de cet arbre qui croît dans les Indes & aux frontieres de la Perse, sont très-délicats; on les mange cruds, on les mange aussi avec du riz, on les coupe encore en tranches pour faire cuire avec du poisson; quand ces fruits ne sont pas mûrs, ils sont acides & astringens: on ne doit pas pour lors les manger cruds, on les confit dans les Indes à la saumure & au vinaigre; les Indiens font avec le suc de ces fruits mûrs, du roob & du vinaigre.

Il croît dans les Isles Moluques, à Amboine, une autre espece de manga que Rumphius nomme *manga fœtida seu bate*; il ne faut pas tant manger de fruits de cette espece que de l'autre, car ils sont trop secs & donnent la fievre, ils sentent d'ailleurs mauvais.

A Batavia, à Java, on en trouve une troisieme espece, *manga Utan. Rumph.* Ce fruit approche, pour la qualité, du manga puant; il n'est cependant pas si fetide n'y si échauffant : il ne se mange pas crud, on le cuit avec le poisson.

CCLXXIII.

MANIHOT, MANIOC, MANIOQUE.

Yuca foliis cannabinis.
Arbor succo venenato, radice esculentâ, Pin.
Intropha manihot, Linn.

La racine de cet arbrisseau de l'Amérique, mangée crue seroit un poison mortel; mais lorsqu'elle est préparée, on en peut faire du pain si bon, que l'on dit que les Européens le préferent même par goût au pain de froment. De quelque maniere qu'on s'y prenne, l'essentiel est d'enlever à cette racine un lait âcre & corrosif, qui est un véritable poison; voici la méthode simple des Sauvages pour la préparer. Après avoir arraché les racines du manihot, qui ressemblent assez à des navets, ils les lavent & en enlevent la peau; ils rapent & écrasent cette racine & la mettent dans un sac de jonc d'un tissu très-lâche; ils disposent sous ce sac un vase très-pesant, qui faisant l'office de poids, exprime le suc du manihot, & le reçoit en même temps. On rejette ce suc qui est mortel pour les hommes & même pour les animaux, quoiqu'ils en soient fort friands. On fait sécher sur des plaques, à l'aide du feu, la substance farineuse qui reste, & on achève par-là de dissiper toutes les parties volatiles. Les grumeaux des manihot desséchés & divisés, sont ce qu'on nomme la farine de manihot; on en fait du *covac* ou de la cassave.

Les Indiens de la côte de Cayenne préferent le covac à la cassave; il est connu à la Martinique sous le nom de farine de magnoc, on en fait du moins autant d'usage que de la cassave. Pour faire le covac, on jette dans une poële large & peu profonde, de la farine de magnoc, on rémue sur un feu lent & modéré cette farine durant huit heures de suite, prenant garde qu'il ne se pelote en masse & que l'humidité de la farine s'évapore doucement; l'opération est finie quand la fumée diminue & que le covac en rougissant se réunit en petits grains.

La cassave se fait en desséchant la farine de magnoc jusqu'à ce qu'elle soit compacte, on la casse pour la passer par une espèce de tamis qu'on appelle *manaret*: pendant cette opération on fait chauffer une platine, qui est, ou de terre cuite, ou de fer: on y étend la farine jusqu'au bord de tous les côtés; lorsqu'elle se couvre de petites élévations, c'est une marque que la cassave est cuite du côté où elle touche la platine, on la retourne pour la cuire également de l'autre côté; on l'expose ensuite au soleil, afin qu'elle se conserve long-temps : on la garde dans un lieu chaud au défaut d'étuve. Ces espèces de galettes, larges & minces à peu près comme du croquet, s'appellent pain de Cassave, ou pain de Madagascar : les Sauvages les font plus épaisses. Pour faire usage du covac, ou de la cassave, il ne s'agit que de les humecter avec un peu d'eau pure ou du bouillon. Le lait exprimé de la racine de manihot, a la blancheur & l'odeur du lait d'amandes. Quoique ce soit un poison, en le laissant reposer, on obtient une substance blanche & nourrissante que l'on trouve dans le fond du vase, & qu'on lave bien avec de l'eau. Cette fecule a l'apparence de l'amidon, on l'appelle moussache, on l'emploie aussi au même usage que l'amidon ; on en fait encore des espèces d'échaudés & des massepains, &c. en y mêlant du sucre. Cette troisieme préparation de la farine de magnoc, porte le nom de *cipipa*, & on donne le nom de capiou à la préparation suivante.

On prend l'eau de magnoc tout simple & celle qui surnage le cipipa, on les fait réduire à moitié sur le feu en les écumant à mesure ; on y ajoute alors une cuillerée de cipipa, & on fait rebouillir le tout jusqu'à ce qu'il ait acquis une certaine consistance ; on y met du sel & du piment.

On fait aussi du langous avec de la cassave, qu'on trempe un peu dans de l'eau froide, & on la jette enfuite dans de l'eau bouillante ; on remue le tout & il en réfulte une forte de pâte ou bouillie, qui eft la nourriture la plus ordinaire des Negres, elle eft faine & légere. La matêté eft du langou, dans lequel on mêle du fucre ou du fyrop ; les Negres s'en nourriffent quand ils font malades, on prétend que le fuc du roucou eft un contrepoifon pour ceux qui auroient avalés du manihot non préparé, pourvu qu'on l'avale fur le champ, car ce remede n'auroit aucun effet, fi on laiffoit paffer plus d'une demi-heure.

CCLXXIV.

MANNE, MANNE AQUATIQUE, Mane de Pologne.

Feftuca fluitans, Linn.
Gramen aquaticum fluitans, multiplici fpica, Pin.

La graine de la manne eft fort petite ; mondée, c'eft un gruau très-délicat que les Polonois préferent au riz & préparent avec du lait.

CCLXXV.

MANNE TERRESTRE,
PANIS MANNE, MANNE, SANGUINELLE.

Panicum sanguinale, Linn.
Gramen dactylon, folio latiore, Pin.

En Pologne on fait avec la graine de cette plante, de même qu'avec celle de la précédente, une espece de gruau.

CCLXXVI.
MARJOLAINE.

Majorana vulgaris, Pin.
Origanum majorana, Linn.

La Marjolaine n'est pas d'une grande utilité à l'égard des alimens, cependant on l'y mêle assez souvent, non-seulement pour les rendre plus agréables, mais encore pour corriger ce qu'ils ont de flatueux & en faciliter la digestion, & c'est particulierement avec les pois, les feves & le poisson.

CCLXXVII.
MARIPA.

C'est une espece de chou palmiste, ses graines sont couvertes d'une pellicule fort agréable, on en mange beaucoup dans la saison qui les produit; les Agoutys en sont fort friands.

CCLXXVIII.
MARMELOS DE BENGALE.

Bilucus tellor, Rumph.
Cucurbitifera trifolia indica, fructus pulpa cydonii æmula, Raii.

Les fruits de cet arbre qui croît à Bengale sont de deux especes, dont les uns sont de la grosseur & de la forme d'un œuf d'oie & sont très-bons à manger; les autres sont petits, on ne peut pas les manger cruds, il faut les faire cuire sous la cendre.

CCLXXIX.
MAUVE, GRANDE MAUVE.
Fromageot, Beuret, Herbe S. Simon.

Malva rotundifolia, Linn.
Malva vulgaris, flore majore, folio sinuato, J. B.

On mange en quelques pays les feuilles cuites de cette plante, de même que celles de la petite mauve.

CCLXXX.
MELICA.

C'est une espece de froment; les Paysans font moudre sa graine & en font un pain âpre & grossier.

CCLXXXI.
MELISSE, CITRONELLE.

Melissa officinalis, Linn.
Melissa hortensis, Pin.

Les feuilles de Melisse peuvent se mettre en fourniture dans les salades; quelques personnes en mettent dans les omelettes, comme on y met le persil; mais cela n'est pas commun.

CCLXXXII.
MELILOT, MIRLIROT.

Trifolium melilotus officinalis, Linn.
Melilotus officinarum germaniæ, Pin.

Quand on veut donner une espece de fumet aux lapins domestiques, on introduit un bouquet de cette plante dans le corps de l'animal avant de le mettre en broche.

CCLXXXIII.
MELOCORCOPALI.

Le fruit de cet arbre qui croît dans la Province de Corcopal aux Indes, a un goût de cerife fort agréable; il eſt un peu laxatif pour les étrangers, mais les naturels du pays le trouvent fort nourriſſant.

CCLXXXIV.
MELON.

Melo vulgaris, Pin.
Cucumis melo, Linn.

Le melon ſe mange crud quand il eſt à ſon point de maturité: c'eſt un manger agréable, rafraîchiſſant & facile à digérer, quand on en mange modérément. Les Italiens font une confiture excellente avec la côte de ce fruit, qui chez eux eſt très-épaiſſe & ſemblable à peu près à celles de nos melons de Provence. Nous confiſons en France au vinaigre, à la maniere des cornichons, ceux qu'on ramaſſe & qu'on éclaircit au mois de Mai, lorſqu'il y en a trop de noués & lorſqu'ils ſont parvenus à la groſſeur d'une olive d'Eſpagne; les connoiſſeurs les trouvent fort délicats. La ſemence de melon entre dans la compoſition de l'orgeat. Dans les vastes campagnes de Saron, dans la Palestine, on cultive en été une grande quantité de melons d'eau, qui sont d'une grosseur extraordinaire & qui pesent quelquefois jusqu'à dix livres: ce sont sans contredit les meilleurs fruits de toute la Palestine.

CCLXXXV.
MELONGENE, AUBERGINE, Mayenne.

Melongena fructu oblongo, Tour.
Solanum melongena, Linn.

Le fruit de cette plante est d'une nature qu'on ne doit ni trop louer ni trop mépriser: il est délicat, mais d'un goût un peu sauvage & fade en même-temps ; la façon de le manger dans les pays méridionaux, est de le couper en long par la moitié, de lui ôter la substance fongeuse où est attachée la graine, quand il est d'une certaine force, & de le faire cuire sur le gril à petit feu, en l'imbibant peu à peu d'huile ou de beurre frais, avec un peu de poivre & de sel, à quoi l'on ajoute quelquefois des herbes fines ; quelques-uns y mettent un anchois qui fond avec l'huile. Cet accompagnement corrige beaucoup la fadeur du fruit, auquel l'habitude acheve de faire prendre le goût; quelques autres le font cuire au feu entre deux plats ou dans une tourtiere préparée de la même façon que ci-deſſus, il eſt par cet apprêt moins ſujet à ſentir la fumée; ici on le mange plus communément frit en pâte comme des artichauts. Voici comme on le prépare.

Il faut choiſir, autant qu'on le peut, les fruits un peu jeunes; on les coupe en long par tranches minces ſans en rien ôter, on les range enſuite ſur un plat proportionné à la quantité & on les ſaupoudre de gros ſel; on les laiſſe dans cet état pendant cinq à ſix heures; le ſel fond & emporte en même-temps le ſuc vicieux de ce fruit, d'où il coule une liqueur noire; on les égoutte & on les exprime encore dans la main pour ôter à cette pulpe le reſte de la liqueur aqueuſe; après quoi on les jette dans la pâte & delà dans la poële; ils ſont encore fort bons & délicats coupés par morceaux & mêlés avec les viandes en ragoûts, après avoir trempé deux ou trois heures dans l'eau fraîche, & préalablement avoir été pelés, mais il ne faut les jetter dans le ragoût qu'une demi-heure avant de le tirer; s'ils y reſtent plus long-temps, ils ſe réduiſent en bouillie.

CCLXXXVI.
MESQUITE.

Dans les temps où les Indiens manquent de bled, ils font du pain avec la graine de cet arbre.

CCLXXXVII.
METLE.

C'est un arbre du Mexique, dont le tronc rend par incision une liqueur fort claire & très-agréable à boire ; elle s'épaissit sur le feu en une espece de miel, dont les Sauvages font leurs délices.

CCLXXXVIII.
MICOCOULIER, FALABRIGUIER,
FANABREGUE.

Celtis australis, Linn.
Celtis fructu nigricante, Tour.

En Provence les enfans mangent les fruits de cet arbre qui sont fort doux & qu'ils nomment des chichoulles.

CCLXXXIX.
MILLEPERTUIS, TRUCHERAU,
TRESCALAN JAUNE, HERBE S. JEAN.

Hypericum perforatum, Linn.
Hypericum vulgare, Pin.

On fait avec les fleurs de millepertuis un ratafia à la mode depuis quelques années.

Cc iv

CCXC.
MILLET, MIL.

Panicum miliaceum, Linn.
Milium femine luteo & albo, Pin.

On fait en Touraine du pain avec la graine de cette plante, on en prépare aussi une espece de bouillie avec du lait; les Villageois du pays Messein en sont fort friands, ils réservent même ce mets pour leurs festins. Les Tartares se servent pour nourriture ordinaire, de millet préparé avec le lait de cavalle. Les habitans de la Krimée préparent avec le lait aigre & le millet fermenté, une boisson qu'ils appellent *bola*, ils préparent aussi pour nourriture une pâte avec la farine de millet détrempée à l'eau.

CCXCI.
MILLET D'AFRIQUE.

Sorghi, J. B.
Holcus Sorghum, Linn.

On prépare avec le millet mondé, des mets qui ressemblent assez au riz. Les Sauvages le rotissent sur les charbons & le mangent, les Golibis en font du palinot, espece de bierre. On fait avec la farine de mil du materé & des especes de langou, qui valent bien les especes de cassave faites avec la farine de manihot. On met dans les langous faits de farine de mil, de l'huile de palmier d'Aovara, les Negres s'en nourrissent aussi; on pourroit faire du pain avec le millet.

CCXCII.

MYRTHE BATARD DES PAYS FROIDS, MYRTHE DE BRABANT, PIMENT ROYAL OU GALÉ, GAGEL.

Quelques personnes font bouillir les feuilles de ce myrthe batard dans la bierre, au lieu de houblon, elles la rendent très-enyvrante; on prétend que ses feuilles prises en infusion théiforme, font une boisson fortifiante.

CCXCIII.

MORILLE.

Phallus esculentus, Linn.
Boletus esculentue rubosus, albicans, quasi fuligine infertus, Tour.

On se sert pour les assaisonnemens de la morille fraîche au printemps ou seche pendant le restant de l'année.

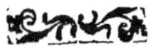

Morilles à l'Italienne.

1. Après les avoir lavées en plusieurs eaux tiedes, égouttez-les bien, faites-les cuire sur la cendre chaude, avec persil, ciboules, champignons, pointes d'ail, le tout haché, du bon beurre, une cuillerée d'huile, sel & poivre; quand elles sont cuites, servez-les sur un croûton passé au beurre.

Morilles frites.

2. Coupez-les en long, faites-les bouillir avec du bouillon à très-petit feu; quand le bouillon sera consommé, farinez bien & faites frire dans le saindoux; faites une sauce avec le reste du bouillon, assaisonné de sel & muscade, que vous servirez sous vos morilles avec du jus de mouton.

Morilles au lard.

3. Coupez-les en deux & les nettoyez; après les avoir fait égoutter, mettez-les dans du lard fondu, embrochez-les ensuite dans de petites hatelettes, panez-les & les faites griller de belle couleur; coupez du petit lard en tranches bien minces, arrangez-les dans un poêle, faites-les frire en quatre, arrangez-les dans un plat, vos morilles dessus, après les avoir retirées des hatelettes, & servez à sec.

Ragoût de Morilles.

4. Coupez vos morilles en long, lavez-les bien dans plusieurs eaux, mettez-les égoutter & les passez dans une casserole avec un peu de lard fondu, un peu de persil haché & un bouquet; mouillez-les de moitié jus de veau & de moitié essence de jambon, & les laissez mittonner à petit feu. Avant de servir, liez-les d'un bon coulis, donnez un peu de pointe à votre ragoût, assaisonnez de sel & de poivre & servez pour entremets.

Ragoût de Morilles à la crême en gras.

5. Coupez vos morilles par moitié, lavez-les dans plusieurs eaux pour en ôter le gravier, mettez-les égoutter & les vuidez dans une casserole avec un peu de lard fondu & un bouquet, assaisonnez de sel & de poivre, passez-les sur un fourneau, jettez-y tant soi peu de farine, mouillez-les de bouillon & les laissez mittonner à petit feu; quand elles sont cuites, faites une liaison de deux jaunes d'œufs & de crême, mettez la casserole sur le fourneau & les liez avec ce mélange, servez pour entremets.

Croûte aux Morilles.

6. Après avoir fait le ragoût, comme il a été dit dans l'article cinquieme, mettez une croûte de pain bien seche au fond d'un plat, le ragoût par dessus, & servez de même pour entremets.

Ragoût de Morilles à la crême en maigre.

7. Nettoyez-les & coupez-les par moitié, mettez-les dans une casserole sur un fourneau avec un morceau de beurre, sel, poivre, un bouquet, un peu de persil haché; après les avoir passées, mouillez-les d'un peu de bouillon de poisson & les laissez mitonner à petit feu, liez votre ragoût avec deux jaunes d'œufs & de la crême, dressez-le dans un plat & servez chaudement pour entremets.

Tourte de Morilles.

8. Faites un ragoût de morilles, après quoi dressez la tourte de pâte feuilletée, mettez votre ragoût dedans, couvrez d'une abaisse de même pâte, faites un cordon autour, dorez-la d'un œuf battu & la mettez cuire; quand elle est cuite, dressez-la dans un plat & servez chaudement.

Pain aux morilles.

9. Prenez un pain bien rond & qui ne soit point ouvert, faites une ouverture par-dessous, gardez le morceau, ôtez-en la mie le plus que vous pourrez; remplissez le pain d'un hachis de perdrix ou autre, refermez-le avec le morceau que vous en avez ôté; ficelez-le de peur qu'il ne tombe, mettez-le ensuite tremper dans du lait & le faites frire dans du sain doux, qu'il prenne belle couleur.

Cela fait, coupez vos morilles en deux ou en quatre, lavez-les dans plusieurs eaux, passez-les dans une casserole avec un peu de lard fondu, un bouquet, sel & poivre, mouillez-les de jus & les laissez mitonner à petit feu, après les avoir dégraissées, liez-les d'un coulis de veau & de jambon; mettez-y mitonner un moment votre pain, dressez-le ensuite sur un plat, faites un cordon de vos morilles autour du pain, jettez le jus par dessus, & servez chaudement pour entremets.

Morilles farcies.

10. Otez la queue & les lavez; faites une farce de blanc de volaille cuite, & les fricassez, unissez avec de l'œuf battu; saupoudrez de mie de pain, foncez une casserole de veau & jambon, mettez-y du lard fondu & un bouquet, arrangez-y vos morilles, couvrez-les de bardes de lard & faites cuire à très-petit feu à la braise; quand elles sont cuites, retirez-les, dégraissez, mettez du coulis dans la casserole, faites faire un bouillon pour dégraisser, passez la sauce au tamis, servez dessus les morilles avec un jus de citron.

CCXCIV.
MORUNGE.

Morunga, Moringa, Kellor. Rumph.

Chaque partie de cette plante qui croît dans les Indes, a une saveur particuliere; son fruit qui est une silique, est doux; on le mange cuit à Malabar; sa racine est âcre, semblable à celle du raifort. Les Indiens le raclent jusqu'à sa partie ligneuse, & ils répandent cette raclure sur la viande ou les poissons cuits; mais aussi-tôt que cette racine s'échauffe dans quelque aliment, elle perd aussi-tôt la saveur & l'odeur de raifort; ses feuilles sont ameres, les habitans des deux Indes en mangent comme plantes potageres.

CCXCV.
MOUSSE D'ISLANDE.

Muscus islandicus purgans Bartholini, Raii. Synops.

En Islande on mange beaucoup de cette mousse, les pauvres la cuisent dans l'eau en consistence de bouillie; mais pour lors à cause de son amertume, on ne peut pas la manger sans sucre ou sans miel. Les habitans de ce pays la cuisent aussi dans du lait; ce genre d'alimens lâche le ventre sans tranchées, excite la transpiration, augmente les secrétions & ne charge pas l'estomac. Cet aliment à cause de son mucilage & de son mélange avec le lait, nourrit si fort que souvent on s'en nourrit dans le pays en guise de pain; on la croit très-bonne dans l'hémophtysie, la phtysie commençante, l'hydropisie, le scorbut & le calcul.

CCXCVI.
MOUSSELET.

Thlaspi perfoliatum, Linn.
Tlaspi arvense perfoliatum majus, Pin.

Dans nos Provinces méridionales on met les feuilles de mousselet dans les salades; elles plaisent à ceux qui aiment l'ail.

CCXCVII.
MOUSSERON.

Agaricus Mousseron.

Le mousseron s'emploie dans les assaisonnemens frais au printems, ou sec pendant l'été.

Mousseron à la Provençale.

1. Epluchez & passez avec demi-verre d'huile, un verre de vin de Champagne,

bouquet de persil, ciboules, deux cuillerées de réduction, une de coulis, une tranche de Jambon, sel & gros poivre; faites mitonner le tout, dégraissez ensuite, ôtez le Jambon & le bouquet, coupez de la mie de pain en petites pieces, passez-les à l'huile, égouttez-les, mettez-les dans le ragoût avant de servir avec un jus de citron.

Pain aux Mousserons.

2. Prenez un pain bien rond & qui ne soit point ouvert; faites une ouverture par-dessous & gardez le morceau; ôtez toute la mie; remplissez ensuite le pain d'un hachis de perdrix ou autres; bouchez-le avec le même morceau, ficelez-le de peur qu'il ne tombe; faites-le tremper dans du lait & ensuite frire dans du sain doux, qu'il prenne belle couleur; prenez une poignée de mousserons, mettez-les mitonner dans une casserole avec de l'essence de jambon; quand ils sont cuits, liez-les d'un coulis de veau & de jambon; mettez votre pain mitonner un moment dans le ragoût; dressez-le ensuite dans un plat, après en avoir ôté la ficelle, jettez le ragoût dessus & servez chaudement pour entremets.

Ragoût de Mousserons.

3. Epluchez, lavez vos mousserons, passez-les au lard fondu avec bouquet, sel & poivre, mouillez de jus de veau; faites mitonner

tonner, dégraissez & liez d'un coulis de veau & jambon, servez pour entremets; ou bien,

Après avoir épluché & lavé comme ci-dessus, passez au lard fondu avec bouquet & persil haché, poudrez d'un peu de farine & mouillez d'un peu de bouillon avec sel & poivre, laissez mitonner; ajoutez deux cuillerées de coulis blanc, liez avec deux jaunes d'œufs & de la crême & servez pour entremets.

Croûte aux Mousserons.

4. Faites un ragoût de mousserons, comme il est dit à l'article troisieme, mettez une croûte seche & bien chapelée au fond d'un plat, servez votre ragoût dessus pour entremets; ou bien,

Prenez un pain bien chapelé, coupez-en les croûtes de la grandeur d'un écu; faites-les tremper dans du lait, & frire ensuite de belle couleur; faites égoutter, dressez dans un plat, & pardessus le ragoût de mousserons, servez pour entremets.

Tourte de Mousserons.

5. Faites un ragoût, (*Voyez article troisieme*) foncez une tourtiere d'une abaisse de feuilletage; mettez dessus votre ragoût, recouvrez d'une même abaisse, finissez à l'ordinaire, mettez au four, & quand elle sera cuite, servez chaudement.

Potage de croûtes aux Mousserons.

6. Prenez des mousserons au lard fondu; mouillez de jus de veau & laissez mitonner; dégraissez & liez d'un coulis de perdrix roux; mitonnez des croûtes, moitié jus, moitié bouillon; laissez-les attacher & jettez dessus le ragoût & le coulis clair; si vous le voulez en maigre, faites le ragoût de mousserons au beurre, & liez d'un coulis maigre; faites mitonner des croûtes au bouillon de poisson, & laissez attacher; mettez au milieu un pain farci d'un hachis de carpes ou autres poissons.

Poudre de Mousserons.

7. Prenez demi-livre de champignons, autant de morilles & autant de truffes, une livre de mousserons; épluchez bien le tout, & faites sécher au soleil ou au four à une chaleur modérée, pilez le tout & le passez au tamis; tenez cette poudre bien close pour vous en servir au besoin, elle donne un relief singulier aux ragoûts où on l'emploie.

CCXCVIII.

MOUTARDE, SENEVE.

Sinapis rapi folio, Tour.
Sinapis nigra, Linn.

La graine de moutarde étant préparée, s'emploie comme aliment avec la plûpart des viandes, avec le poisson & les légumes. Le cochon particulierement demande cet accompagnement, de quelque façon qu'on le mange; le boudin, les saucisses, les andouilles & les pieds ne seroient pas supportables sans moutarde; on la mange aussi avec le bœuf bouilli: mêlée avec de l'huile & quelques fines herbes, elle fait à la volaille froide un assaisonnement appétissant qu'on appelle remoulade; elle plaît aussi en salade avec le céleri; on en fait avec l'oignon roussi une sauce fort usitée, sous différentes viandes rôties, & c'est ce qu'on nomme la sauce à Robert; on la mêle dans l'assaisonnement des navets, des truffes, des choux, des salsifix; elle s'allie encore fort facilement avec différens poissons: enfin, quoique son goût piquant déplaise à quelques personnes, on peut dire qu'elles sont en petit nombre & qu'elle est utile & presqu'indispensable outre l'avantage pour la santé, pour cuire les alimens; elle n'a d'ailleurs aucune qualité nuisible.

Méthode de préparer la Moutarde pour la conserver toute l'année.

1. Prenez deux onces de semences de moutarde en poudre & une demi-once de cannelle commune aussi en poudre; faites une masse avec de la fleur de farine & une suffisante quantité de vinaigre & de miel, dont vous ferez de petites boules que vous laisserez sécher au soleil, ou dans un four, lorsque le pain en aura été retiré. Pour vous en servir, détrempez une ou deux de ces petites boules avec du vin ou du vinaigre, ce sera une fort bonne moutarde.

Autre préparation de la Moutarde.

2. On prend du mout à volonté, on le fait évaporer sur le feu jusqu'à ce qu'il soit réduit au tiers; on y délaie ensuite de la semence pilée de moutarde, & on met dans ce mélange un fer rouge pour lui donner de la consistence.

CCXCIX.
MOUTARDE DES INDES.

Laganfa alba, Rumph.
Cleome, Linn.

On mange ses feuilles crues avec de la chair & du poisson; cette herbe infusée dans de l'eau chaude & à demi-cuite fournit une bonne laitue.

C C C.
MURIER, MURIER NOIR.

Morus nigra, Linn.
Morus fructu nigro, Pin.

On mange les mûres sur nos tables, leur suc sert à colorer plusieurs liqueurs & quelques confitures.

Mûres confites au liquide.

1. Faites cuire deux livres de sucre au grand perlé; mettez-y trois livres de mûres, qui ne soient pas tout-à-fait dans leur maturité; faites-leur prendre un petit bouillon couvert, en remuant doucement la poêle par les deux anses; ôtez-les du feu pour les mettre dans une terrine & les laissez vingt-quatre heures dans leur syrop, vous coulerez ensuite le syrop dans la poêle pour le faire recuire jusqu'au grand perlé; remettez doucement les mûres dans leur syrop; quand elles seront à demi-froides, vous les mettrez dans les pots.

Mûres confites au sec.

2. Prenez des mûres qui ne soient pas tout à fait dans leur maturité, faites cuire à la grande plume une demi-livre de sucre pour une livre de mûres, mettez-les dans le sucre pour eur faire prendre un petit bouillon couvert

en remuant doucement la poêle par les anses; ôtez-les du feu, passez pardessus des petits morceaux de papier blanc, pour ôter le peu d'écume qu'il peut y avoir & les mettez dans une terrine à l'étuve pour les y laisser vingt-quatre heures, ôtez-les de l'étuve; quand elles seront froides, vous les mettrez égoutter sur des feuilles de cuivre, poudrez tout le dessus de sucre fin passé au tambour, que vous jettez légérement avec un sucrier, faites sécher à l'étuve; le lendemain vous les retournerez de l'autre côté pour les poudrer aussi de sucre, & vous racheverez de les faire sécher.

Syrop de mûres.

3. Pour faire une bouteille d'une pinte de syrop de mûres, prenez-en un petit panier qui puisse vous faire une chopine de jus; il faut mettre les mûres dans une poêle pour les faire fondre sur le feu avec un demi-septier d'eau, & vous leur ferez faire sept ou huit bouillons couverts; vous les jetterez ensuite sur un tamis pour les bien égoutter dans une terrine; vous aurez soin de les passer bien clair; faites clarifier deux livres de sucre & réduire au cassé; mettez-y le jus des mûres & le laissez sur le feu avec le sucre, jusqu'à ce qu'ils aient pris corps ensemble; vous observerez qu'ils ne bouillent pas. Vous mettez ensuite votre syrop dans une terrine pour le mettre à l'étuve & l'y

hisser pendant trois ou quatre jours; il faut entretenir le feu de l'étuve comme pour faire un candi; vous verrez à votre syrop de temps en temps avec une cuillier : quand il sera au perlé il sera fait.

CCCI.

MURES DE NORWEGE.

Chamæmorus Norwegica, Barth.
Chamæmorus Norwegica altera.

On mange ces deux espèces de mûres crues; on les confit aussi au sucre.

CCCII.

MURTILLE.

Les habitans de la partie méridionale de l'Amérique, font avec le fruit de cet arbre, une sorte de vin qui est une liqueur agréable & saine.

CCCIII.

MUSA DE CERAMA.

Musa alphurica, seu ceramica, Rumph.

Les fruits de cet arbre, tant cruds que cuits sous la cendre, font la nourriture journalière des habitans de Cerama.

CCCIV.
MUSCADE, NOIX MUSCADE.

Nux moschata, Nux moluccana.

La noix muscade est le fruit du muscadier qui croît dans les Isles Moluques; ce fruit est rond, de la grosseur d'une petite orange, ayant son noyau couvert de trois écorces; la premiere est charnue, molle, pleine de suc, épaisse d'environ un doigt, velue & rousse, parsemée de taches jaunes, dorées & purpurines; sous ce brou ou premiere écorce est une enveloppe ou membrane à roseau, partagée en plusieurs lanieres, d'une substance visqueuse, huileuse, mince & comme cartilagineuse, d'une odeur très-aromatique, fort agréable, d'une saveur âcre, balsamique, assez gracieuse & de couleur rougeâtre, jaunâtre, qui se nomme macis ou fleur de muscade; à travers les mailles de cette seconde enveloppe, on en apperçoit une troisieme qui est une coque dure, mince, ligneuse, d'un brun rousseâtre, cassante, laquelle contient un noyau, qui est la noix muscade. Lorsque ce fruit est mûr, les habitans montent sur les arbres, & ils les cueillent en tirant à eux les rameaux avec de longs crochets; quelques-uns les ouvrent aussi-tôt avec le couteau, & ils en ôtent le brou ou premiere écorce, qu'ils entassent dans les forêts où elle pourrit avec le temps; dès que ces écorces se pourrissent, il en naît une certaine espece de champignons que l'on appelle *Boleti moschocatyni*; ils sont noirâtres & très-recherchés des habitans, qui les regardent comme un met délicieux. Ils emportent à la maison ces noix dépouillées de la premiere écorce, & ils enlevent soigneusement le macis avec un petit couteau; ils font sécher au soleil pendant un jour ce macis, qui est d'un beau rouge, mais dont la couleur devient obscure; ils la transportent ensuite dans un autre endroit moins exposé aux rayons du soleil & l'y laissent pendant huit jours, afin qu'il s'y amolisse un peu; après quoi ils l'arrosent de l'eau de la mer pour l'empêcher de trop sécher, & de peur qu'il ne perde son huile; ils prennent garde aussi d'y mettre trop d'eau; car il se pourriroit & les vers l'attaqueroient; enfin ils le renferment dans de petits sacs & ils le pressent fortement. On expose au soleil pendant trois jours ces noix qui sont encore revêtues de leur coque ligneuse; ensuite on acheve de les bien sécher près du feu jusqu'à ce qu'elles rendent un son quand on les agite, & alors on les frappe avec de petits bâtons pour les débarrasser de leurs coques qui sautent en morceaux. On distribue ces noix en trois tas, dont le premier contient les plus grandes & les plus belles, qui sont destinées à être portées en Europe; le second renferme celles que l'on réserve pour l'usage des gens du pays, & le troisieme contient les plus petites qui sont irrégulieres & non mûres; on brûle celles-ci & on employe une partie des autres pour en tirer de l'huile par expression. Ce qu'il y a de singulier, c'est que les noix muscades que l'on a choisies se corromproient bien vîte, si on ne les arrosoit, ou plutôt si on ne les confisoit, pour ainsi parler, avec de l'eau de chaux, faite de coquillage calcinés, que l'on détrempe avec de l'eau salée à la consistence de bouillie froide ; on y plonge deux ou trois fois les noix muscades, renfermées dans de petites corbeilles jusqu'à ce qu'elles soient tout à fait enduites de la liqueur; on les met ensuite dans un tas où elles s'échauffent, & toute l'humidité surabondante s'évapore; dès qu'elles ont sué suffisamment, elles sont bien préparées & propres pour passer la mer. On confit aussi dans l'Isle de Banda le fruit entier du muscadier de la maniere suivante. Lorsque ces fruits sont presque mûrs, mais avant qu'ils s'ouvrent, on les fait bouillir dans l'eau & on les perce avec une aiguille; ensuite on les fait tremper dans l'eau pendant dix jours, ou jusqu'à ce qu'ils aient perdu leur saveur acerbe & âpre; alors on les cuit légérement dans un syrop de sucre; si on veut qu'elles soient dures on y jette un peu de chaux, on répete pendant huit jours cette même opération & toujours dans un nouveau fyrop; enfin on met pour la derniere fois ces fruits ainſi confits dans du fyrop un peu épais, & on les garde dans un pot de terre bien fermé; on confit encore ces noix dans de la faumure, ou dans du fel, ou dans du vinaigre, & quand on en veut manger, on les macere dans de l'eau douce, enfuite on les fait cuire dans du fyrop de fucre. On fert dans les defferts les muſcades entieres confites, & on en mange quelquefois en buvant du thé; les uns n'en prennent que la chair, d'autres en mâchent auſſi le macis, mais on a coutume de rejetter précifément le noyau qui eſt la noix de muſcade. Bien des voyageurs marins qui vont dans le Nord en mâchent tous les matins. Les Hollandois ont obfervé que fi l'on fait un ufage immodéré de cette forte de confiture, elle attaque la tête. On emploie fréquemment la noix muſcade fimple & non confite pour affaifonner les alimens.

Eau de Muſcade.

1. Pour faire cette liqueur vous choifirez une muſcade qui ait de l'odeur & qui foit pefante; vous la mettrez dans le mortier & vous la réduirez en poudre, ou plutôt vous la raperez de peur qu'elle ne devienne en pâte en la pilant, parce qu'elle eſt extrêmement huileufe; vous la diſtillerez enfuite avec de l'eau-de-vie & un peu d'eau; vous

ferez en même temps un syrop; vous mêlerez les esprits avec le syrop & vous le passerez à la chausse; lorsque votre liqueur sera claire, elle sera censé faite. Vous prendrez pour faire cinq pintes & demie d'eau commune de muscade, une muscade ordinaire; une des plus grosses, pour une pareille quantité de la double, & une & demie pour la fine & seche; la dose d'eau-de-vie pour cette distillation sera de trois pintes & un demi-septier & un peu d'eau, & celle de l'eau pour le syrop, de trois pintes & trois demi-septiers sur une livre & un quart de sucre.

Eau de Macis.

2. Prenez une demi-once de macis du meilleur & du plus beau, réduisez-le en poudre très-fine, distillez-le avec trois pintes & un demi-septier d'eau-de-vie & un peu d'eau; faites en même temps un syrop avec une livre & un quart de sucre & deux pintes trois demi-septiers d'eau; mélez les esprits avec le syrop, passez le tout à la chausse, & après que la liqueur sera clarifiée elle sera faite. Si vous aimez avoir de l'eau de macis double, vous en prendrez six gros que vous pulvériserez comme ci-dessus, vous le mettrez dans l'alembic avec quatre pintes d'eau-de-vie; quant au syrop il faudra quatre livres de sucre sur deux pintes & une chopine d'eau.

CCCV.

MUKELENGU, espece de Liseron des Indes.

Ubium digitatum, Rumph.
Dioscorea sativa, Linn.

On cultive cette plante dans les champs des Isles des Indes, dans les endroits où il n'y a point de riz; sa racine, sur-tout celle de la petite espece, est la nourriture commune du pays; on la fait d'abord bouillir dans l'eau, ensuite on la fait cuire sous la cendre. Cette racine est grosse, compacte, douce, délicate; on la permet même aux malades: la racine du mukelengu de la grande espece est plus fibreuse, plus seche, & rassasie d'avantage l'estomac.

CCCVI.
MYROBOLAUS.

Myrobolanus umbilica, Rumph.

Les myrobolans sont d'une saveur si âcre, qu'on ne peut pas les manger cruds; on les fait sécher & on les confit avec du sucre; ils perdent alors toute leur austérité & fournissent une excellente confiture qui nous vient en Europe des Indes orientales, de la

Syrie & de l'Egypte ; les autres myrobolans doivent se confire de même.

CCCVII.
MYRTILLE.

Vitis idæa foliis subrotundis non crenatis.
Vaccinium foliis perennantibus obverse ovatis, Linn.

Les bayes de cet arbuste ne peuvent pas se manger crues, mais on les mange seches & cuites avec de la viande, & elles passent pour lors pour très-délicieuses ; confites au sucre, elles font un bon restaurant ; on les estime beaucoup dans les desserts, on les confit aussi au vinaigre. Leur suc épaissi & délayé ensuite dans du vin, fait une excellente sauffe pour les viandes cuites ; on fait aussi un vin délicat avec ses bayes.

CCCVIII.
NARD INDIEN.

Nardus indica.
Nardus ciliaris, Linn.

Les habitans de la grande Isle de Java, font beaucoup d'usage du nard indien dans leurs cuisines, pour assaisonner les poissons & les viandes.

CCCIX.
NAVET, NAVET SAUVAGE,
Navette, Rabette, Navet cultivé, Naveau.

Napus sylvestris & sativa, Pin.
Brassica napus, Linn.

On fait avec la Navette, qui est la graine de cette plante, une huile qu'on pourroit employer dans la cuisine. Linneus dit que les pauvres mangent ses feuilles cuites comme des choux; le navet cultivé n'est qu'une variété à grosses racines; il y en a de noires & de blanches; leurs racines qu'on nomme pareillement navets, sont très-employées dans la cuisine pour des potages & des ragoûts. On les mange en gras & en maigre, on s'en sert avec la viande de toute espece, mais particulierement avec le mouton & le canard, on les apprête à la sausse blanche & à la moutarde, on les frit en pâte dans certains pays, ils sont susceptibles de toutes sortes d'accommodement & c'est un manger sain, quoiqu'on l'accuse d'être un peu venteux. Le turneps est une espece de navet d'Angleterre, dont on fait une grande consommation pour les domestiques & journaliers.

Potage aux navets en gras.

1. Ratiffez & coupez en dés ou en long des navets, farciffez-les & les faites frire au faindoux de belle couleur; égouttez-les, mettez-les dans une marmite, mouillez-les de bon bouillon & les faites cuire, mitonnez auffi des croûtes de bon bouillon, garniffez votre potage des navets cuits à part, & mettez le jus qu'ils auront rendus fur le tout avec un jus de veau; fi vous voulez fervir ce potage lié, fervez-vous d'un coulis clair de veau & jambon, avec lequel vous lierez leur bouillon.

Potage aux Navets en maigre.

2. Apprêtez vos navets comme il a été dit n°. 1, & faites-les frire au beurre affiné, après les avoir farinés; quand ils auront belle couleur, faites-les égoutter & les mettez cuire enfuite dans une marmitte avec du bouillon de poiffon; mitonnez pareillement des croûtes de bouillon de poiffon; & vous arrangerez enfuite vos navets fur le potage, jettez leur bouillon pardeffus & fervez ce potage chaudement.

Ragoût de Navets.

3. Coupez-les proprement, faites-leur faire un bouillon dans l'eau; mettez-les cuire enfuite avec du bouillon, du coulis & un bouquet de fines herbes. Quand ils font

cuits

cuits & assaisonnés de bon goût, dégraissez le ragoût; on le sert avec des viandes cuites à la braise. Si l'on veut une façon plus simple, quand la viande est à moitié cuite, on y met des navets pour faire cuire le tout ensemble, & quand on a assaisonné de bon goût, on dégraisse le ragoût avant de le servir.

CCCX.

NEFLIER, MELIER, NICULIER.

Mespilus germanica, Linn.
Mespilus germanica folio laurino non serrato, Pin.

Les nefles se mangent quand elles sont devenues molles dans le cœur par la maturité & à l'extérieur par les meurtrissures que leur a faites le van, dans lequel on les secoue à cette intention; elles ont pour lors une saveur douce, vineuse, fort agréable, qui les rend propres à servir de dessert sur les tables.

Compote de Nefles.

Choisissez de belles nefles bien mûres & qui ne soient point moisies; ôtez-en les ailes, faites fondre du bon beurre frais à la poêle, un peu plus que roux, passez-y vos nefles, laissez-les-y bien bouillir, & quand elles seront assez cuites, mettez-y du vin rouge environ un demi-septier; faites bien bouil-

E e

lir le tout, enforte que cela faffe une efpece de fyrop, tirez-les enfuite & les fervez poudrées de fucre.

CCCXI.
NENUPHAR.

Nymphæa.

On peut manger les tubercules des racines de cette plante, de même que fes graines.

CCCXII.
NICOTIANE, TABAC.

Nicotiana major latifolia, Pin.
Nicotiana Tabacum, Linn.

On fait grand ufage du tabac en France; on le fume, on le mâche & on en prend par le nez; en toute l'Europe, en Turquie & même dans la Chine, on fe fert comme en France de la pipe pour le fumer; mais les Caraïbes des Ifles Antilles ont une autre façon très-finguliere & qui nuit beaucoup à la force de l'odorat & de la vue. Ils enveloppent des brins de tabac dans certaines écorces d'arbres très-unies, flexibles & minces comme du papier; ils en forment un rouleau, l'allument, en attirent la fumée dans leur bouche, ferrent les levres & d'un mouvement de langue contre le palais, font passer la fumée par les narines. Dans les deux presqu'Isles de l'Inde & dans les Isles de l'Océan oriental, presque tous les Peuples idolâtres forment des chirouts ou petits rouleaux de feuilles de tabac, appellez *Cigales en Amérique*. Les Mahométans du Mogol & de l'Inde fument avec un gargoulis double, l'un sert à recevoir la fumée à travers l'eau, & l'autre à contenir le tabac & le charbon allumé. Cette fumée de tabac est très-douce & beaucoup plus agréable; ils y mêlent quelquefois des feuilles de bangue, qu'ils nomment *Ganja*, & qu'ils aiment beaucoup.

CCCXIII.
NIELLE, NÊLLE, GESSE.

Agrostemma githago, Linn.
Lychnis segetum major, Pin.

Dans les années de disette, les habitans du Pole font entrer la graine de cette plante dans le pain.

CCCXIV.
NOYER, GAUGUIER.

Juglans regia, Linn.
Nux juglans sive regia vulgaris, Pin.

On confit les noix entieres très-jeunes;

un peu plus avancées on les confit aussi dépouillées de leur brou, & on mange leurs amandes sous le nom de cerneaux : elles sont très-bonnes mûres & encore vertes : dans cet état on en fait le ratafia de brou; on les mange aussi en hiver seches, ou renflées dans l'eau pendant quelques jours; enfin on peut employer l'huile de noix dans les cuisines. On fait avec les noix seches & pelées une espece de conserve brûlée assez agréable, que l'on nomme *Nouga*. Le plus grand usage que l'on fait des noix seches, est d'en tirer par expression une huile, que quelques personnes préferent au beurre & à l'huile d'olive pour faire des fritures. On prépare avec le suc épaissi du noyer qu'on nomme *Juglans alba fructu minori*, *Cortice glabro. Gron.* un sucre qui surpasse en qualité tous ceux qu'on tire de la seve des arbres.

Ratafia de Noix vertes.

1. Choisissez soixante ou même cent noix lorsqu'elles seront parvenues à toute leur grosseur : il ne faut cependant pas attendre qu'elles soient en cerneaux, c'est-à-dire, qu'il faut que le fruit de dedans ou amande soit baveuse; écrasez ces noix dans un mortier de marbre avec leur écorce ou brou; mettez-les dans une cruche, ajoûtez pour cette quantité de noix huit pintes d'eau-de-vie, bouchez votre cruche & placez-la en infusion pendant un mois. Après ce temps passez

votre liqueur par un fin tamis sans presser le marc, qui devient dès-lors inutile; remettez la liqueur dans la cruche à infusion, ajoutez trois quarterons de sucre en poudre pour chaque pinte d'eau-de-vie, quinze clous de girofle, une once & demie de canelle & deux gros de macis; recommencez l'infusion pendant trois semaines, au bout desquelles passez votre ratafia par la chausse, il sera d'une couleur bien peu appétissante, mais son goût sera supportable & ses propriétés merveilleuses.

Noix blanches.

2. Pelez jusqu'au blanc des noix tendres, dont le bois n'est point encore formé, que vous mettez à mesure dans l'eau; ayez de l'eau prête à bouillir dans une poële, où vous mettrez les noix après qu'elles seront toutes pelées; lorsqu'elles commenceront à bouillir, vous aurez d'autres eaux bouillantes où vous mettrez un peu d'alun pulvérisé pour conserver la blancheur des noix, mettez-les dedans pour les y faire blanchir, jusqu'à ce qu'en les piquant d'une épingle & les soulevant en l'air elles retombent d'elles-mêmes, vous les retirez dans une eau fraîche où vous aurez pressé un jus de citron, faites clarifier autant de livres de sucre que vous avez de noix & le faites cuire au petit lissé; mettez égoutter les noix pour les mettre dans une terrine; lorsque le sucre sera demi-

froid, vous le mettrez sur les noix pour les y laisser vingt-quatre heures; après vous coulerez le sucre dans une poêle pour le remettre sur le feu, & le ferez cuire au grand lissé; quand il sera à demi-froid, c'est-à-dire, un peu plus que tiede, vous le remettrez sur les noix pour les laisser encore vingt-quatre heures; après quoi vous remettrez le sucre dans la poêle pour le faire recuire jusqu'au petit perlé; quand il sera à demi froid, vous le remettrez sur les noix jusqu'au lendemain que vous rachéverez votre sucre pour le faire cuire au grand perlé, & que vous remettrez sur les noix, lorsqu'il sera à demi froid, parce qu'il est à observer que les noix après avoir été blanchies, ne doivent non-seulement plus être remises sur le feu, mais que le sucre que l'on verse dessus, ne doit point être trop chaud; après les avoir finies de cette façon, vous les mettrez à l'étuve jusqu'au lendemain que vous les mettrez dans les pots.

Noix noires.

3. Prenez un cent de belles noix noires de la grosse espece, tout ce qu'il y a de plus beau, & les parez légerement, que les coups de couteau soient marqués comme si vous tailliez un diamant; il faut observer de ne point couper jusqu'au blanc. Pour voir si ces noix sont bonnes à confire, vous prenez une grosse épingle; si elle passe au tra-

vers fans réſiſtance, elles feront bonnes ; vous les jetterez dans de l'eau avec leur brou, que vous laiſſerez tremper dedans pendant vingt-quatre heures ; il faudra piquer vos noix avant que de les mettre blanchir, & vous les mettrez blanchir à grande eau avec leur brou, vous les ferez aller à petit feu, vous verrez avec une épingle ; quand elle entrera dedans fans réſiſtance, vos noix feront blanchies ; après vous les jetterez dans de l'eau & les rafraîchirez. Pour un cent de belles noix, il faut quinze à feize livres de fucre, vous en clarifierez la moitié & les mettrez au fucre très-léger : vous mettrez vos noix bien égouttées dans une terrine & jetterez le fucre tout chaud par-deſſus ; vingt-quatre heures après vous égoutterez les noix & donnerez trois ou quatre bouillons au fyrop, que vous remettrez tout chaud fur les noix. Pour la troiſieme fois, vous les laiſſerez deux jours & vous les augmenterez de fucre, vous gliſſerez les noix dedans que vous ferez frémir pendant un quart-d'heure, vous les remettrez dans la terrine & les laiſſerez trois jours. La quatrieme fois, vous mettrez tout le fucre qui fera clarifié & vous le ferez réduire au grand perlé, vous mettrez les noix dedans pour les faire bouillir & réduire au grand perlé ; ces noix-là ne font que pour ce tirage, & fe mettent par conféquent dans de grands pots.

Noix à l'Eau-de-vie.

4. Prenez des noix tendres, que le bois ne soit point encore formé, il faut les parer jusqu'au blanc, vous les jettez à mesure dans l'eau fraîche ; vous mettez de l'eau dans une poële sur le feu, quand elle sera prête à bouillir, mettez-y les noix, pour les y laisser jusqu'à ce qu'elle soit prête à bouillir ; vous avez ensuite d'autre eau bouillante, où vous mettez un peu d'alun pulvérisé, mettez-y les noix pour les faire bouillir jusqu'à ce que les piquant d'une épingle & les levant en l'air, elles retombent d'elles-mêmes ; vous les retirez pour les mettre dans une eau fraîche de citron. Sur trois livres de noix vous ferez clarifier deux livres de sucre que vous ferez cuire au petit lissé, mettez égoutter les noix & les mettez dans une terrine, vous y verserez dessus le sucre à demi-chaud, & vous laisserez ces noix vingt-quatre heures dans le sucre, ensuite vous coulerez le sucre dans une poële pour le remettre sur le feu & le faire cuire au grand lissé ; vous le mettrez sur les noix quand il sera à moitié refroidi pour les laisser encore vingt-quatre heures ; après vous ferez recuire le sucre jusqu'au petit perlé, que vous remettrez encore sur les noix, quand il sera à demi-froid pour les laisser encore vingt-quatre heures dans le syrop ; vous remettrez ensuite le sucre sur le feu

pour le faire cuire au grand perlé, vous mettrez alors dans le sucre autant d'eau-de-vie que vous avez de syrop, que vous mettrez sur le feu avec les noix & le sucre, vous les ferez frémir ensemble pendant trois ou quatre minutes & vous mettrez dans des bouteilles ; il faut que la liqueur couvre les noix.

Moyen de conserver les noix fraîches.

5. Il faut les cueillir dans le milieu de leur maturité, & les enfermer ensuite sous le sable dans un lieu frais. Si on ne s'est pas donné ce soin & qu'elles soient devenues trop seches, il faut les tremper toutes entieres avec la coquille dans un peu d'eau & les y laisser quelques jours, elles deviennent par ce moyen presque semblables à des noix fraîches, quoiqu'elles n'aient pas si bon goût.

CCCXV.
NOIX DE CANARIE.

Nux Canerii vulgaris aut domestici seu Canari negri, Rumph. L. 3.

C'est un arbre qui est fort commun aux Moluques & à Amboine, sur-tout dans les Isles de Manipe & de Kalanghoa ; ses noyaux sont doux, ils servent de nourriture journaliere aux habitans des Isles orientales ; ils font cependant pernicieux si on les mange, lorsqu'ils sont trop récens: ils occasionnent pour lors des diarrhées & la dyssenterie; on peut corriger cette mauvaise qualité par le sel; quand on en mange aussi trop, ils pesent sur la poitrine. Pour s'en servir en nourriture ordinaire, on les fait sécher & durcir à la fumée; ils ne peuvent plus se manger cruds, parce qu'ils sont pour lors trop huileux & que la pellicule extérieure ne peut s'en séparer; c'est pourquoi on les emploie pour avoir de l'huile ou pour préparer d'autres alimens; on en fait sur-tout de petits bâtons que l'on mange dans le pays en guise de pain: ils appellent ces bâtons *baggea* & *mangea*, & ces bâtons sont formés avec ces noyaux coupés grossièrement, mêlés avec du sagou & réduits en espece de pâte; mais cet aliment est dur & difficile à mordre, il remplit très-vite l'estomac & constipe quelquefois. Les habitans d'Amboine font encore une espece de gâteau avec ces noyaux coupés grossièrement & mêlés avec du sucre & du jus de coco, le tout réduit en pâte; il n'y a dans ces pays aucune fête ni aucun repas où l'on ne sert ce gâteau, qu'ils nomment *halva*, & qui leur plaît beaucoup, quoiqu'il sente l'huile & qu'il déplaise aux Européens; enfin on fait de petits gâteaux avec les noyaux secs de Canarie, broyés avec du sucre & de la farine de riz. Les Portugais nomment ces petits gâteaux *boriwua* & *lado*, on peut encore s'en servir en guise d'amandes pour faire des croquantes ; mais ces croquantes ont une saveur huileuse & rance, quand ces noix sont trop vieilles & trop sèches ; on tire encore de ces noyaux desséchés une grande quantité d'huile, qui est meilleure pour accommoder nos alimens, que l'huile qu'on tire du coco, sur-tout si elle n'est pas vieille.

CCCXVI.
NOIX DES LINBAVONS.

Nuces libani carpathicæ.

Ces noix sont petites, oblongues, blanches, recouvertes d'une écorce rousse ; après les avoir pelées on les mange ; elles sont douces & délicates, & fournissent une nouriture très-salutaire & bonne : on a coutume de les couvrir de sucre pour en faire des espèces de dragées ; elles croissent sur les montagnes Carpathiques.

CCCXVII.
NUSSA, NGUSSA, TALEY,
Teléjo.

Catappa domestica seu Catappan, Rumph.

Les noyaux du fruit de cet arbre qui croît

dans les Isles Moluques à Java, se servent cruds sur les tables; les Européens en font grand cas, mais les Indiens ne s'en servent pas beaucoup, parce qu'ils ne remplissent pas assez. Il y a deux autres especes de Catappa, dont les fruits ne sont pas bons à manger.

CCCXVIII.
OIGNON.

Cepa vulgaris, Tour.
Allium cepa, Linn.

Chacun connoît les usages de l'oignon pour la vie, & ses propriétés sont telles, qu'il n'y a presqu'aucun met où il n'en entre au moins le suc; quoiqu'il y ait des personnes qui le craignent, son goût étant adouci avec les viandes ou les légumes, est supportable à ses plus grands ennemis, & constamment il est peu de bonne sausse sans le mélange de l'oignon; il entre dans tous les sucs de viande; il sert dans les soupes, donne bon goût au bouillon, se mêle dans les salades vertes, se mange aussi en salade, cuit à la braise seul ou avec la betterave, les capres & les cornichons; dans beaucoup de pays on l'aime si fort, qu'on le mange crud comme une pomme, il n'est point de légume enfin dont il se fasse une aussi grande consommation.

Sauſſe aux Oignons.

1. Prenez du jus de veau & le mettez dans une caſſerole, avec deux oignons coupés en tranches, ſel & poivre, laiſſez mitonner à petit feu; paſſez enſuite cette ſauſſe à l'étamine, mettez-là dans une ſauſſiere & ſervez chaudement.

Ragoût d'Oignons.

2. Faites cuire des oignons ſous la cendre chaude, pelez-les, mettez-les dans une caſſerole & les mouillez d'un coulis clair de veau & de jambon; quand ils ont mitonné quelque temps, liez ce ragoût d'un peu de coulis un peu plus nourris. On peut, en ſervant, y mettre un peu de moutarde, ſurtout lorſqu'on ſert ce ragoût pour toutes ſortes d'entrées aux oignons.

Potage d'Oignons en gras.

3. Mettez dans une marmite deux ou trois tranches de bœuf un peu épaiſſes, faites cuire ſur un fourneau; étant attachés, mouillez-les d'un bouillon de mitonnage, retirez-les enſuite, liez-les en paquets, remettez-les dans la même marmite avec champignons entiers, deux navets, un paquet de carottes & navets, un bouquet, faites cuire le tout enſemble; pelez de petits oignons blancs d'égale groſſeur, faites-les blanchir à l'eau bouillante, faites-les cuire enſuite à

part dans une petite marmite, avec du bouillon de mitonnage, ajoutez-y une tranche de jambon avec auſſi du bouillon de mitonnage & un bouquet où il y ait un peu de baſilic; quand ils font cuits, mitonnez des croûtes, avec du bouillon de la grande marmite & les arroſez du bouillon d'oignons; faites enſuite un cordon d'oignons autour du plat & ſervez chaudement.

Potage de ſanté aux Oignons.

4. Prenez ou chapon, ou poularde, ou poulet, ou même un Jarret de veau; lavez-les à l'eau tiede, & mettez-les à l'eau froide, enſuite eſſuyez bien, pliez-les dans une barde de lard, ficelez & mettez cuire dans une marmite avec du bon bouillon, pelez des oignons blancs ce qu'il en faudra pour faire le cordon du potage, faites-les blanchir & les retirez enſuite; faites cuire dans une marmite à part avec de bon bouillon, mitonnez des croûtes de bon bouillon, tirez votre chapon, ôtez la barde, dreſſez-le ſur le potage, garniſſez d'oignons, paſſez du bouillon dans un tamis, jettez ſur le potage avec un jus de veau.

Potage d'Oignons en maigre de trois façons.

Au blanc. Pelez deux ou trois douzaines d'oignons, d'une groſſeur moyenne, faites-les blanchir à l'eau bouillante, tirez-les enſuite & les mettez cuire dans une marmite avec du bouillon de santé ; faites un coulis blanc avec deux onces d'amandes douces, pelées & pilées dans un mortier, en les arrosant d'un peu de lait, ajoutez-y trois ou quatre jaunes d'œufs durs, un peu de mie de pain trempé dans du bouillon, le tout bien pilé & passé à l'étamine avec quelques cuillerées de bouillon de santé, conservez ce coulis chaud, mitonnez des croûtes du bouillon où on cuit les oignons, garnissez le plat d'un cordon d'oignons, mettez un peu de pain dans le milieu, jettez ce coulis blanc pardessus & servez chaudement.

Au roux. Pelez quelques douzaines d'oignons d'égale grosseur, farinez-les & les faites frire dans du beurre affiné ; quand ils sont frits & bien colorés, empotez-les & les mouillez de bouillon de poisson, mitonnez des croûtes du même bouillon, mettez un petit pain au milieu, garnissez d'un cordon d'oignons & jettez sur le tout le bouillon d'oignons.

Pour tranches. Coupez par tranche une douzaine d'oignons, passez-les au beurre roux, poudrez-les d'un peu de farine, mouillez d'une purée claire, ou simplement d'eau, assaisonnez de sel & de poivre, faites bouillir une bonne demi-heure & ajoutez une pointe de vinaigre, mitonnez des croûtes du même bouillon, & jettez ensuite le bouillon & les oignons par-dessus.

CCCXIX.
OLIVIER.

Olea sativa, Pin.
Olea Europæa, Linn.

On tire des olives une huile dont on fait usage dans les alimens; on s'en sert principalement pour les salades & pour les fritures; on confit aussi les olives pour les servir ensuite sur nos tables; on les cueille à cet effet avant leur maturité, lorsqu'elles sont encore vertes. L'art de les confire consiste à leur faire perdre leur amertume & à les impregner d'une saumure de sel marin aromatisé, qui leur donne un goût agréable; on employe pour cet effet différens moyens: on se servoit autrefois d'un mélange d'une livre de chaux vive avec six livres de cendres de bois neuf tamisées, mais depuis quelque temps, au lieu de cendres, on n'emploie plus que la lessive, on prétend que les olives en sont plus agréables au goût & moins malfaisantes. Ces lessives servent à adoucir les olives; quelques Provençaux retirent au bout d'un temps leurs olives de la saumure, ils ôtent le noyau & mettent à sa place une capre, ils conservent ces olives dans d'excellente huile: ce fruit ainsi préparé excite beaucoup d'appétit en hiver; quand les olives

olives sont parfaitement mûres, elles sont molles & noires; on les mange alors sans préparation, en les assaisonnant seulement avec du poivre, du sel & de l'huile; car elles sont pour lors très-âcres.

Ragoût d'Olives.

1. Prenez trois ou quatre douzaines d'olives, pelez-les comme si vous peliez une poire & prenez garde de casser la peau; prenez un peu de farce de la grosseur du noyau, farcissez-en vos olives en servant la pelure pardessus; faites bouillir de l'eau dans une casserole, mettez-y vos olives pour y faire un bouillon, retirez-les sur le champ, mettez-les dans une autre casserole avec de l'essence de jambon, & les laissez mitonner à petit feu, servez chaudement avec vos poulardes, chapons, poulets, canards, sarcelles, ramereaux, beccasses & cailles farcies cuites à la braise.

L'on sert les mêmes entrées farcies à la broche aux olives, c'est-à-dire, la poularde étant farcie, on la barde dessus & dessous, on l'embroche, on l'enveloppe d'une feuille de papier; quand elle est cuite, on la dresse dans un plat, on jette pardessus le ragoût d'olives farcies, & on sert chaudement pour entrée; on fait de même des autres volailles & du gibier.

Autre Ragoût aux Olives.

2. Prenez un peu de ciboule & de persil haché, & passez avec un peu de beurre & de farine; mettez-y deux cuillerées de jus & un verre de vin de Champagne, des capres hachées, un anchois, des olives, une goutte d'huile d'olive, un bouquet de fines herbes; pour lier la sausse ajoutez-y de bon coulis, le tout bien assaisonné, & dégraissé, servez avec vos poulardes cuites à la broche.

CCCXX.
ONOPORDE, PET D'ASNE,
CHARDON SAUVAGE, ARTICHAUT SAUVAGE.

Onopordum acanthium, Linn.
Spina alba tomentosa, latifolia sylvestris, Pin.

Les têtes de l'onoporde se mangent comme celles de l'artichaut.

CCCXXI.
OPIUM.

Theriaki persarum.

Les Orientaux préparent l'opium sous la

forme de pilules ou d'électuaire, ou de potions, & ils en prennent souvent jusqu'à la dose d'un gros, tandis que deux grains sont mortels aux Européens. Les Turcs, les Perses, les Arabes en font mettre sur leurs tables en guise de liqueurs spiritueuses, & dès qu'ils en ont avalé une petite portion, ils sont extrêmement joyeux; la plûpart des grands Seigneurs de ces pays se servent journellement d'opium en guise d'assaisonnement, & ils l'aiment tant, que souvent même ils en prennent plusieurs doses par jour; mais l'abus de l'opium peut occasionner beaucoup de maux: les pilules ne se font qu'avec le seul opium, mais pour l'électuaire on y ajoute de la noix muscade, du cardamomum, de la canelle & du macis.

CCCXXII.
ORANGER.

Malus aurantia major, Pin.
Citrus aurantium, Linn.

Les fleurs d'orange, à cause de leur odeur agréable, sont fort en usage parmi nous dans les assaisonnemens; on fait avec ces fleurs des conserves différentes, soit solides, soit molles, des tablettes qui sont très-agréables au goût & que l'on sert au dessert; on fait aussi avec ces mêmes fleurs un ratafia délicieux ; on confit les écorces de ce fruit ; tout le monde fait combien la pulpe d'orange douce est agréable ; enfin on fait avec le suc exprimé d'oranges aigres délayé dans l'eau & adouci avec le sucre, une boisson que l'on appelle communément orangeat ou orangeade, c'est un excellent rafraîchissant. Les Médecins regardent le suc d'orange comme légérement acide, rafraîchissant, stomachique, apéritif, propre à corriger les vices des humeurs putrides & sur-tout les affections scorbutiques; on peut même en laisser user modérément à ceux qui ont de la fievre & qui sont sujets aux maladies bilieuses, putrides, lorsqu'il n'y a pas de toux n'y d'irritation à l'estomac ou aux intestins.

Conserve de fleurs d'Orange.

1. Prenez une livre de sucre royal, que vous faites cuire à la grosse plume presque à cassé; vous avez ensuite une demi-livre de fleurs d'orange épluchées, vous les hachez grossierement & vous exprimez dessus un peu de jus de citron pour conserver la blancheur; vous la jettez dans votre sucre, quand le bouillon sera rabaissé & de même à tous les autres; vous aurez soin de la bien mêler avec le sucre, afin qu'il en ait de tous côtés; vous travaillez ensuite votre sucre tout autour de la poële jusqu'à ce qu'il fasse une petite glace pardessus, & vous vuidez alors promptement votre conserve dans un moule

de papier ou autres; quand elle sera froide, c'est-à-dire, environ deux heures après, vous aurez soin de la lever desdits moules pour la conserver; pour la servir sur table vous pouvez la couper de la manière qu'il vous plaira, par tablettes ou autrement. Il ne faut pour cela que la tracer avec la pointe d'un couteau, & elle se casse ensuite facilement; on en peut dresser en rond ou en oval. Si vous la voulez d'une couleur plus brune, vous n'avez qu'à mettre votre fleur d'orange en feuilles dans une poêle sur le feu, avec une poignée de sucre en poudre, la faire roussir un peu & la jetter dans votre sucre cuit à cassé; remuez le tout promptement avec la spatule & la jettez dans vos moules.

Fleurs d'orange pralinées.

2. Faites cuire deux livres de sucre à la plume; prenez quatre livres de fleurs d'orange épluchées, que vous jettez dedans; faites cuire le tout ensemble jusqu'à la grande plume; ensuite travaillez-la, en la remuant continuellement avec la spatule, hors de dessus le feu; quand elle sera bien seche & bien travaillée, vous la mettrez dans des coffrets à l'étuve pour la maintenir séchement & vous en servir au besoin : de cette maniere elle sera blanche. Si vous la voulez brune, il faut la remettre un peu sur le feu pour la faire griller en la travaillant toujours & la finir de même. Hors de la

saison on peut s'en servir pour mettre au candi, faire des grillages & des conserves.

Eau d'Orange.

3. Prenez une orange, coupez-en la peau par zestes, mettez-les dans une éguiere avec une pinte d'eau & un quarteron de sucre; exprimez-y le jus de deux oranges de Portugal, ajoutez-y, si vous voulez, un peu de jus de citron; laissez infuser le tout, ou bien battez cette eau en la versant d'un vaisseau dans un autre, passez-la à la chausse & la mettez glacer.

Pâte de fleurs d'Orange.

4. Prenez une livre de marmelade de pommes passée par le tamis & une demi-livre de fleurs d'oranges bien épluchée, pilée & cuite, mêlez-la avec votre marmelade; faites sécher le tout dans un poëlon, mêlez-y du sucre, dressez votre pâte & la faites sécher à l'étuve.

Pralines d'Orange.

5. Prenez environ une demi-livre de zestes d'oranges, qui soient cuits à l'eau; faites-les confire avec trois quarterons de sucre cuit à la soufflé; mêlez-y une demi-livre d'amandes à la praline, remuez le tout ensemble & le mettez sur des planches, sur des ardoises, ou sur des tamis pour le faire sécher à l'étuve.

Oranges au sec.

6. Prenez des oranges de Portugal, tournez-les fort légérement, c'est-à-dire, ôtez leur peau ; ainsi accommodées, coupez-les en quatre & les jettez dans de l'eau bouillante pour les y faire cuire, jusqu'à ce qu'elles quittent l'épingle avec laquelle on les éprouve ; passez-les ensuite à l'eau fraîche, & quand elles seront bien égouttées de leur eau, faites-les bouillir un quart-d'heure dans du sucre clarifié ; ôtez-les après ce temps-là de dessus le feu & les laissez refroidir ; quand elles sont froides, faites-les bouillir jusqu'à ce que le sucre soit cuit à soufflé. Cela fait, ôtez-les de dessus le feu & les laissez reposer jusqu'au lendemain, que vous liquefierez le syrop en trempant le cul du poëlon dans l'eau ; pendant ce temps-là, faites cuire à part du sucre à la plume, & ayant égoutté vos oranges, jettez-les dedans, donnez-leur un bouillon couvert ; ôtez-les ensuite de dessus le feu, & lorsque le bouillon sera abaissé, blanchissez votre sucre à force de le travailler en l'amenant avec la cuillier contre le bord du poëlon ; ce sucre étant blanchi, passez vos oranges, mettez-les égoutter sur des planches ; il faut peu de temps pour les faire sécher, après cela vous les serrerez.

Pâte d'Orange.

7. Prenez des oranges de Portugal sans les

zestes, coupez-les par quartiers, ôtez-en le jus, parce que cette partie est trop dure pour se ramollir; mettez de l'eau sur le feu, & quand elle sera prête à bouillir, jettez-y vos oranges & les laissez cuire jusqu'à ce qu'elles soient bien amollies; mettez-les ensuite dans de l'eau fraîche, égouttez-les, pressez-les dans un linge, pilez-les dans un mortier & les passez au tamis; cette marmelade faite, prenez du sucre aussi pesant que du fruit, faites-le cuire à cassé ou à la grande plume; incorporez-y votre marmelade en remuant le tout avec une spatule ou une cuillier à bouche, & laissez frémir sur le feu. Prenez ensuite de ce mélange avec une cuillier, dressez-en sur des ardoises ou dans des moules, & faites sécher dans l'étuve avec bon feu; le lendemain ou le soir même, retournez votre pâte de l'autre côté sur les mêmes ardoises ou sur des tamis, & quand elle sera bien ferme, servez-la dans des boîtes garnies en dedans de papier blanc.

Zestes d'Orange.

8. Choisissez des oranges de Portugal douces ou aigres, ou aigres douces, zestez-les; faites bouillir vos zestes dans quatre eaux différentes, & les remettez autant de fois dans l'eau fraîche; laissez-les sur le feu pendant un quart-d'heure, autant de fois que vous les ferez bouillir; après cela vous les

confirez & les dresserez comme les tailladins, dont il sera parlé à l'article suivant.

Tailladins d'Oranges, ou Oranges en rocher.

9. Pelez vos oranges, coupez-les en quatre, ôtez-en le jus, nettoyez-les jusqu'à ce que l'écorce en soit bien mince, coupez-les par tailladins, c'est-à-dire, comme des lardons ; mettez-les à mesure dans l'eau fraîche & les faites cuire d'abord dans le sucre clarifié ; quand il est prêt à bouillir, jettez vos tailladins, auxquels vous ferez prendre une vingtaine de bouillons ; laissez-les refroidir, puis mettez ce poëlon sur le feu pour cuire le syrop à lissé ; glissez-y alors les tailladins, & après sept ou huit bouillons, ôtez votre confiture de dessus le feu, laissez-la encore refroidir ; égouttez les tailladins, faites bien cuire le sucre à perlé ; donnez-leur un bouillon couvert, & quand vous les aurez laissé reposer jusqu'au lendemain, vous agirez ensuite comme il a été dit à l'article six. On ne prescrit point ici la quantité de sucre qu'il faut pour ces oranges ; il faut qu'elles nagent entierement dedans, & ce qui reste peut servir à faire de la conserve, du massepain, des pralines & des noix vertes.

Fleurs d'Orange au candi.

10. Faites cuire quatre livre de sucre a soufflé, ayez trois livres de fleurs d'orange

épluchées, jettez-les dans votre sucre, ôtez la poêle de dessus le feu & laissez-la reposer un peu de temps pour que les fleurs jettent leur eau; remettez-les ensuite sur le feu pour les remettre à leur même cuisson, c'est-à-dire, a soufflé; ôtez-les de dessus le feu, laissez-les refroidir l'espace d'un quart-d'heure, ensuite dressez-les dans des moules à candi & ne les emplissez qu'à moitié de fleurs & de sucre; mettez-les à l'étuve avec un feu modéré pendant vingt-quatre heures, puis vous ferez un petit trou au coin du moule pour égoutter le sucre; quand vous l'aurez égoutté, remettez-le panché sur une assiette dans l'étuve pendant deux heures pour les achever de sécher; ôtez-les du moule, en les détachant un peu tout au tour du moule, avec un petit couteau, & renversez le moule sur une feuille de papier; s'il y reste encore de l'humidité, vous pouvez les remettre une heure de temps à l'étuve pour les servir ensuite dans des boîtes.

Fleurs d'Orange au petit candi.

11. Faites cuire du sucre a soufflé, ayez de la fleur d'orange épluchée, coupez-la grossierement sur une feuille de papier, & mettez-la sur des assiettes ou dans des moules, versez votre sucre pardessus, de sorte qu'elle baigne également; mettez-la à l'étuve, à feu modéré, pendant dix ou douze heures;

ensuite faites-la égoutter & finissez-la comme dans l'article précédent.

Eau à la fine Orange.

12. Vous choisirez les plus belles oranges; vous couperez délicatement vos zestes, de façon que sans mordre sur le blanc, vous enleviez toute la superficie quintessencieuse qui est jaune. Les zestes coupés, vous les mettrez dans l'alembic avec de l'eau & de l'eau-de-vie, & vous les distillerez sur un feu un peu plus vif que l'ordinaire, à cause de l'eau, sans tirer de phlegme. Vos esprits étant distillés, vous les mettrez dans un syrop fait à l'ordinaire, avec du sucre fondu dans de l'eau fraîche ; votre syrop étant fait, vous verserez dedans vos esprits distillés ; vous les passerez à la chausse pour les clarifier, & votre liqueur sera faite. Au défaut du fruit, on peut employer la quintessence d'orange; mais il faut en mettre le moins que l'on pourra, parce que la quintessence est sujette à déposer : on ne doit en faire usage qu'au défaut de fruit. Si vous vous en servez, il faut faire clarifier l'eau pour faire le syrop, & vous passerez la liqueur aussi claire fine qu'il vous sera possible, afin d'éviter le dépôt. Pour la fine orange moëlleuse, vous mettrez dans votre alembic les zestes de six belles oranges de Portugal, quatre pintes d'eau-de-vie & une chopine d'eau, & pour faire le syrop de votre liqueur, trois

livres & demie de sucre, une demi-livre de cassonade, & deux pintes & demi-septier d'eau pour la fine orange en liqueur fine & seche; vous mettrez dans l'alembic les zestes de huit belles oranges de Portugal, quatre pintes d'eau-de-vie & une chopine d'eau; & pour le syrop deux livres de sucre & une demi-livre de cassonade, & deux pintes d'eau pour faire votre syrop; pour faire chacune des deux recettes, il faut environ six pintes de liqueur.

Bouquet de fleurs d'Orange.

13. Ayez de la belle fleur d'orange épanouie, mettez-en quatre ou cinq ensemble avec leurs queues, que vous attachez avec du fil; faites cuire du sucre au petit lissé; lorsqu'il sera à demi-froid, trempez-y partout les bouquets de fleurs d'orange que vous mettez à mesure dans du sucre très-fin, soufflez dessus pour qu'il n'en reste pas trop, & mettez-les à mesure sur un tamis dressé de façon que la fleur reste épanouie; faites-les sécher à l'étuve, vous les conserverez dans un endroit sec; enfermez-les dans une boîte garnie de papier blanc.

Candi de boutons de fleurs d'Orange.

14. Prenez des boutons de fleurs d'orange au liquide, que vous ferez égoutter sur un clayon, rangez-les sur des ardoises pour les mettre sécher à l'étuve, retournez-

les enfuite fur des tamis pour achever de les
fécher, rangez-les fur des grilles dans des
moules à candi; faites cuire du fucre à la
petite plume, ôtez-le de deffus le feu, laiffez-
le un peu refroidir & verfez-le fur vos boutons ; mettez-les à l'étuve avec un feu modéré pendant fept ou huit heures, enfuite
égouttez-les & remettez-les panchés fur une
affiette à l'étuve pendant une heure; levez-
les du moule, & s'il refte de l'humidité, remettez-les encore à l'étuve pendant une
heure, enfuite détachez-les doucement les
uns des autres, & mettez-les dans des boîtes
pour vous en fervir au befoin.

Clarequets de fleurs d'Orange.

15. Mettez dans une poële une douzaine
de pommes de reinette coupées par tranches,
avec une chopine d'eau ; faites-les bouillir
jufqu'à ce qu'elles foient en marmelade, &
paffez-les dans un tamis pour en tirer la décoction ; mettez dans la décoction des pommes deux cuillerées de marmelades de fleurs
d'orange, que vous délayez bien enfemble ;
remettez-les fur le feu avec un peu d'eau pour
leur faire faire deux ou trois bouillons, &
paffez-les au travers d'une ferviette mouillée;
vous mefurerez votre décoction, & vous
mettrez autour du fucre clarifié, que vous
ferez cuire au caffé; enfuite vous jetterez
votre décoction dans le fucre ; faites cuire
votre gelée, & vous verrez avec une cuillier

d'argent quand elle tombera en nape & qu'elle quittera net; alors vous l'ôterez du feu & l'écumerez bien; versez-la ensuite dans des moules à clarequets, que vous mettrez à l'étuve pour les faire prendre.

Roquilles d'Oranges.

16. Tournez des oranges douces, les plus déliées que vous pourrez, les laissant de toute la longueur qu'il se peut; on les passe pour cela à l'eau sur le feu, jusqu'à ce qu'elles soient bien mollettes; ensuite on les met au sucre que l'on vient de clarifier, & on leur fait prendre une vingtaine de bouillons; puis on les ôte de dessus le feu & on les laisse jusqu'au lendemain, que l'on fait cuire le syrop à lissé, & on les y met pour leur donner deux ou trois bouillons; le jour d'après on les finit comme les oranges, & pour les tirer au sec, il faut prendre du sucre clarifié, selon la quantité dont vous avez besoin, le faire cuire à la petite plume; jetter vos roquilles ou tournures dedans, & leur faire prendre deux bouillons couverts; les ôter ensuite de dessus le feu, les laisser un peu refroidir & en tirer à mesure sur un clayon, les dressant en petits rochers, pour les mettre ensuite sur des feuilles de fer blanc ou des ardoises à l'étuve. Si vous en êtes bien pressé, vous pouvez blanchir le sucre avec une cuillier contre un bord de la poêle, en faisant passer vos roquilles dans l'endroit où vous

avez blanchi le sucre, & les tirer avec deux fourchettes, les ranger sur des feuilles de fer blanc & les mettre un moment à l'étuve. On fait de cette façon des roquilles jaunes & blanches; les jaunes sont ce que vous emportez de la premiere écorce de l'orange, & les blanches sont ce qui s'enleve ensuite, en les tournant pour la seconde fois.

Fleurs d'Orange confites au liquide.

17. Il faut faire bouillir de l'eau dans une grande poële & y jetter votre fleur d'orange; lorsqu'elle aura bouilli une vingtaine de bouillons & qu'elle commencera à être tendre sous le doigt, tirez-la promptement & rejettez-la dans une autre poële d'eau bouillante pour l'achever de blanchir, en y mettant un peu d'alun pilé; ou bien pressez-y deux jus de citron, c'est ce qui la rend blanche; il n'en faut blanchir que deux ou trois livres à la fois, & lorsqu'elle s'écrase aisément sous le doigt, jettez-la dans de l'eau fraîche avec un jus de citron; mettez-la ensuite au sucre clarifié, l'ayant fait auparavant chauffer. Observez que toutes les fois que vous verserez votre sucre sur les fleurs, il ne doit être que tiede; le jour d'après vous ferez cuire votre sucre au petit lissé & vous le verserez sur vos fleurs, car il ne faut pas qu'elles passent du tout sur le feu, & pour les finir, il faut le troisieme jour faire cuire

le sucre au petit perlé, les mettre dans des pots & ne les couvrir que le lendemain.

Oranges glacées en fruit.

18. Vous prenez des oranges, vous ne faites que les vuider sans les tourner; vous les mettez dans l'eau bouillante pour les faire blanchir, jusqu'à ce qu'elles fléchissent sous les doigts; vous les retirez à l'eau fraîche; après les avoir bien égouttées, vous les mettez dans un mortier, vous les pilez très-fin & vous les passez au travers d'un tamis; vous faites cuire à la grande plume autant pesant de sucre que vous avez de marmelade; vous mettez la marmelade dans le sucre, vous remuez bien le tout jusqu'à ce qu'il soit bien incorporé ensemble; vous mettez ensuite cette marmelade dans des moules pour la faire prendre à la glace; lorsqu'elle sera prise, il faut la travailler & la mettre dans des moules de plomb faits en figure d'orange que vous enveloppez de papier, & vous les remettez à la glace; lorsque vous voudrez servir vos oranges ainsi glacées, il faut leur donner une couleur qui imite le naturel. Pour le cédra, l'orange & le citron, il faut prendre une pierre de gomme gutte, que vous frottez sur une assiette où il y a un peu d'eau chaude, jusqu'à ce qu'elle vous fasse une couleur foncée; pour la bergamotte il faut mettre une petite nuance de verd dans

la

la même couleur, attendu qu'elle est toujours plus verdâtre.

Eau clairette de fleurs d'Orange.

19. Faites infuser pendant trois semaines dans une cruche bien bouchée, trois demi-septiers d'eau de fleurs d'orange avec une demie-livre de sucre, trois demi-septiers de bonne eau-de-vie; mettez-y aussi un peu de canelle avec une demie-poignée de coriandre que vous concassez ensemble; lorsque vous aurez bien bouchée la cruche, vous la tiendrez dans un endroit chaud, & vous aurez soin de la remuer tous les jours jusqu'à ce que vous passiez votre liqueur à la chausse, & vous la mettrez ensuite dans des bouteilles.

Glaces d'Orange.

20. Mettez dans une pinte d'eau le jus de six oranges douces, zestez légérement leurs peaux pour les mettre dedans avec trois quarterons de sucre; faites infuser le tout ensemble l'espace d'une heure, & passez-le ensuite dans un tamis serré pour le mettre dans la sabotiere & faire prendre à la glace.

Gâteau de fleurs d'Orange.

21. Faites cuire deux livres de sucre à la grande plume; ayez une livre de fleurs d'orange épluchées que vous mettez dedans; & quand vous voyez qu'elle a jetté son

Gg

eau, & que le sucre est revenu à la grande plume, travaillez-la promptement avec la spatule, en frottant autour de la poêle & au milieu ; quand elle vient à monter & lorsqu'elle est légere sous la main, ayez des moules de papier un peu élevés, & jettez votre composition à la moitié de vos moules & toute chaude ; vous la coupez de la figure qu'il vous plaît, soit en long ou en quarré, ou vous pouvez la servir entiere.

Oranges en tranches, ou par quartier.

22. Otez proprement la pelure de plusieurs oranges douces ; épluchez avec la pointe d'un couteau une petite peau qui est sous la chair de l'orange ; vous les servirez en quartiers ou par tranches, de l'épaisseur d'un travers de doigt avec du sucre en poudre ou un syrop fort leger.

Fleurs d'Orange filées.

23. Prenez de la fleur d'Orange confite au sec, que vous semez sur des feuilles de cuivre frottées légérement de bonne huile d'olive ; vous avez du sucre cuit au caramel, que vous tenez chaudement sur un petit feu, trempez-y deux fourchettes pour en prendre le sucre, que vous filez à mesure sur la fleur d'orange, sans la trop charger de sucre ; ensuite vous la retournerez sur une autre feuille de cuivre, aussi frottée d'huile, pour en faire autant de l'autre côté

Massepains de fleurs d'Orange.

24. Pilez très-fin une demie-livre d'amandes douces, que vous arrosez en les pilant, pour qu'elles ne tournent pas en huile, avec de l'eau de fleurs d'orange ; lorsqu'elles seront pilées, vous ferez cuire une demie-livre de sucre à la grande plume ; mettez-y les amandes avec deux cuillerées de marmelade de fleurs d'orange que vous remuez bien avec une spatule, en les remettant sur un très-petit feu, pour faire dessécher la pâte, jusqu'à ce qu'elle ne tienne plus aux doigts en les appuyant contre ; mettez votre pâte sur une feuille de papier avec du sucre fin, dessus & dessous, pour l'abbattre de l'épaisseur de deux écus ; vous en formerez des massepains de la grandeur & de la figure que vous voudrez ; faites-les cuire dans un four doux, sur des feuilles de cuivre ; lorsqu'ils seront cuits, glacez tout le dessus avec une glace faite de la moitié d'un blanc d'œuf, un peu de jus de citron, de l'eau de fleurs d'orange & du sucre fin passé au tambour ; remettez-les au four pour faire sécher la glace.

Macarons de fleurs d'Orange.

25. Echaudez une livre d'amandes douces, que vous pilez très-fin, & les arrosez avec un blanc d'œuf, en le mettant à plusieurs fois, en les pilant, pour qu'elles ne tournent

pas en huile; ensuite vous les mettez dans une terrine avec une demie-livre de sucre en poudre, que vous battez avec les amandes jusqu'à ce qu'ils soient incorporés ensemble; vous y ajouterez quatre blancs d'œufs fouettés, que vous battez encore avec les amandes & le sucre; dressez vos macarons sur une feuille de papier, de la grosseur d'une noix; faites à chacun un petit trou dans le milieu, pour y mettre gros comme une noisette de marmelade de fleurs d'orange, couvrez le dessus comme le dessous, sans que la marmelade paroisse; faites-les cuire dans un four doux, & lorsqu'ils seront cuits, glacez le dessus d'une glace blanche, faite avec du sucre passé au tambour, de l'eau de fleurs d'orange & un peu de blanc d'œufs; remettez-les un moment au four pour faire sécher la glace.

Biscuits d'Orange.

26. Prenez deux cuillerés de marmelade d'oranges, rapez-y un peu de citron, & mettez-la dans une terrine avec une demie-livre de sucre fin, six jaunes d'œufs frais, que vous battez bien avec la spatule jusqu'à ce que le sucre soit bien incorporé avec la marmelade & les jaunes d'œufs; vous fouettez ensuite huit blancs d'œufs; quand ils sont bien montés en neige, vous les mêlez avec le sucre, & vous y ajoutez trois onces de farine passée au tamis; lorsque vous aurez bien mêlé le

tout enſemble, vous dreſſerez les biſcuits dans des moules de papier pour les mettre cuire au four; quand ils ſont cuits & ôtés du papier, vous aurez une glace blanche faite avec un peu d'eau de fleurs d'orange, un blanc d'œuf, du ſucre fin paſſé au tambour, que vous battrez bien enſemble juſqu'à ce que la glace ſoit blanche; couvrez-en tous les deſſus des biſcuits; remettez-les au four pour faire ſécher la glace.

Oranges de Portugal à l'eau-de-vie.

27. Prenez des oranges de Portugal, bien rondes & bien unies; tournez-les proprement & mettez-les à meſure dans de l'eau fraîche; ayez enſuite une poêle d'eau bouillante ſur le feu, faites un petit trou à vos oranges du côté de la queue, & faites-les blanchir dans cette eau; ayez du ſucre clarifié la quantité qu'il en faut, pour que les oranges baignent, & faites-leur prendre cinq ou ſix bouillons couverts. Il faut enſuite les ôter de deſſus le feu, les écumer & les mettre dans une terrine, les y laiſſer juſqu'au lendemain, que vous donnez cinq ou ſix bouillons au ſucre, & vous le jettez ſur votre fruit; le troiſieme jour donnez lui huit ou dix bouillons couverts au ſucre & au fruit tout enſemble; ôtez-les de deſſus le feu, écumez-les, laiſſez-les refroidir, & mettez-les dans des bouteilles moitié ſyrop, moitié eau-de-vie, & bouchez-les bien; quand elles

auront pris l'eau-de-vie & que vous voudrez vous en servir, vous couperez vos oranges par quartiers ou en rouelles, que vous rangerez dans des compotiers, & vous verserez du même syrop pardessus pour en servir en compote.

Marmelade d'Oranges de Portugal.

28. Vous prenez des oranges de Portugal, vous les coupez par quartier sans les tourner n'y les zester, & vous en ôtez le jus & les têtes, où il y a un durillon qui ne se ramollit pas aisément; vous mettez de l'eau sur le feu, & quand elle veut bouillir vous y jettez vos chairs à écorces d'oranges; il faut les faire bouillir jusqu'à ce qu'elles soient bien mollettes sous les doigts; alors vous les ôterez & les rafraîchirez en les jettant dans de l'eau fraîche, puis vous les égoutterez & les presserez fortement dans un linge; vous les pilez dans un mortier, vous y mettez quelque jus de citron & vous les passez au tamis; après quoi vous faites cuire du sucre à la plume, que vous mêlez avec votre marmelade dans la poêle, il faut deux livres de sucre sur chaque livre de fruit; vous remettez votre marmelade sur le feu, & lui donnez cinq ou six bouillons, vous l'empotez ensuite toute chaude.

CCCXXIII.
ORCHIDE, DAMETTE, ORCHIS, SATYRION.

Orchis bifolia, Linn.
Orchis alba bifolia minor, calcari oblongo, Pin.

Ses racines féchées réduites en poudre, & délayées dans de l'eau ou du lait avec du sucre, font une bonne nourriture d'usage en Turquie sous le nom de salep ou salap; on n'en donne ici qu'aux malades.

CCCXXIV.
ORGE, PETIT ORGE, ORGE DE MARS, ORGE A DEUX RANGS, PAUMOLE, PAMELE.

Hordeum distichum, Pin. & Linn.

L'orge mêlé avec le froment, fait de très-bon pain, mais seul il en fait un qui n'est pas si estimé; cependant les pauvres s'en nourrissent dans certains pays, il ne convient qu'à ceux qui s'exercent à de rudes travaux, parce qu'il est difficile à digérer. L'orge n'a pas les mêmes vertus que le froment, qui échauffe, mais de quelque maniere qu'on le prépare, il rafraîchit; on le dépouille de sa peau & on en fait ce qu'on appelle orge mondé ou orge grué ; cette nourriture est excellente pour les personnes infirmes. L'orge est encore fort recherchée pour faire de la bierre ; cette liqueur nommée autrefois *cervoise*, tient le milieu entre le vin & l'eau. Les Peuples du Nord en font grand usage, l'orge leur est aussi nécessaire pour faire de la boisson, que le froment pour du pain. Le maza ou masse, huile des anciens, étoit composé de farine d'orge rôti, mêlée & pétrie avec quelque liqueur comme de l'eau, de l'huile, du vin cuit, du miel, &c. On faisoit aussi une bouillie d'orge appellée *polenta*. L'orge entroit autrefois dans une liqueur fraîche qu'on nommoit *orgeade*, différente cependant de notre orgeat ; le dernier, dont on fait tant d'usage pour désaltérer agréablement, doit avoir pour base une décoction d'orge. La crême d'orge des anciens, n'est rien autre chose que l'orgeat ; on prépare en Allemagne & en Flandre une orge réduite en des grains ronds très-blancs, de la grosseur d'un grain de millet, c'est ce qu'on nomme *orge perlé*, parce qu'il ressemble grossieremnt à des perles ; on le fait avec l'orge mondé, que l'on met sous une meule suspendue ; le grain étant brisé en partie, on passe au crible ce qui a échappé à la meule. Les Allemands en font beaucoup plus d'usage que nous ; ils en mangent en bouillie, au lait, & quelquefois avec du bouillon de viandes ; en faisant torréfier l'orge; on peut l'employer comme le caffé.

Orge mondé.

1. Prenez de l'orge, lavez-le & le nettoyez bien ; faites-le bouillir doucement dans l'eau pendant cinq ou six heures, jusqu'à ce qu'il soit réduit en crême ; mettez-y en commençant un peu de beurre bien frais, & sur la fin un peu de sel ; quand vous voulez rendre cette bouillie plus agréable, vous y mettez quelques amandes avec un peu de sucre, si vous le voulez rafraîchissant, vous y mettez des graines de melons & de citrouilles mondées.

Orge passé.

2. Après l'avoir préparé comme pour l'orge mondé, vous le passez à l'étamine, il nourrit pour lors moins ; mais si après l'avoir passé, on le fait épaissir sur le feu, il devient aussi nourrissant que l'orge mondé, si l'on en prend la même quantité. On peut mettre du lait dans ces différentes préparations, il en est plus agréable au goût.

Pour faire de la Biere.

3. On prend certaine quantité de farine grossiere d'orge, on y jette de l'eau chaude, ou bien on la met bouillir dans l'eau pour que la liqueur s'impregne des principes les plus actifs de la farine ; on la coule, on y

fait bouillir de nouveau des fleurs de houblon ou un peu d'absynthe, ou d'autres plantes ameres. Quand la liqueur a bouilli un temps suffisant, on l'agite à force de bras, la versant & la reversant dans différens vaisseaux, pendant qu'elle est encore bien chaude; c'est ce qu'on appelle brasser : puis on la coule & on la laisse fermenter. Pour exciter cette fermentation, on y jette des feces de biere ou quelqu'autre matiere fermentative; enfin quand elle a été bien dépurée & bien clarifiée par le secours de la fermentation, on la verse dans des tonneaux & on la garde.

CCCXXV.
ORIGAN,
MARJOLAINE SAUVAGE.

Origanum vulgare, Linn.
Origanum sylvestra, Linn.

Les gens du Nord mettent l'origan dans les sausses au lieu de marjolaine, & usent de ses feuilles rôties en guise de thé.

CCCXXVI.

ORME, ORMEAU, OUMIEU, ORME-IPREAU, IPREAU, IVER.

Ulmus campestris, Linn.
Ulmus campestris & theophrasti, Pin.

Les écoliers mangent les paquets de fruits verds de cet arbrisseau en salade, c'est un ragoût de fantaisie. Ruel dit que ses jeunes pousses se mangent de même.

CCCXXVII.

OROBANCHE.

Orobanche major caryophillum olens, Pin.
Orobanche major, Linn.

On mange l'orobanche comme les asperges.

CCCXXVIII.

OROBE.

Orobus tuberosus, Linn.
Astragalus sylvaticus foliis oblongis glabris, Pin.

Les racines de l'orobe cuites sont bonnes & nourrissantes, on peut en faire du pain;

on fait aussi avec ses semences du pain dans les années de disette ; mais il est de très-mauvais goût & fournit peu de nourriture.

CCCXXIX.
ORONGE.

Fungus georgii, Linn.
Fungus orbicularis exalbida pratensis, Pin.

Le champignon se mange cuit sur le gril & entre dans beaucoup de ragoûts.

CCCXXX.
ORTIE BLANCHE,
Archangélique, Lamier, Ortie morte.

Lamium album, Linn.
Lamium album non fœtens folio oblongo, Pin.

On mange les feuilles cuites de l'ortie blanche en quelques pays.

CCCXXXI.
ORTIE GRIÈCHE, PETITE ORTIE,
Ortie grecque, Choucrille.

Urtica urens, Linn.
Urtica urens minor, Pin.

On emploie cette ortie au lieu de chou dans les potages; jeune on la mange comme les épinars.

CCCXXXII.
ORVALE, TOUTE BONNE
Sclarée.

Salvia sclarea, Linn.
Horminum sclarea dictum, Pin.

L'infusion des fleurs de cette plante dans le vin blanc, lui donne le goût du vin muscat; cette sophistication est d'usage chez les cabaretiers, sur-tout en Allemagne, pour le vin du Rhin. L'orvale est encore en usage dans les pays du Nord, pour faire de la biere; car quand le houblon est rare, ou lorsqu'on veut rendre la biere plus forte, on en met dans les chaudieres bouillantes & l'on fait alors une liqueur qui enyvre, même prise en petite quantité; souvent elle cause une gaieté qui tient de la folie. Ray rapporte que les Anglois font des gâteaux avec les feuilles d'orvale, des œufs, de la crême & un peu de farine, & que l'on frit dans la poële; ces gâteaux sont agréables, on les sert au dessert.

CCCXXXIII.
OSEILLE, OSEILLE LONGUE,
Oseille ordinaire, Suralle, Saliette.

Rumex acetosa, Linn.
Acetosa pratensis, Pin.

Les feuilles de cette plante entrent dans les farces, les potages, &c. Au défaut de celles de l'oseille ronde, les Lappons les font cuire dans du lait; on fait avec l'oseille une farce qui se mange sous les œufs, sous les fricandeaux & sous différens poissons; on s'en sert encore pour colorer les purées & pour plusieurs autres usages, son goût aigrelet réveille l'appétit & plaît assez généralement, il ne contribue pas peu à rendre les viandes plus agréables; on se sert à la Cayenne des feuilles d'une espece d'oseille qui y croît, & qu'on nomme oseille de Guinée, au défaut de l'oseille ordinaire; on en fait aussi dans ce pays une boisson agréable & des confitures.

CCCXXXIV.
OSEILLE EN ARBRE.

Arbor acida major & minor, seu acetosa arbor, Rumph.

C'est un arbre sauvage des Indes ; on fait cuire ses feuilles & ses fruits avec les différens mets qu'on prépare dans ces pays pour leur donner une agréable acidité ; on mange aussi ces fruits cruds, on les confit aussi dans la saumure pour les mêler avec les alimens.

CCCXXXV.
PANIS.

Panicum germanium paniculâ minore, Pin. *Panicum indicum*, Rumph.

Le Panis d'Allemagne se mange avec le lait, & celui des Indes avec le suc du *calappus* ou coco ; mais il faut de la graisse pour le préparer, car il seroit trop sec à manger ; quand on mange le panis des Indes trop chaud, il donne la colique.

CCCXXXVI.

PAIN DE SINGE, CALABASSIER, GOUG.

Baobab.

Adanſonia, Linn.

Les Negres font ſécher les feuilles de cet arbre à l'ombre, & ils en font une poudre qu'ils nomment *alo*, ils la mêlent avec leurs alimens, non pour leur donner du goût, mais pour entretenir dans leur corps une tranſpiration abondante, & pour appaiſer la trop grande afferveſcence de leur ſang. Le fruit récent de cet arbre n'eſt pas moins utile que les feuilles; on en mange la chair qui eſt aigrelette & aſſez agréable. On fait en mêlant le jus de cette chair avec un peu d'eau & de ſucre, une boiſſon dont on peut même faire uſage dans les maladies.

CCCXXXVII.

PALMIER AOVARA.

C'eſt une eſpece de chou qui naît à la Cayenne, on tire de ſa graine par expreſſion une huile, dont les Negres de l'Amérique & de l'Affrique ſe ſervent en guiſe de beurre; ils en aſſaiſonnent leurs mets; les Blancs s'en ſervent

servent aussi pour le même usage, quand ils n'en ont point d'autres; cette graisse s'appelle huile de senegal ou de *quioquio*, ou de *pumicia*, ou de palme des Isles; quand on veut employer cette huile en friture, on la fait bouillir auparavant avec un peu de cassave, ce qui lui ôte le goût aromatique qui peut lui être resté.

CCCXXXVIII.
PALMISTE.

Après avoir coupé le palmiste & lui avoir ôté tout son extérieur, on trouve son cœur, ou plûtôt des feuilles qui ne sont pas encore écloses, pliées & arrangées comme un éventail non dépliées, blanches, tendres, délicates, & d'un goût approchant de celui des culs d'artichauts, on les appelle dans cet état *choux palmistes*; on les lave & on les mange en salade, ou bien on les fait bouillir dans l'eau avec du sel, puis on les met tout égouttés dans une sauce blanche; on les met aussi dans la soupe: enfin de quelque maniere qu'on les mange, ils sont très-bons, c'est une nourriture légere & de facile digestion; mais comme pour avoir cet aliment il faut couper l'arbre, on en mange moins souvent qu'on ne feroit sans cela.

Hh

CCCXXXIX.
PAMPELMONSE.

C'est une espece d'orange qui vient dans le royaume de Siam; le jus de ce fruit est très-rafraîchissant, sa chair est un peu aigrelette, avec un véritable goût de raisin.

CCCXL.
PANAIS.

Pastinaca sativa latifolia, Tour.
Pastinaca sativa, Linn.

On employe la racine de panais pour les soupes & pour les jus, mais il n'est pas ordinaire de la manger fricassée n'y en ragoût avec les viandes; son goût douceâtre plait bien à quelques-uns, mais non pas au plus grand nombre. On prendra garde qu'il y a une espece de nerf dans le cœur de cette racine, qu'il faut ôter en la coupant, étant désagréable pour ceux qui en mangent.

CCCXLI.
PANDANE.

Pandanum ceramicum, Rumph.

Cette plante croit à Cerame, à Ternate,

& autres Isles des Indes, ce fruit sert aux habitans des Moluques en guise de beurre pour faire cuire leur riz.

CCCXLII.
PANICAUT, CHARDON A CENT TÊTES, CHARDON ROLAND, CHARDON ROULLAND.

Eryngium campestre, Linn.
Eryngium vulgare, Pin.

On confit sa racine au sucre comme celle du panicant de mer.

CCCXLIII.
PANIS.

Panicum italicum seu panicula majore, Pin.

On mange le grain de cette plante mondé & cuit à l'eau, au lait ou au bouillon; on en faisoit autrefois usage pour faire du pain.

CCCXLIV.
PAPAYER.

Papaya fructu oblongo, melonis effigie, Trew.
Carica papaya, Linn.

L'Emery dit, que quoique le fruit de cet arbre soit bon étant mangé crud, il est encore meilleur quand il a été cuit avec la viande ou confit en marmelade avec du sucre & de l'écorce d'orange; la Maison Rustique de Cayenne rapporte que les semences de papayer commun, dont les Creoles mangent le fruit, ont un goût de poivre.

CCCXLV.
PAPIER, PAPYRUS,
Berd des Egyptiens.

Papyrus Syriaca vel Siciliana, Pin.
Papyrus nilotica, Tab.

Les Egyptiens succent le suc, qui est très-agréable, des racines de cette plante, après les avoir nettoyées de leurs parties fibreuses.

CCCXLVI.
PASSERAGE,
GRANDE PASSERAGE.

Lepidium latifolium, Pin. & Linn.

Les racines de passerage tenoient autrefois lieu de celles du cran dans les ragoûts; si on mange ses feuilles à jeun, elles excitent l'appetit. Simon Pauli dit qu'en Danemarck les cuisiniers mêlent avec le vinaigre le suc que l'on a exprimé de la passerage, pour en faire des sauses aux viandes rôties.

CCCXLVII.
PATATE, POMME DE TERRE;
TRUFFE ROUGE, TRUFFE BLANCHE.

Solanum tuberosum, Linn.
Solanum tuberosum esculentum, Pin.

Les tubercules de la racine de patate sont les pommes de terre; on les mange cuites à l'eau ou encore mieux sous la cendre, puis fricassées de diverses manieres; on en fait des gâteaux & du pain; les Américains après les avoir fait cuire, les détrempent dans l'eau & en tirent une bonne boisson; les meilleures manieres pour les apprêter sont de les couper crues par tranches minces,

& de les faire frire au beurre ou à l'huile, après les avoir saupoudré légerement, ou bien de les faire cuire dans de l'eau, de les couper ensuite par tranches & de les fricasser au beurre avec l'oignon, ou enfin, & c'est la méthode qu'on doit préférer, de les hacher après qu'ils sont cuits, & d'en faire une pâte avec de la mie de pain, quelques jaunes d'œufs & des herbes fines, dont on fait des boulettes, qu'on fait roussir au beurre dans la casserole; on apprête encore ces tubercules à la sauffe blanche; on les fait aussi cuire au vin. A Stockolm on tire de l'eau-de-vie de ces racines.

CCCXLVIII.
PATIENCE VIOLAN,
Lapathon Violon.

Rumex pulcher, Linn.
Lapathum pulchrum bononiense sinuatum, Linn.

On se sert de cette plante dans nos Provinces méridionales en guise d'oseille; quelques-uns mangent aussi dans leur potage les feuilles d'une espece de patience, qu'on nomme sang de dragon.

CCCXLIX.
PAVOT BLANC.

Papaver hortense femine albo, sativum dioscoridis, album plinii, Pin.
Papaver somniferum, Linn.

On faisoit autrefois du pain avec de la graine de pavot blanc & noir. Matthiole dit, que ceux qui habitent dans la Vallée de Trentin, dans la Styrie & la Haute Autriche, se nourrissent de gâteaux faits avec les graines de pavots blancs & noirs, & avec de la farine. Tournefort a remarqué qu'à Genes, les Dames les plus nobles & les filles, mangeoient beaucoup de graines de pavot couvertes de sucre; on fait avec la graine de pavot une huile, qu'on nomme huile d'œillet; cette huile est assez douce, pour peu qu'elle soit récente, on peut la faire passer pour de l'huile d'olive commune; on peut s'en servir pour les fritures, on l'appelle dans les Provinces huile d'olive du petit peuple.

CCCL.
PÊCHER.

Persica molli carne vulgaris, viridis & alba, Pin.
Amygdalus persica, Linn.

La pêche est une nourriture assez bonne, savoureuse, délicate, rafraîchissante & saine, lorsqu'elle est mangée mûre & en petite quantité ; on en fait des compotes. Le pavi de Pompone qui est une espèce de pêche, se confit au vinaigre comme les cornichons, on en peut manger par ce moyen, pendant toute l'année, il surpasse en qualité tout ce qu'on a coutume de confire de cette manière.

Compote de Pêches.

1. Prenez des pêches qui ne soient pas parfaitement mûres, pelez-les & ôtez le noyau ; passez-les à l'eau sur le feu, faites-les bouillir jusqu'à ce qu'elles montent & qu'elles s'amollissent ; tirez-les ensuite & les jettez dans de l'eau fraîche ; après cela mettez-les clarifier au sucre, laissez-les bouillir jusqu'à ce qu'elles n'écument plus, tirez-les & servez chaudement. Si les pêches sont tout-à-fait mûres, pelez-les proprement, ôtez le noyau, mettez-les par quartiers dans un plat de terre ou une casserole poudrée

de sucre dans le fond, avec de l'écorce de citron confite hachée, & faites cuire le tout au four; quand elles sont cuites, poudrez-les de sucre; faites-leur prendre couleur avec la pelle rouge, dressez votre compote & servez chaudement.

Pêches au liquide.

2. Prenez des pêches un peu vertes, pelez-les; ôtez les noyaux, mettez-les à mesure dans l'eau fraîche; faites-les ensuite bouillir à petit feu dans de l'autre eau, & quand elles commencent à verdir, ôtez-les de dessus le feu & les laissez refroidir pour les mettre ensuite dans de l'eau fraîche; faites cuire du sucre à perlé, mettez-y vos pêches bien égouttées de leur eau, faites-les bouillir & les écumez bien, ôtez-les après de dessus le feu & les laissez refroidir; quand elles sont froides, remettez-les encore sur le feu, faites-les bouillir jusqu'à ce que le syrop en soit cuit à perlé; cela fait, tirez-les & les dressez dans des pots; au lieu de les peler, vous pouvez les passer à la lessive comme les haricots verts.

Pêches séchées au four.

3. Cueillez à l'arbre celles que vous voudrez conserver, car celles qui tombent d'elles-mêmes, outre qu'elles sont trop mûres, se meurtrissent, de maniere qu'elles sont fort

difficiles à sécher dans ces endroits qui ont quelque chose de désagréable au goût; mettez-les au four pour les amortir, fendez-les ensuite avec un couteau pour en tirer le noyau; ouvrez-les & les applatissez, afin qu'en les remettant au four, elles sechent également en dehors & en dedans; quand vous les croyez suffisamment cuites, tirez-les du four, & pendant qu'elles sont encore chaudes, refermez-les & les applatissez une seconde fois pour les serrer dans un lieu plus sec.

Tourtes de Pêches grillées.

4. Faites griller des pêches sur un fourneau bien allumé; quand elles sont grillées, mettez-les dans de l'eau, ôtez proprement la peau, remettez-les dans de l'autre eau, ôtez ensuite les noyaux & les mettez dans une poële avec la quantité qu'il faut de sucre clarifié, couvrez-les & les laissez mitonner; quand elles sont cuites, tirez-les & les laissez refroidir; foncez une tourtiere d'une abaisse de pâte feuilletée, arrangez-y vos pêches, faites pardessus quelques façons de bandes de pâte feuilletée, un cordon autour; dorez d'un œuf battu & mettez cuire au four; quand votre tourte est cuite, tirez-la, glacez-la à l'ordinaire, dressez-la dans un plat & servez chaudement.

Tourtes de Pêches blanches.

5. Pilez vos pêches, ôtez-en les noyaux, mettez-les dans une poële avec la quantité qu'il faut de sucre clarifié & les faites cuire sur un fourneau, la poële couverte ; quand elles sont cuites, laissez-les refroidir ; dressez la tourte de la même maniere que la précédente, faites cuire de même & servez chaudement.

Pêches mûres au liquide.

6. Prenez des pêches à moitié mûres, pelez-les, ôtez-en le noyau, passez-les à l'eau sur le feu pour les blanchir ; à mesure qu'elles montent, tirez-les avec l'écumoire, rafraîchissez-les à l'eau, égouttez-les, mettez-les clarifier au sucre, dans lequel vous les ferez bouillir jusqu'à ce qu'elle n'écument plus ; ôtez soigneusement cette écume, & laissez reposer votre fruit environ deux heures ; votre fruit reposé, mettez-le sur le feu ; faites cuire le syrop au lissé, en l'augmentant s'il est trop diminué ; ôtez-le ensuite de dessus le feu, laissez-le reposer dans son syrop encore pendant deux heures, remettez-le ensuite sur le feu pour lui faire prendre la cuisson au grand perlé ; cela fait, empotez-le.

Eau de Pêches.

7. Prenez six ou huit pêches, suivant leur

grosseur, coupez-les par morceaux & les jettez dans une pinte d'eau; faites-leur prendre un bouillon dans la même eau pour en tirer le goût; ôtez-les ensuite de dessus le feu, & quand elles seront refroidies, mettez-y un quarteron ou cinq onces de sucre; le sucre fondu, passez le tout à la chausse, jusqu'à ce que l'eau soit claire; faites-la rafraîchir pour boire; si vous augmentez le nombre des pêches, il faut augmenter à proportion la quantité de sucre.

Pêches vertes au sec.

8. Vos pêches étant confites au liquide de la façon dont il est fait mention au n°. 6, laissez votre poëlon pendant une nuit à l'étuve; pour en dessécher toute l'humidité; le lendemain dressez-les à l'ordinaire, poudrez-les de sucre & les laissez sécher à l'étuve.

Pêches mûres au sec.

9. Faites-les sécher comme il est dit au n°. 8, & les poudrez de sucre à chaque fois que vous les retournez.

Pâte de Pêches.

10. Prenez des pêches qui ne soient pas extrêmement mûres, pelez-les & en ôtez les noyaux; faites-les bouillir dans de l'eau à petit feu, jusqu'à ce qu'elles commencent à devenir comme vertes, laissez-les ensuite refroidir dans leur eau; quand elles sont

froides, tirez-les & les laissez égoutter, passez-les ensuite dans une passoire; quand elles sont passées, mettez les dans un poëlon ou bassin bien net; faites-les sécher à petit feu, remuant toujours avec la spatule jusqu'à ce que vous voyez que vos pêches commencent à sécher, ce que vous connoîtrez lorsqu'elles ne tiendront plus au poëlon; mettez-y ensuite ce qu'il faut de sucre en poudre, & incorporez bien le tout ensemble; après cela étendez votre pâte sur des ardoises en telles farines que vous voudrez, & la laisser sécher à l'étuve comme les confitures seches; au lieu de mettre votre sucre en poudre, il est mieux de le faire cuire à cassé pour l'incorporer dans la marmelade.

Pêches mûres confites à l'eau-de-vie.

11. La pêche étant naturellement froide, est plus difficile à confire que les autres fruits; il faut un syrop qui ait plus de corps & mettre plus d'esprit. Il faut choisir pour cela les plus belles pêches qu'il sera possible de trouver, qui ne soient pas tout-à-fait mûres, les cueillir en saison seche & chaude, dans la chaleur du jour, afin que l'humidité en soit bien essuyée, les prendre sans tache, il faut bien essuyer le duvet ou le coton qui les couvre; on les fend ensuite jusqu'au noyau pour donner au syrop & aux esprits la facilité d'en bien pénétrer l'intérieur & de les confire à fond, & afin qu'elles puissent se

conferver. Cette préparation faite, vous mettrez votre sucre dans une poêle à confiture, & le tout relativement & par proportion à la quantité de fruits que vous aurez à confire ; vous mettrez de l'eau à proportion, & vous clarifierez votre sucre ; quand votre syrop sera fait à moitié, vous mettrez dans ce syrop une partie de vos fruits ; il faut qu'il soit bouillant, & vous les laisserez blanchir. Il faut avoir bien soin de les ôter au véritable point de leur blanchissage, il vaudroit encore mieux qu'ils le fussent moins que plus ; vous les tirerez ensuite avec une écumoire à mesure qu'ils blanchiront, & il faut être prompt à les retirer, parce que ceux qui cuisent trop sont perdus ; on peut tout au plus les servir alors comme compote, mais ils ne vallent plus rien pour être confits à l'eau-de-vie ; quand vous retirerez les fruits du blanchissage, il faut avoir soin de les arranger à mesure sur une table couverte de linge blanc, pour les laisser égoutter, & observer de les poser sur leur entaille, afin que l'eau que le fruit a prise au blanchissage s'écoule, & qu'il ne reste que le parfum du fruit ; pendant que le fruit s'égoutte & se refroidit, vous acheverez le syrop que vous ferez cuire à la plume, prêt à candir ou à se cryftallifer ; vous le retirerez & le passerez dans un tamis, ensuite vous le laisserez reposer & refroidir, puis vous mettrez en pareille quantité, moitié d'esprit-de-vin & de syrop; & quand vos pêches seront bien arrangées dans vos bouteilles, vous les remplirez de syrop & d'esprit. Ce fruit, quoique gros & lourd, se soutient dans la liqueur qui fait son syrop, sans toucher le fond, jusqu'à ce qu'il soit confit à fond. Quand elles auront été bien pénétrées de syrop & des esprits, elles tomberont au fond, & pour lors elles seront bonnes à manger; voilà la véritable façon de préparer, confire & conserver les pêches; si vous en voulez confire un cent, prenez-en toujours plus que le nombre, pour remplacer celles qui périront au blanchissage. Vous prendrez pour faire votre syrop, huit livres de sucre avec six pintes d'eau; quand votre sucre sera fondu, & que le syrop sera prêt à bouillir, vous le clarifierez avec trois ou quatre blancs d'œufs fouettés; vous ne les mettrez pas tout à la fois, mais vous les partagerez & les employerez par quart; & quand vous les aurez clarifiés en y mettant la moitié desdits blancs d'œufs, & que votre syrop commencera à prendre corps, vous blanchirez vos pêches; quand vos pêches seront blanchies, vous acheverez le syrop, jusqu'à ce qu'il commence à se cryftalliser, & mettant le reste de vos blancs d'œufs pour le clarifier entierement, vous attendrez, en le laissant reposer, qu'il soit refroidi à fond, après quoi vous y mélerez quatre pintes d'esprit-de-vin,

& vous verserez le mélange sur vos pêches bien rangées dans vos bouteilles.

Noyaux de Pêche.

12. Prenez de la pâte à pastilles, mettez-y de la cochenille autant qu'il en faut pour donner la couleur de noyaux, placez dans le milieu une amande, & ayez ensuite un moule à noyau, dans lequel vous mettrez votre pâte & son noyau; quand votre pâte est bien marquée, vous la faites sécher à l'étuve à mesure que vous en faites; si vous n'avez pas de pâte de pastilles, prenez de la marmélade de groseilles & déssechez-la, ensuite pilez-la dans le mortier avec du sucre en poudre; maniez-la sur la table comme de la pâte; formez ensuite vos noyaux avec le moule, en mettant une amande dedans, & faites-les sécher à l'étuve.

Pêches vertes.

13. Vous prendrez des pêches dont le noyau ne soit point formé, vous les passerez à la lessive comme les amandes, pour leur ôter la bourre; il faut remarquer que la lessive ne doit point être si forte, parce que la bourre n'est pas si difficile à ôter; ensuite vous les passerez à l'eau pour les faire blanchir & reverdir, & vous les mettrez au sucre clarifié comme les amandes, soit en liquide, soit au sec; si la pêche est un peu forte, vous

vous pouvez la peler, comme les abricots verds.

Marmelade de Pêches.

14. Prenez de bonnes pêches, qui ne soient point trop mûres, ôtez-en la peau & le noyau, & coupez-les le plus mince que vous pourrez ; mettez-les dans une poêle, ayez en même temps du sucre, trois quarterons pour une livre de pêche, ou livre pour livre, pilez-le & jettez-le à mesure sur votre fruit, après quoi placez vos pêches avec le sucre sur un feu bien clair ; remuez toujours avec une écumoire, de crainte qu'elles ne s'attachent au fond ; vous aurez soin, quand elles commenceront à se lier, de les ôter du feu, pour en écraser tout ce qui n'est pas fondu avec une spatule sur une écumoire ; vous remettrez ensuite votre marmelade sur le feu, pour lui faire faire quelques bouillons. Pour connoître son point de cuisson, il faut tremper légérement votre doigt dedans, que vous appuyez contre le pouce ; s'ils se collent ensemble, la marmelade est faite ; l'on peut aussi faire cette marmelade dans un chaudron bien net sur un feu clair, la cuisson est simple & belle.

Compote de Pêches grillées entieres.

15. Prenez des pêches magdelaines ou autres, qui ne soient point trop mûres ; faites-les griller sur un fourneau bien allumé à

grand feu, en les remuant continuellement pour qu'elles grillent également par tout; tirez-les du feu & mettez-les dans de l'eau fraîche pour ôter la peau qui est grillée, & à mesure faites-les égoutter sur un tamis. Il faut les mettre dans une poêle sur le feu, avec de l'eau & du sucre suffisamment, les couvrir & les faire cuire jusqu'à ce qu'elles soient mollettes; ensuite dressez-les dans un compotier, & passez le syrop dans un tamis sur votre fruit, & servez-les chaudes.

Glace de Pêches.

16. Vous prenez huit belles pêches bien mûres, que vous écrasez avec la main; vous y versez une chopine d'eau, il faut les faire infuser pendant une heure ou deux; vous les passerez au travers d'un tamis, en les pressant sans les remuer, pour en exprimer tout le jus; vous y mettrez une demie-livre de sucre, & vous ferez prendre à la glace.

Pêches glacées en fruit.

17. Prenez de bonnes pêches presque mûres, de celles que vous jugerez à propos, ôtez-en la peau & le noyau, coupez-les le plus mince que vous pourrez; vous pilerez autant de livres de sucre que vous avez de livres de pêche; mettez le sucre & les pêches dans une poêle, vous les ferez bouillir ensemble sur un feu clair, en remuant toujours avec l'écumoire jusqu'à ce qu'elles

soient en marmelade; vous aurez soin, lorsqu'elles commenceront à se lier, de les ôter du feu pour écraser les pêches qui ne seront pas fondues; remettez-les sur le feu pour les faire cuire, jusqu'à ce que trempant un doigt dedans, & appuyant le pouce contre, ils se collent ensemble; ôtez votre marmelade du feu; quand elle sera froide, vous la mettrez dans des moules à glace pour la faire prendre à la glace; lorsque votre marmelade sera prise, il faut la travailler & ensuite la remettre dans des moules à pêches; quand ils sont tout pleins, il faut les envelopper de papier & les mettre à la glace avec de la glace pilée, mêlée avec du sel & du salpêtre. Vous aurez soin que le vaisseau où vous les mettrez soit percé, & qu'il ne retienne pas l'eau. Lorsque vous voudrez les servir, vous les retirerez des moules, pour appliquer dessus, avec un pinceau, une couleur de pêche naturelle que vous avez toute prête, faite avec de la gomme gutte & un peu de carmin, ou de la cochenille, si vous n'avez point de carmin.

Cannelons glacés de Pêches.

18. Il faut écraser avec la main au moins une douzaine de bonnes grosses pêches bien mûres, que vous délayerez avec de l'eau, la mesure de quatre cannelons; ajoutez-y une livre de sucre; laissez infuser le tout ensemble environ deux heures; ensuite vous le passe-

rez dans un tamis, en preſſant les pêches ſans les remuer, pour en tirer tout le jus, que vous mettrez dans une ſalbotiere pour faire prendre à la glace; quand elle ſera priſe, vous travaillerez cette glace pour la mettre dans ſix moules à cannelons, que vous envelopperez de papier, pour les remettre à la glace dans un vaiſſeau percé qui ne retienne point l'eau; lorſque vous voudrez les ſervir, vous leur ferez quitter les moules.

Pêches au caramel.

19. Mettez égoutter des pêches confites à l'eau-de-vie, pour les faire ſécher à l'étuve; faites cuire du ſucre au caramel, que vous tiendrez chaudement ſur un petit feu, ſans qu'il bouille; prenez des pêches une à une, pour les retourner dans le ſucre avec une fourchette; vous y mettez, en les retirant un petit bâton, pour les faire égoutter ſur un clayon; il faut mettre le petit bâton dans la maille du clayon, afin que le caramel puiſſe ſécher en l'air; vous pouvez mettre de la même façon des pêches confites au ſec.

Compote de pêches à l'eau-de-vie.

20. Prenez des pêches confites à l'eau-de-vie que vous mettrez égoutter, coupez-les par tranches & dreſſez-les proprement dans un compotier; mettez dans une poële un morceau de ſucre avec de l'eau, que vous

ferez réduire en syrop léger, & vous le verserez sur les pêches.

Compote de Pêches à la cloche.

21. Prenez un compotier d'argent, mettez du sucre fin dans le fond, arrangez dessus
la quantité de pêches qu'il en peut tenir dans
le compotier; il faut les laisser entieres & les
poudrer par tout par dessus avec du sucre
fin; mettez le compotier sur un petit feu,
& un couvercle de tourtiere dessus, avec
du feu; faites-les cuire à petit feu jusqu'à
ce qu'elles fléchissent sous les doigts, qu'elles
soient bien glacées & de belle couleur. Cette
compote se sert chaude; si vous voulez en
faire sur une assiette d'argent, vous la dresserez dans un compotier de porcelaine, &
vous la mettrez à l'étuve jusqu'à ce que
vous serviez.

Glace de Pavi, espece de Pêches.

22. Prenez huit pavis bien mûres, coupez-en la chair bien menue, pour les mettre
dans une pinte d'eau que vous mettrez sur
le feu; vous lui ferez prendre une douzaine
de bouillons; vous les jetterez ensuite sur
un tamis, pour en tirer le plus de jus que
vous pourrez; mettez-y une demi-livre de
sucre; lorsqu'il sera fondu, faites prendre
à la glace.

CCCLI.

PEIGNE DE VENUS, AIGUILLE.

Scandix semine rostrato vulgaris, Pin.
Scandix pecten, Linn.

Quelques personnes mangent cette plante tendre & crue en salade, ou cuite avec du beurre & de l'huile.

CCCLIII.
PERCEPIERRE.

Crithmum seu fœniculum minus, Tour.
Crithmum maritimum, Linn.

L'usage de la percepierre pour la vie, se borne aux salades d'hiver, ou on la mêle avec les anchois, la betterave, les capres, les cornichons; confite au vinaigre, elle excite l'appetit & flate le goût; la maniere de la confire est la même que celle des cornichons, avec lesquels on la mêle ordinairement.

CCCLIV.
PERSIL.

Apium hortense seu petroselinum vulgo,
 Pin.
Apium petroselinum, Linn.

Le persil est d'un grand usage dans la cuisine pour relever le goût des viandes, du poisson, des œufs & de la plûpart des légumes; sa racine sert aussi dans plusieurs ragoûts, & donne un fort bon goût à la soupe.

CCCLV.
PERVENCHE.

Pervinca vulgaris latifolia flore cæruleo,
 Tour.
Vinca major, Linn.

J. Bauhin, dit d'après *Tragus*, que si l'on met une suffisante quantité de pervenche dans un tonneau de vin trouble, on le rétablira en quinze jours, sur-tout si on l'a soutiré auparavant.

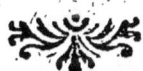

CCCLVI.
PESSE, PEU, PICEA, EPICIER, FAUX SAPIN, SAPIN ROUGE.

Pinus abies, Linn.
Abies temiore folio, fructu deorsum inflexo, Tour.

On peut, suivant M. Duhamel, faire une très-bonne boisson avec les feuilles & les jeunes pousses de cet arbre, comme les Canadiens font avec celles de l'épinars.

CCCLVII.
PETITE FEVE DES INDES.

Phaseolus indicus minimus, Rumph.

Cette feve est rouge & la plus usitée chez les habitans de Java, tous les navires qui courent les mers des Indes en sont pleins; c'est la meilleure de toutes les feves, elle n'est pas venteuse; les Matelots savent mieux cuire ces especes de feves que les Cuisiniers; quand elles sont cuites, ils en détachent la peau en les comprimant avec la main; ils les font ensuite cuire avec du jus de viandes, du persil & des oignons.

CCCLVIII.
PETIT LIMON.

Limonellus seu limon tenuis, Rumph.

Ce fruit est de la grosseur d'un abricot, son suc est très en usage chez les Indiens, ils en mettent dans tous leurs mets en guise de vinaigre.

CCCLIX.
PETIT PALMIER.

Palma minor, Pin.
Chamærops humilis, Linn.

La moëlle farineuse de ce palmier est plus fibreuse que celle du sagou ; quand on l'a tiré, il faut bien la battre avec des bâtons pour l'amollir, après quoi on la met dans un grand vase pour la monder. On fait avec cette farine ainsi mondée, un pain qui est plus mauvais que celui du sagou. Il y a un pays où l'on fait une bouillie assez bonne avec la farine de cette moëlle, qu'on y prépare en grains semblables à ceux de la coriandre.

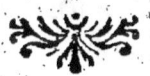

CCCLX.
PETOLE.

Petola vulgaris, Rumph.

C'est une espece de cocombre sauvage qui est commune à Amboine & dans la Chine; son fruit est la nourriture quotidienne du Peuple dans ces pays; on coupe les plus jeunes & les plus tendres par tranches, & on les cuit avec du jus de poisson & du suc de coco; on y ajoute aussi de la squille seche pour leur ôter leur fadeur. Il croît à Bengale une autre espece de petole, qu'on nomme *petola Bengalensis*, Rumph. Les habitans de Bengale en mangent le fruit qu'ils assaisonnent avec beaucoup de poivre & d'aromates, & ils regardent ce mets comme salutaire.

CCCLXI.
PETSAI DES CHINOIS.

C'est un légume très-usité chez ces Peuples; il est semblable, quant aux feuilles, à la laitue romaine. Les naturels du pays le cuisent avec le ris, lorsqu'il est confit avec le sel ou les aromates.

CCCLXII.
PICRIDE EPINEUSE.

Picris ethioides, Linn.
*Hieracium echioides capitulis cardui bene‑
   dicti*, Pin.

Les feuilles de cette plante peuvent se manger cuites comme celles d'asperges.

CCCLXIII.
PIMPINELLE BLANCHE.

Pimpinella alba.
Dictamnus albus.

Les habitans de la Sybérie mangent crues les racines de cette plante.

CCCLXIV.
PIED DE LIEVRE, ROUGEOLE.

Trifolium arvense, Linn.
*Trifolium arvense humile spicatum sive
   lagopus*, Pin.

On peut dans les années de disette, mêler la graine de cette plante avec de bon grain pour faire le pain ; elle y entre quelquefois naturellement en abondance & y donne une couleur rougeâtre, qui inquiete, quoique nullement dangereuse.

CCCLXV.
PIED DE VEAU, GOUET,
Arum, Vaquette, Fuguciron, Cicotrin, racine Amidonniere.

Arum maculatum, Linn.
Arum vulgare non maculatum, Pin.

Dans les temps de disette, on a fait du pain avec la racine de cette plante. M. de Mestivier a fait voir depuis peu l'usage qu'on pouvoit aussi faire de sa graine pour du pain.

CCCLXVI.
PIMENT, PIMENT FEMELLE.
Piment masle, Piment royal, Gale.

Myrica gale, Linn.
Rhus Myrtifolia belgica, Pin.

J. Bauhin rapporte que de son temps on le mettoit dans la bierre au lieu de houblon; les Paysans de la Suede l'employent encore à cet usage.

CCCLXVII.
PIMPRENELLE,
PETITE PIMPRENELLE.

Poterium sanguisorba, Linn.
Pimpinella sanguisorba minor hirsuta, Pin.

La pimprenelle est la fourniture des salades champêtres; la culture l'a rendue plus agréable.

CCCLXVIII.
PIN, PIN SAUVAGE, PINIER.

Pinus sylvestris, Linn. & Pin.

Dans le Nord les enfans mangent sa seconde écorce. Les Dalicartiens en font du pain, en la grillant légérement; ils tirent aussi de l'eau-de-vie de ses jeunes pousses. On mange les amandes de pin cultivé, on en fait des émulsions, des dragées, & on en tire par expression une huile aussi bonne que celle des noisettes. L'aubier mou de cet arbre fournit au printemps, en Suede, un mets qu'on dit très délicat.

Pignons en dragées.

1. Les Confiseurs couvrent les pignons

de sucre après les avoir laissez quelque temps enveloppés dans du son chaud, afin de les dégraisser ; ce sont les pignons en dragées qui n'ont rien de mal faisant.

CCCLXIX.
PISSENLIT, DENT DE LYON.

Leontodon taraxacum, Linn.
Dens leonis latiore folio, Pin.

On mange au printemps les feuilles de pissenlit en salade.

CCCLXX.
PISTACHIER.

Therebinthus indica theophrasti, pistachia dioscoridis, Tour.
Pistacia vera, Linn.

Les pistaches sont fort nourrissantes, on a coutume de les mêler parmi les choses que l'on sert au dessert, sur-tout dans les crêmes. Les Confiseurs les couvrent de sucre, pour faire ce qu'on appelle pistaches en dragées.

Crême de Pistaches.

1. Echaudez vos pistaches, & pilez-les avec de l'écorce de citron confit & de citron verd ; délayez deux pincées de farine avec trois ou quatre jaunes d'œufs & du sucre à

proportion; versez dessus peu à peu une chopine au moins de bon lait; mettez-y vos pistaches; passez le tout deux ou trois fois à l'étamine, & faites cuire comme les autres crêmes. Dressez celle-ci dans un plat, & servez-la froide; on peut la servir chaude en y faisant une glace blanche qu'on fait sécher au four.

Orgeat de Pistaches.

2. Vous prenez un quarteron de pistaches que vous échaudez; mettez-les dans un mortier avec un quarteron, moitié de graine de concombre & moitié de graine de melon; pilez le tout ensemble en l'arrosant de temps en temps avec une demie-cuillerée d'eau, pour empêcher qu'elles ne tournent en huile; vous les retirez ensuite dans une terrine pour les délayer avec trois chopines d'eau; passez-les plusieurs fois dans une étamine, en bourrant avec une cuillier; lorsqu'elles seront passées, vous y mettrez un peu plus d'un quarteron de sucre avec le jus d'un citron; mêlez le tout ensemble, & repassez-le dans une serviette avant que de mettre rafraîchir.

Meringues de Pistaches.

3. Prenez une poignée ou deux de pistaches & les échaudez; quand vous aurez fouetté vos blancs d'œufs, & que vous y aurez mis & battu ensemble du sucre fin;

mettez-y vos pistaches bien égouttées de leur eau, avec la cuillier à bouche; formez les meringues de la grosseur que vous voulez, & les glacez de la belle manière; si on ne veut pas les glacer, elles resteront blanches comme du papier; elles servent pour garnir toutes sortes de tourtes d'entremets, principalement des tourtes de massepain.

Tourtes de Pistaches.

4. Amandez un quarteron de pistaches, mettez-les égoutter & les pilez dans le mortier; étant pilées, mettez-y un morceau de beurre frais de la grosseur d'un œuf, une écorce de citron verte confite, deux jaunes d'œufs frais; prenez une demi-cuillerée de farine de riz, mettez-la dans une casserole & délayez-la avec un demi-septier de crême douce peu à peu; mettez-y deux jaunes d'œufs frais, un peu de sel, du sucre à proportion; faites cuire la crême sur un fourneau; étant cuite, ôtez les pistaches du mortier & les délayez avec la crême; laissez-la refroidir; si elle est de bon goût, faites une abaisse de pâte feuilletée, & enfoncez la tourtiere que vous voulez faire; vuidez-y la pâte de pistaches, & l'étendez avec une cuillier par tout; faites-y des façons dessus avec des bandes de feuilletage & une bordure autour; mettez-la cuire au four ou sous un couvercle; étant cuite, tirez-la & la glacez, servez-la chaudement.

Tartelettes

Tartelettes de Pistaches.

5. Les tartelettes de pistaches se font de la même pâte que les tourtes. Il faut faire des petites abaisses de pâte feuilletée, enfoncer des moules de petits pâtés & mettre dedans une cuillerée de pâte de pistaches; faites-les ensuite cuire au four ou dans une tourtiere, ou sous un couvercle. Etant cuites, tirez-les, & les glacez de la même maniere que la tourte, & les servez pour un plat ou pour garniture.

Crême de Pistaches grillées.

6. Faites-la comme il est dit n°. 1, & rissolez-la; quand elle commencera à s'attacher, remuez jusqu'à ce qu'elle ait pris consistence; dressez-la dans un plat & unissez-la bien; faites-la rissoler à petit feu & laissez-la s'attacher au fond du plat, rapez du sucre par dessus, glacez-la avec la pelle rouge & servez chaudement.

Massepains de Pistaches en joyaux.

7. Echaudez une demi-livre de pistaches, que vous mettez dans un mortier & que vous pilez très-fort, en les arrosant avec un peu d'eau de fleurs d'orange; mettez-les dans une poêle avec six onces de sucre en poudre; faites-les dessécher sur un très-petit feu, jus-

qu'à ce qu'elles ne se collent point après les doigts; vous les mettez sur du papier avec du sucre fin dessous; à mesure que vous l'abatrez avec le rouleau, vous y jettez un peu de sucre fin mêlé d'un quart de farine, pour que la pâte ne se colle point après le papier; coupez-en des filets de longueur d'un demi doigt, pour en former des cercles autour en forme d'un petit manche de couteau bien rond, en pinçant les deux bouts, pour les faire tenir ensemble; lorsque vous avez formé tous ces cercles ou joyaux, vous les trempez dans une marmelade de confiture délayée avec un peu de blanc d'œuf; mettez-les à mesure dans du sucre fin pour les rouler dedans, & dressez-les sur des feuilles de cuivre, pour les mettre cuire dans un four doux.

Massepains ordinaires de Pistaches.

8. Echaudez une livre de pistaches, jettez-les dans de l'eau fraîche, égouttez-les, & vous les pilerez bien dans un mortier; faites cuire trois quarterons de sucre à la plume & mettez-y vos pistaches; desséchez la pâte à petit feu, tirez-la de la poêle & faites-la refroidir sur une planche; mettez un peu de sucre en poudre par dessus, & quand elle sera froide, vous en ferez une abaisse avec un rouleau; vous la découperez avec des moules de fer blanc façonnés ou unis, ou vous ne les ferez cuire que

d'un côté à petit feu ; quand ils seront cuits d'un côté, vous les laisserez refroidir ; vous ferez une glace royale d'un blanc d'œuf frais & de l'eau de fleurs d'orange ; vous les glacerez du côté qu'ils ne sont pas cuits, & vous les ferez cuire à petit feu.

Pistaches à la fleurs d'Orange.

9. Faites tremper deux gros de gomme adraganthe, avec deux cuillerées d'eau de fleurs d'orange & un demi verre d'eau ; lorsqu'elle est fondue, vous la passez dans un linge en la pressant fort ; vous avez un quarteron de pistaches échaudées & pilées très-fin dans un mortier ; lorsqu'elles sont pilées, mettez-y votre eau gommée avec du sucre fin, pilez le tout ensemble en y ajoutant du sucre fin, jusqu'à ce que cela forme une pâte maniable, que vous mettez sur une table pour en prendre de petits morceaux égaux, que vous roulez dans les mains, & vous en formez des especes d'amandes que vous mettez à mesure sur des feuilles de papier blanc, pour les faire cuire dans un four très-doux.

Lait de Pistaches.

10. Echaudez un quarteron de pistaches, que vous pilez très fin, en les arrosant de temps en temps avec une cuillerée de lait & quelques gouttes d'eau de fleurs d'orange ; faites bouillir une chopine de crême avec

un demi-septier de lait & environ un quarteron de sucre; laissez réduire à un tiers; vous l'ôtez ensuite du feu, pour y délayer les pistaches que vous passez à plusieurs fois dans une serviette.

Biscuits de Pistaches.

11. Prenez une demie-livre de Pistaches bien vertes & deux douzaines d'amandes douces, échaudez-les & passez les à l'eau fraîche, tirez-les sur une serviette pour les essuyer, & pilez-les dans un mortier avec un morceau d'écorce de citron verd & une rapure de citron; fouettez huit blancs d'œufs en neige, mettez-y trois jaunes d'œufs, une demie-livre de sucre en poudre & une petite cuillerée de farine; jettez le tout dans un mortier, & après l'avoir bien délayé, dressez vos biscuits dans des moules de papier quarré; glacez-les & faites-les cuire de même que ceux d'amandes.

Conserve de Pistaches.

12. Echaudez une once de pistaches de la même façon que les amandes; lorsque vous les aurez égouttées, pilez-les très-fin, & passez-les au tamis pour les mettre dans une demie-livre de sucre cuit à la petite plume; après l'avoir ôté du feu, remuez les pistaches dans le sucre pour les bien mêler ensemble; dressez votre conserve dans un moule de papier; quand elle sera froide,

vous la couperez par tablettes à votre usage.

Diablotins aux Pistaches.

13. Vous les faites comme les diablotins au chocolat, (voyez art. cachou) avec cette différence, que vous mettez dans le milieu une pistache entiere, émondée de sa peau; roulez les diablotins dans les mains pour leur donner la figure d'une petite olive; vous les roulez ensuite dans de la nompareille blanche, & vous les faites sécher à l'étuve.

Fromage de Pistaches.

14. Pour une pinte de crême qui doit aller sur le feu, prenez six onces de pistaches, que vous échaudez & émondez; il faut les piler très-fin & les passer au travers d'un tamis à plusieurs reprises, afin de n'en point perdre; vous les délayerez dans la crême après que vous lui aurez donné un bouillon; vous la remettrez sur le feu, en la remuant toujours pendant trois ou quatre bouillons; vous y mettrez environ une bonne demie-livre de sucre & une cuillerée d'eau de fleurs d'orange; vous mettrez ensuite votre crême dans une salbotiere pour la faire prendre à la glace, & vous la finirez de la même façon que celui à la crême.

Gâteau de Pistaches.

15. On prend une livre de sucre en poudre, une demie-livre de pistaches mondées, pour deux sols de gomme adraganthe fondue dans de l'eau, pilez bien le tout ensemble & ajoutez-y quelques gouttes d'eau odoriférante; quand le tout est bien pilé, maniez la pâte sur une table; formez-en vos gâteaux de telle maniere & de telle figure qu'il vous plaira; dressez-les sur une feuille de papier & faites-les cuire au four.

Pistaches filées.

16. Echaudez un demi-quarteron de pistaches, que vous couperez par petits filets; essuyez-les avec un linge, & semez-les sur des feuilles de cuivre frottées légérement de bonne huile d'olives; vous avez un sucre cuit au caramel, que vous tenez chaudement pour qu'il ne se prenne pas; prenez-en avec deux fourchettes que vous filez à mesure sur tous les filets de pistaches, en laissant des vuides entre; vous retournez vos pistaches sur une autre feuille de cuivre aussi frottée d'huile, pour en faire autant qu'au côté précédent, en prenant garde de les trop charger de sucre en les filant.

Pistaches en surtout.

17. Prenez la quantité de pistaches qu'il vous plaira, cassez-les & mettez-les à la

praline, c'est-à-dire, lorsque le sucre est cuit à la plume; vous les jettez dedans, & quand elles auront été un moment sur le feu, vous les retirerez & vous les remuerez bien avec la gâche jusqu'à ce que les pistaches soient toutes couvertes; il ne les faut pas mettre sur le feu, mais vous battrez un blanc d'œuf avec une cuillier, & vous y mettrez tremper un peu d'eau de fleurs d'orange & vous tremperez vos pistaches; ensuite vous les ôterez & vous les jetterez dans le sucre en poudre bien seche, puis vous les rangerez sur du papier blanc; vous mettrez au four & vous les ferez cuire lentement avec peu de feu dessous & un peu plus dessus; quand elles seront assez cuites & qu'elles auront assez de couleur, vous les tirerez du four & vous les mettrez à l'étuve pour qu'elles s'entretiennent seches.

Pistaches en Olives.

18. Prenez des pistaches que vous émondez, jettez-les à mesure dans l'eau fraîche, retirez-les & essuyez-les pour les piler très-fin dans un mortier; mettez-les dans une poële avec la moitié pesant de sucre en poudre de ce que vous avez de pistaches; faites les dessécher au feu, jusqu'à ce que la pâte ne se colle plus après les doigts; vous les retirez ensuite de la poële pour les mettre sur du papier avec du sucre en poudre, vous en prendrez de petits morceaux que vous

roulerez dans vos mains pour leur donner la forme d'olives; mettez à chacun un petit bâton pour pouvoir les tremper dans un sucre au caramel; vous les dressez sur un clayon, en mettant les petits bâtons dans la maille du clayon, afin que le caramel puisse sécher en l'air, & vous les dresserez sur une assiette de porcelaine garnie d'un rond de papier découpé.

Conserve de Pistaches.

19. Echaudez une once de pistaches, de la même façon que les amendes; lorsque vous les aurez égouttez, pilez-les très-fin & passez-les au tamis pour les mettre dans une demi-livre de sucre cuit à la petite plume; après l'avoir ôté du feu, remuez les pistaches dans le sucre pour les bien mêler ensemble; dressez votre conserve dans un moule de papier, quand elle sera froide, vous la couperez par tablettes à votre usage.

Dragées de Pistaches.

20. Echaudez des pistaches, que vous faites ensuite sécher à l'étuve; si vous n'en faites qu'une livre, vous les mettrez dans une poële à provision avec un sucre gommé, que vous faites avec un peu de gomme arabique fondue dans très-peu d'eau, & que vous mêlez avec du sucre cuit à lissé; faites aller votre poële sur un moyen feu, en la remuant toujours pour que les pistaches pren-

nent sucre également; lorsqu'elles commenceront à sécher, vous remettrez un peu de ce même sucre pour leur donner encore une couche ou deux de cette même façon; vous continuez ensuite toujours à les remuer, en leur donnant encore cinq ou six couches avec un autre sucre au lissé où il n'y a point de gomme, jusqu'à ce que vous voyiez qu'elles en ayent assez à la derniere couche, vous les ôterez de la poële pour les bien essuyer; remettez-y les pistaches avec du sucre au lissé, vous les remuez fortement sur la fin sans les faire sauter; lorsqu'elles seront bien lissées, vous acheverez de les sécher à l'étuve.

CCCLXXI.
PISTACHES DE TERRE.
Ynichi, Mani, Araquidan.

On mange le fruit de cette plante cuit au dessert, car quand on le mange crud, il fait mal à la tête; les Indiens du Pérou le font cuire avec du miel & en font des gâteaux d'un goût assez agréable.

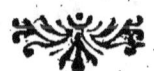

CCCLXXII.
PLANE, ERABLE PLANE,
Faux-Sycomore.

Acer platanoides, Linn.
Acer major, Cam.

Cet arbre, lorsqu'il est blessé vers l'équinoxe du printemps, reprend une seve abondante; on pourroit en faire du sucre, comme on en fait en Canada avec celle de l'Erable rouge.

CCCLXXIII.
PLANTANO.

C'est un arbre des Isles de Canarie, ses fruits sont à peu près de la forme des concombres, mais plus gros; dans leur maturité leur écorce est noire, mais l'intérieur du fruit est d'un beau jaune doré, & le goût est si exquis, que l'on peut dire qu'il n'y a point de confiture si délicieuse.

CCCLXXIV.
PLAQUEMINIER.

Guiacana seu pishanun virginianum Park.

A la Louisiane on mange le fruit des plaqueminiers quand il est mol, comme des nefles; on se sert de la pulpe pour faire des especes de galettes fort minces, qui ont un goût assez agréable & qui arrête la diarrhée. Pour faire ces galettes, on écrase les fruits dans des tamis fort clairs qui séparent la chair de la peau & des pepins; la chair étant ainsi réduite en bouillie épaisse ou en pâte, on en fait des pains longs d'un pied & demi, larges d'un pied & épais d'un doigt, que l'on met sécher au soleil, ou au feu sur un gril; ces galettes ont meilleur goût quand on les a séché au soleil. Les fruits des plaqueminiers de la Louisiane sont gros comme des œufs; un Normand qui alla dans ce pays, parvint à faire du bon cidre avec ce fruit.

CCCLXXV.
POIREAU, PORREAU.

Porrum commune capitatum, Pin.
Allium porrum, Linn.

On employe uniquement le poireau dans les soupes & même très-communément; on en mêle aussi dans les purées de pois & les étuvés.

CCCLXXVI.
POIRIER, POIRIER SAUVAGE.

Pyrus communis, Linn.
Pyrus, Tour.

On fait avec les poires sauvages, le cidre nommé poiré, qui est une bonne boisson, dont on tire du vinaigre & de l'eau-de-vie; il y a quelques poires moins acerbes qu'on peut faire entrer dans le raisiné & manger en compote, cuites au feu, au four & sous la cendre, ou même crues; mais les bonnes poires à couteau sont dues à la culture; on fait de fort bon vinaigre avec la seve du poirier tirée par incision.

Compote de poires à la Cardinale.

1. Prenez quatre grosses poires à cuire, coupez-les par quartiers & les pelez proprement, ôtez-en les cœurs; mettez les poires dans un pot de terre bien propre & bien couvert, avec un quarteron de sucre, un verre d'eau, deux clous de girofle, un petit morceau de canelle; faites cuire votre compote à petit feu, pour qu'elle bouille plus doucement; lorsqu'elle sera à moitié cuite, vous y mettrez un verre de bon vin rouge, vous continuerez à les faire cuire jusqu'à ce qu'elles fléchissent sous les doigts, vous les dresserez dans le compotier & le syrop par dessus pour

les servir chaudement; il ne faut que très-peu de syrop pour cette compote, s'il y en avoit trop, on le feroit réduire sur le feu, pour qu'il n'en reste seulement que ce qu'il en faut pour arroser les poires; si vous voulez faire des compotes de poires entieres avec leur peau, vous en prenez de moyennes & vous les faites cuire de la même façon.

Poires tapées.

2. Vous prenez de bonnes poires, vous choisissez par préférence celles qui ont une eau sucrée, vous les mettez sur des claies pour les faires sécher au four; quand elles sont à demi-seches, vous les applatissez avec la main & vous les remettez au four pour achever de les sécher; vous les conservez ainsi fort long-tems & vous les rendez par là propres à être transportées fort loin, cette méthode est la plus commune. La meilleure pour être servie sur les bonnes tables, est de les confire au sec; avant que de les mettre sécher à l'étuve, vous les tapez pour les rendre plates.

Poires de Rousselet à l'eau-de-vie.

3. Vous choisissez des poires qui ne soient pas encore tout-à-fait mûres, vous avez en même-tems de l'eau qui bouille dans une grande poêle sur le feu, vous piquez vos poires avec une grosse épingle; quand elles

le feront toutes, vous les mettrez dans de l'eau bouillante pour les faire blanchir, ce que vous connoîtrez, lorsqu'elles feront un peu molettes; vous les mettrez pour lors dans de l'eau fraîche & vous les pélerez proprement; à mesure que vous les jetterez dans de l'autre eau, vous aurez tout prêt le jus de deux citrons pour pouvoir les entretenir blanches; vous les tirez ensuite de l'eau & vous les mettez au sucre clarifié; vous leur y faites prendre sept ou huit bouillons couverts, après quoi vous les ôtez de dessus le feu; vous les écumez & vous les jettez dans une terrine; vous les y laissez jusqu'au lendemain, que vous leur donnez encore huit ou dix bouillons à grand feu; vous les écumez, vous les laissez refroidir, & vous les mettez dans des bouteilles avec moitié syrop & moitié eau-de-vie, vous bouchez bien les bouteilles; on ne détermine pas la quantité de sucre, il faut se régler la dessus sur la quantité de fruit que l'on a à confire; il faut que le fruit baigne dans le sucre pour être bien nourris.

Poires à la cloche.

4. Vous prenez des poires qu'on nomme certeau, des poires de livres & quelques-autres, vous les pelez & vous les coupez par quartiers, vous les faites cuire dans un vaisseau de terre ou de cuivre rouge propre à cela, avec de l'eau du sucre, de la can-

nelle & du girofle, si vous le jugez à propos, un quarteron de sucre ou un peu plus doit suffire pour une livre de poire ; à l'égard de l'eau il n'en faut uniquement que pour les faire baigner ; vous les faites cuire à petit feu, & vers le milieu de la cuisson, vous y ajoutez un demi verre de vin rouge ; vous tenez votre pot bien bouché & vous remuez votre fruit de tems en tems, de peur qu'il ne s'attache au fond étant cuit ; vous dressez votre compote & vous versez le syrop par dessus. s'il ne s'y en trouve que ce qu'il en faut, autrement vous le faites cuire & consommer doucement, parce qu'il n'en faut pas beaucoup.

Clarequets de Poires.

5. Prenez des poires mûres de celles que vous jugerez à propos, pourvu qu'elles soient bonnes ; pelez-les & les coupez par morceaux pour les mettre dans une poêle avec deux ou trois zestes de citrons & deux verres d'eau ; vous les faites bouillir sur le feu jusqu'à ce qu'elles soient en marmelade ; vous les mettez pour lors sur un tamis, pour en tirer le plus de jus que vous pourrez ; pour une chopine de ce jus, vous faites cuire une livre de sucre au cassé, vous y mettez le jus de poires pour la faire bouillir jusqu'à ce que la gelée tombe en nape de l'écumoire, vous la versez dans des moules à clarequets, vous la mettez en-

suite à l'étuve avec un feu modéré, jusqu'à ce qu'elle soit prise; si vous voulez en faire de la rouge, il ne faut mettre qu'un verre d'eau pour faire la décoction des poires, & vous y ajoutez un verre de cochenille préparée.

Compote de Poires d'automne.

6. Prenez des Poires de beurré, qui ne soient pas trop mûres; faites-les blanchir & mettez-les dans de l'eau fraîche, vous ferez une eau de citron pour les mettre dedans; si vous n'avez pas de citron, vous prenez du verjus; vous parez proprement vos poires, c'est ce qui fait la beauté d'une compote; vous les mettrez dans du sucre clarifié pour leur donner trois ou quatre bouillons couverts; vous les écumez bien, & vous les mettez dans une terrine que vous couvrez de papier blanc jusqu'à ce que vous les dressiez dans le compotier. La poire du doyenné se fait de même, avec cette différence, qu'elle ne doit pas être si mûre.

Compote de Poires d'été.

7. Passez ces sortes de poires à l'eau sur le feu pour les faire blanchir, vous les choisirez un peu molettes, vous les piquerez par la tête avec un piquoir, & cette piquûre doit pénétrer jusqu'au cœur; étant blanchies, rafraîchissez-les & pelez-les en les jettant à mesure dans de l'eau; vous clarifierez

fierez du sucre pour les y mettre, y ayant ajouté un peu d'eau pour le décuire; si elles sont grosses, vous pouvez les couper par moitié ou par quartiers; vous les ferez frémir dans le sucre; ensuite vous leur laisserez jetter l'eau, après quoi vous les ferez bouillir jusqu'à ce qu'elles n'écument plus, & votre compote sera faite; un quarteron de sucre peut suffire pour une pareille compote.

Compote de Poires grillées.

8. Prenez des poires de bon chrétien, de franc-réal ou autres; ayez un fourneau bien allumé, & jettez-y vos poires en les remuant de tems en tems pour les faire griller également par tout; tirez-les ensuite & faites-les cuire dans une cendre chaude pendant une demie-heure ou trois quarts d'heure; vous les retirerez & les éplucherez bien proprement, & vous les mettrez au petit sucre, pour leur faire prendre sept ou huit bouillons; si les poires sont grosses, on peut les couper proprement par la moitié, en leur ôtant les cœurs; si votre fruit n'étoit pas assez cuit, vous pouvez le couvrir d'un plat & le laisser bouillir à petit feu jusqu'à ce que vos poires soient bien mollettes, vous les ôtez ensuite du feu & vous les écumez pour les dresser dans des compotiers; ces sortes de compotes se servent chaudes.

Compote de Poires à la Provençale.

9. Mettez griller sur un bon fourneau des poires à cuire, & jettez-les à mesure dans de l'eau pour leur ôter la peau; après les avoir bien lavées & fait égoutter, coupez-les en deux, ôtez-en le cœur, mettez-les dans une poële avec de l'eau, du sucre & deux zestes de citron, couvrez la poële pour les faire cuire à petit feu jusqu'à ce qu'elles fléchissent sous les doigts; quand elles seront cuites & le syrop assez réduit, ôtez les zestes de citron & servez votre compote chaudement dans un compotier.

Poires confites au liquide.

10. Les poires que l'on prend pour confire au liquide, doivent être d'une espece qui ne soit ni trop fondante ni trop dure à cuire; celles qui sont les meilleures & qui se soutiennent mieux, sont le rousselet & le blanquet; il faut préférer le premier pour la bonté de son goût, & le dernier qui est le plus hatif, est préféré pour sa blancheur; après les avoir ainsi choisies, vous les piquerez par la tête jusqu'au cœur, & vous les mettrez ensuite dans de l'eau bouillante pour les faire blanchir, jusqu'à ce qu'elles commencent un peu à fléchir sous les doigts; vous les mettez alors dans l'eau fraîche pour les peler proprement, & vous les jettez à mesure dans de l'autre eau; vous prenez au-

tant pesant de sucre que vous avez de poire, vous le faites clarifier & vous y mettez votre fruit pour le faire cuire environ une trentaine de bouillons, vous les ôtez du feu pour les mettre dans une terrine, vous les y laissez vingt-quatre heures; vous les mettez ensuite égoutter sur un tamis pour faire cuire le sucre au lissé; vous remettez les poires dans le syrop pour leur faire prendre trois ou quatre bouillons, & vous les laissez encore dans le sucre; le lendemain vous les remettez égoutter & vous faites recuire le sucre jusqu'au petit perlé, après avoir remis les poires dans le sucre pour leur donner deux bouillons, vous réitérez la même chose jusqu'au lendemain que vous les achevez; il faut pour lors les retirer de leur syrop pour les faire cuire au grand perlé; vous y remettez les poires pour achever de les faire cuire, en leur donnant au moins huit bouillons jusqu'à ce que le sucre soit au grand perlé; quand elles seront finies & à moitié froides, mettez-les dans les pots. Toutes ces poires se mettent au tirage & on en fait des compotes pour l'hiver, en leur faisant un petit syrop.

Compote de Poires de bon chrétien.

11. Ayez de belles poires de bon chrétien, coupez-les en deux & mettez-les dans une poële d'eau bouillante, passez-les à grand feu, & quand elles seront molettes

vous les tirerez de l'eau & vous les mettrez dans de l'eau fraîche; pelez-les ensuite proprement & mettez-les à mesure dans de l'eau fraîche, vous en pesez quatre livres & vous faites cuire trois livres de sucre à la plume, vous y mettez vos poires que vous ferez cuire dix ou douze bouillons; on peut y faire cuire en même tems deux ou trois tranches de citron & les dresser dans un compotier.

Poires de rousselet glacées & farcies.

12. Faites blanchir des poires de rousselet avec leur peau jusqu'à ce qu'elles fléchissent sous les doigts, vous les retirez à l'eau fraîche pour leur ôter la peau, vous en prenez la chair que vous passez dans un tamis en la pressant fort avec une spatule, vous mettez cette marmelade dans une poêle pour la faire dessécher sur le feu, vous faites clarifier autant de sucre que vous avez de marmelade, vous le faites cuire à la grande plume, vous mettez les poires dans le sucre pour les bien mêler ensemble; lorsque la marmelade est bien incorporée avec le sucre, il faut la mettre dans des moules à glace pour la faire prendre à la glace; vous travaillez ensuite cette glace pour la mettre dans des moules de plomb qui ont la figure de poires de rousselet, vous les enveloppez de papier & vous les mettez à la glace pour leur donner une couleur; il faut prendre un peu de

cochenille avec une plume, vous tâchez d'imiter le côté qui a été au soleil, & pour le reste vous employez de la couleur verte, vous mitigez ces deux couleurs de façon qu'elles puissent imiter la couleur naturelle. Pour avoir de la couleur verte, vous prenez de la poirée bien verte, & vous n'en prenez que la feuille sans y mettre les côtes, vous la lavez bien & vous la faites bouillir deux ou trois bouillons; vous la tirez ensuite & vous la mettez dans de l'eau fraîche, après quoi vous la faites égoutter & vous la pilez dans un mortier, vous la pressez bien & vous en tirez le jus, vous le mettez dans un plat d'argent sur le feu & vous le faites réduire à la moitié, vous avez ainsi une couleur verte.

Compote de Poires d'hiver.

13. Vous prenez des poires de bon chrétien d'hiver ou de la virgouleuse, vous les faites blanchir jusqu'à ce qu'elles commencent à fléchir sous les doigts, vous les retirez pour lors à l'eau fraîche pour les mettre à mesure dans une eau de citron, vous les faites cuire dans un sucre clarifié comme toutes les compotes.

Marmelade de Poires.

14. Vous faites blanchir des poires de rousselet dans de l'eau jusqu'à ce qu'elles fléchissent sous les doigts, vous les retirez à l'eau fraîche pour leur ôter la peau, vous en

prenez la chair que vous mettez sur un tamis pour la passer au travers, en la pressant fort avec une spatule; quand elle sera toute passée, vous la mettez dans une poêle pour la faire dessécher sur le feu, vous faites cuire à la grande plume autant pesant de sucre que vous avez de poires desséchées, vous mettez votre marmelade dans le sucre pour les bien mêler ensemble, vous la remettez ensuite sur le feu seulement pour la faire frémir, en la remuant toujours avec une spatule, après quoi vous l'ôtez du feu; lorsqu'elle sera à demi-froide, vous la mettez dans des pots & vous jettez un peu de sucre fin par dessus; il ne faut les couvrir que quand la marmelade sera tout-à-fait froide.

Syrop de Poires.

15. Ayez des poires bien fondantes & de bon goût, pelez-les & les coupez par morceaux, mettez-les dans une poêle avec un peu d'eau & faites-les cuire jusqu'à ce qu'elles soient en marmelade, mettez-les sur un tamis pour les faire égoutter & en tirer le plus de jus que vous pourrez; sur une chopine de ce jus faites cuire à la grande plume deux livres de sucre, mettez-y le jus des poires pour lui donner quelques bouillons; vous connoîtrez qu'il est assez cuit, si, en prenant du syrop avec deux doigts & les ouvrant de leur longueur, il se forme un fil qui ne se rompt pas, vous l'ôtez du feu pour

le mettre dans des bouteilles quand il sera presque froid; de cette façon vous le conserverez long-tems, si vous ne la voulez garder que quinze jours, il faut y mettre la moitié moins de sucre.

Pâte de Pommes & de Poires.

16. Passez tous ces fruits à l'eau sur le feu, & quand ils sont mollets vous les tirez & les faites égoutter; vous les passez ensuite au tamis & vous les desséchez ensuite sur le feu, les remuant avec la spatule au fond & autour de peur qu'ils ne brûlent. Lorsque votre pâte ne fait plus d'arrête, vous l'ôtez de dessus le feu & vous faites cuire du sucre à la grande plume ou à cassé, vous y incorporez une livre de fruit pour une livre de sucre, étant bien mêlés vous remettez votre pâte sur le feu pour la faire frémir, & vous la dressez comme les autres avec une cuillier sur des feuilles de fer blanc, des ardoises ou dans des moules que vous mettez à l'étuve pour les sécher.

Poires grillées au caramel.

17. Quand on a des compotes blanches qui sont faites depuis long-tems, on les fait griller dans leur syrop, c'est-à-dire, on les réduit au caramel; vous les mettez à cet effet dans une poële avec leur syrop pour les faire bouillir, quand le syrop est assez réduit & qu'il commence à prendre couleur, vous

tournez doucement la poêle fur le feu pour leur donner également une couleur de caramel grife, vous aurez foin que le caramel ne foit pas trop brûlé, vous les ôtez enfuite du feu & vous les retirez une à une en les retournant avec une fourchette dans le caramel pour les mettre fur une affiette; quand vous voyez que votre caramel fe refroidit, il faut le remettre fur le feu jufqu'à ce que vous ayez ôté les poires de la poêle, vous mettez enfuite l'affiette fur le feu pour faire détacher les poires qui font collées fur l'affiette, vous prenez les poires avec une fourchette pour les dreffer dans le compotier comme on dreffe une compote à l'ordinaire.

Gelée de Poires.

18. Prenez la quantité de poires que vous jugerez à propos, fuivant ce que vous voulez faire de gelée; après les avoir pelées, vous les coupez par morceaux & vous les mettez dans une poêle avec un peu d'eau pour les faire bouillir jufqu'à ce qu'elles viennent en marmelade, vous les mettez fur un tamis fin pour faire paffer au travers le plus de jus que vous pourrez; fur une chopine de ce jus vous faites cuire une livre de fucre au caffé, vous y mettez le jus de poires pour lui faire faire quelques bouillons avec le fucre; vous connoîtrez que votre gelée eft faite, lorfqu'en la levant avec l'écumoire elle tombe en nape, ôtez-la du feu pour la

mettre dans les pots, vous ne les couvrirez que quand ils seront tout-à-fait froids.

Marmelade de Poires de rousselet.

19. Vous passez vos poires à l'eau sur le feu, & quand elles sont bien mollettes, vous les tirez & vous les mettez dans de l'eau fraîche, il faut les peler & en prendre la chair, vous les passez ensuite au tamis & vous faites cuire du sucre à la grande plume; pour une livre de fruit vous employez trois quarterons de sucre, vous l'incorporez dans votre pâte qu'il faut faire bien dessécher, & l'ayant fait frémir, vous la poudrez de sucre & vous l'empotez.

Poires de rousselet sechées.

20. Prenez un cent, plus ou moins, de bonnes poires de rousselet presque mûres, coupez un peu le bout de la queue & ratissez légerement ce qui en reste, pelez les poires de la queue en bas, & jettez-les à mesure dans de l'eau fraîche, vous faites bouillir de l'eau & vous y mettez ces poires pour leur donner deux ou trois bouillons jusqu'à ce qu'ils fléchissent sous les doigts, vous les jettez pour lors dans de l'eau fraîche & vous les faites égoutter; mettez quatre pintes d'eau dans un vaisseau avec deux livres de sucre; le sucre étant fondu, mettez-y toutes vos poires pour les y laisser une heure, vous les retirez pour les ranger la

queue en haut sur des clayons, pour les faire passer la nuit dans un four d'une chaleur douce, comme quand on vient de tirer le pain; vous continuez de cette façon encore deux jours, ce qui fera en tout quatre jours; à la quatrieme fois vous ne les retirerez point du feu qu'elles ne soient tout-à-fait seches, vous les mettrez ensuite dans des boîtes pour les conserver dans un endroit sec.

Poires de rousselet confites.

21. Vous prendrez des poires de rousselet que vous piquerez par la tête bien avant avec un piquoir, vous les mettrez ensuite dans de l'eau sur le feu; il faut prendre garde que l'eau ne bouille pas, mais quand elle voudra bouillir, vous y verserez de tems en tems de l'eau fraîche; lorsque vos poires seront un peu mollettes, vous les rafraîchirez, puis vous les pélerez, & à mesure vous les jetterez dans l'eau; vous les mettrez ensuite au sucre clarifié, les ayant égouttées, & vous leur ferez prendre quarante à cinquante bouillons; il faut ensuite les laisser reposer jusqu'au lendemain que vous les égoutterez, & vous ferez cuire le syrop à lissé; quand il sera cuit, jettez-y votre fruit & faites-lui prendre un ou deux bouillons. Le jour suivant vous ferez cuire votre syrop entre lissé & perlé, le lendemain à perlé pour achever vos poires, auxquelles vous donnerez pour lors dix ou douze bouillons cou-

verts, & vous les defcendrez enfuite. Vos poires étant refroidies, vous les empoterez & vous les conferverez de la forte, pour les tirer au fec, quand vous en aurez befoin ; voici de qu'elle maniere cela fe fait, vous faites chauffer & bouillir de l'eau dans une poële dans laquelle vous mettez votre pot, & par cette efpece de bain marie, votre fyrop fe liquefie, & vous tirez votre fruit que vous mettez égoutter puis fécher à l'étuve fur des ardoifes ou des planchers, l'ayant poudré de fucre; on en tire auffi au fec fur le champ & elles fe confervent fort bien. Il faut avoir foin de les retourner, de les changer & de les ferrer dans des boîtes ou coffrets avec du papier à chaque rang.

Compote de Poires de martin fec.

22. Coupez la queue à moitié & ratiffez des poires de martin fec, ôtez-en la tête & lavez-les bien ; il faut les mettre dans de l'eau & du fucre avec un peu de cannelle, mettez-les fur le feu & couvrez, elles en cuiront mieux, vous aurez foin d'y regarder de tems en tems ; quand elles fléchiront beaucoup fous les doigts, vous les retirerez pour les mettre dans une terrine jufqu'à ce que vous les ferviez.

Poires de doyenné féchées.

23. On prend des poires de doyenné, on leur coupe le bout de la queue, & on les

pele de la queue en en bas pour les mettre à mesure dans l'eau ; si elles sont tout-à fait en maturité, vous ne les ferez point blanchir, sinon vous leur donnerez deux ou trois bouillons jusqu'à ce qu'elles commencent à fléchir sous les doigts, vous les remettrez alors dans de l'eau fraîche & ensuite vous les égoutterez ; sur deux pintes d'eau vous mettrez une livre de sucre, lorsqu'il sera fondu, vous y jetterez les poires & vous observerez la même façon pour les faire sécher, que pour les poires de bon chrétien.

Poires confites au sec.

24. Prenez des poires de celles que vous jugerez à propos, pour les confire selon la méthode ci-dessus prescrite ; quand elles seront finies, vous les laisserez dans leur syrop jusqu'au lendemain que vous les retirez sur des feuilles pour les faire égoutter ; poudrez-les par-tout avec du sucre fin passé au tambour, faites-les sécher à l'étuve ; lorsque le dessus sera sec, mettez-les sur un tamis du côté qu'elles seront séchées pour les repoudrer de la même façon de l'autre coté, & vous acheverez de les faire sécher ; quand elles seront froides, vous les servirez dans des boîtes garnies de papier blanc, avec des morceaux de papier entre les poires pour les conserver. Il faut les tenir dans un endroit sec, vous mettez des poires au sec de

la même façon que celles que vous conservez liquides dans des pots.

Poires de blanquettes.

25. Comme ce fruit est plus hatif que le rousselet, & qu'il est assez estimé, on en confit pour la nouveauté; on le tire au sec sur le champ, on le fait blanchir à l'eau sur le feu après l'avoir piqué par la tête, empêchant que l'eau ne bouille, & quand vos poires sont assez mollettes, vous les tirez pour les faire rafraîchir & les peler, les jettant à mesure dans de l'autre eau fraîche; on les met ensuite au sucre clarifié, & on les acheve de la même façon que les rousselets; il faut poudrer les uns & les autres de sucre fin avec la poudrette, quand on met à l'étuve ou qu'on les retourne.

Poires au Caramel.

26. Mettez égoutter des poires confites à l'eau-de-vie, faites-les sécher à l'étuve; vous ferez cuire du sucre au caramel, & vous le tiendrez chaudement sur un très-petit feu seulement pour empêcher qu'il ne prenne; trempez-y une à une les poires que vous avez fait sécher à l'étuve, il faut mettre à chaque poire un petit bâton; après les avoir retournées dans le sucre, vous les mettez à mesure sur un clayon & vous les faites tenir en mettant le petit bâton dans la maille du clayon, afin que le caramel puisse sécher en

l'air; lorsqu'elles seront seches, vous ôterez les petits bâtons & vous dresserez les poires à votre volonté.

Poires confites au liquide.

27. Les poires que l'on prend pour être confites au liquide, doivent être d'une espece qui ne soit ni trop fondante, ni trop dure à cuire; celles qui sont les meilleures & qui se soutiennent mieux, sont le rousselet & le blanquet; il faut préférer le premier pour la bonté de son goût, & le dernier qui est le plus hatif, est préféré pour la blancheur. Celles que vous prendrez, il faut les piquer par la tête jusqu'au cœur, & les mettre ensuite dans de l'eau bouillante pour les faire blanchir jusqu'à ce qu'elles commencent un peu à fléchir sous les doigts; vous les mettez alors dans l'eau fraîche pour les peler proprement, & vous les jettez à mesure dans de l'autre eau. Prenez autant pesant de sucre que vous avez de poires, faites-le clarifier & mettez-y votre fruit pour le faire cuire environ une trentaine de bouillons, ôtez-les du feu pour les mettre dans une terrine, vous les y laisserez vingt-quatre heures; vous les mettrez ensuite égoutter sur un tamis pour faire cuire le sucre au lissé, après quoi remettez les poires dans le syrop pour leur faire prendre trois ou quatre bouillons, & laissez-les ensuite avec le sucre; le lendemain vous les remettrez

égoutter & vous ferez recuire le fucre juſqu'au petit perlé, après avoir remis les poires dans le fucre pour leur donner deux bouillons; vous réitérez la même chofe jufqu'au lendemain que vous les achevez. Il faut les retirer de leur fyrop pour les faire cuire au grand perlé, remettez-y les poires pour achever de les faire cuire, en leur donnant au moins huit bouillons jufqu'à ce que le fucre foit au grand perlé; quand elles feront finies & à moitié froides, mettez-les dans les pots. Toutes ces poires fe mettent au frais, & on en fait des compotes pour l'hiver en leur faifant un petit fyrop. Cet article ne differe que très-peu de l'article n°. 10.

CCCLXXVII.
POIRÉE, BETTE.

Beta alba vel pallefcens quæ cicla officinarum, Pin.
Beta vulgaris, Linn.

La poirée s'employe dans les alimens, ou on la mêle avec l'ofeille pour l'adoucir, foit pour les foupes, foit pour les farces, elle eft douce & fort falutaire.

CCCLXXVIII.
POIS.

Pisum sativum, Linn.
Pisum hortense majus, Tour.

Lorsque les gousses de pois ont la peau tendre, on les mange sous le nom de pois goulus ou pois sans parchemin. Les petits pois qui sont ses graines vertes, fricassées au gras ou au maigre, sont un mets délicieux & très-recherché, sur-tout dans la primeur; on les conserve aussi pour l'hiver comme les haricots verds; lorsque les pois sont mûrs, ils se mangent comme les haricots blancs; mais quand ils sont secs, ils ne sont bons qu'en purée.

Pois verds à la crême.

1. Passez-les dans une casserole avec un morceau de beurre, sel & poivre; couvrez & laissez mitonner en les remuant de tems en tems; quand ils sont presque cuits, mettez-y une pincée de farine & du sucre, si vous le jugez à propos, & servez pour entremets.

Petits Pois sans crême.

2. Passez-les dans une casserole avec un morceau de beurre, sel & poivre, couvrez & laissez mitonner en les remuant de tems en

en tems; quand ils font presque cuits, mettez-y une pincée de farine, faites-leur faire deux ou trois tours, mouillez d'un verre d'eau chaude & laissez mitonner; quand ils sont diminués à propos, mettez-y un peu de sucre & servez chaudement pour entremets.

Petits Pois à la Flamande.

3. Faites-les cuire dans de l'eau bouillante jusqu'à ce qu'ils soient moëlleux, mettez-les ensuite dans une casserole avec de bon beurre, un peu de sel & du sucre; faites chauffer un moment & servez comme les autres.

Petits Pois à la demi bourgeoise.

4. Mettez-les dans une casserole avec un morceau de beurre, un bouquet de persil & ciboule, une laitue pommée coupée en quatre, & faites cuire dans leur jus à très-petit feu; quand ils sont cuits, mettez-y un peu de sucre, très-peu de sel; une liaison de deux jaunes d'œufs avec la crême, faites lier & servez.

Petits Pois à la rambouillet.

5. Lavez-les à l'eau chaude, égouttez-les sur un tamis, passez-les sur un fourneau avec un morceau de beurre, une tranche de jambon, un bouquet; mouillez-les de bouillon & d'une cuillerée de réduction. A demi cuits, mettez-y une cuillerée de coulis, un peu de

sucre & du sel à la fin, quelques croutons passés au beurre en servant.

Petits Pois au lard.

6. Coupez en tranches du petit lard, mettez-les suer dans une casserole sur un petit feu, mettez-y ensuite vos petits pois avec de bon beurre, mouillez-les d'un peu d'eau bouillante; quand ils sont cuits, servez à courte sauffe & garnissez de croutons fins.

Potage aux Pois verds.

7. Mettez les plus petits à part, faites blanchir les gros avec un verd de ciboule & un peu de persil, égouttez-les de leur eau, pilez-les & y mettez une mie de pain trempée dans du bouillon, passez les ensuite à l'étamine à force de bras, avec de bon bouillon, de façon que la purée soit un peu liée; faites frire un peu de persil haché dans une casserole avec un peu de lard, passez-y ensuite vos petits pois, mouillez-les de bouillons, mettez-y la purée verte, passez-y aussi quelques cœurs de laitues pommées, en petites tranches avant de mettre les petits pois, le tout assaisonné, faites mitonner votre potage avec de bon bouillon clair; quand il est mitonné, mettez un peu de purée par dessus, rangez vos volailles sur le potage, garnissez, si vous voulez, de laitues farcies ou non farcies, de concombres ou de pe-

tits lards, de la purée verte par dessus, &c. ou bien

Passez de gros pois verds dans une casserole avec du lard fondu, ciboule & persil; quand ils sont presque cuits, pilez-les dans un mortier, foncez une casserole de petites tranches de veau & de jambon, avec un oignon, quelques carottes & quelques panais, faites suer sur un fourneau; quand le veau commence à s'attacher, mouillez-le de bouillon, mettez-y un peu de mie de pain, deux ou trois champignons, & laissez mitonner à petit feu; lorsque le veau est cuit, tirez-le, délayez-y les pois, pilez & passez le tout à l'étamine; passez de petits pois dans une casserole avec du petit lard, mouillez-les de bouillon, mettez-y un bouquet, vuidez-y la purée, mitonnez des croûtes de bon bouillons, dressez proprement la volaille que vous avez préparée, garnissez le bord de votre potage de petit salé coupé par tranches, jettez la purée sur le potage & servez chaudement.

Potage aux Pois en maigre.

8. On préparera ce potage en maigre, en passant les pois au beurre blanc & en faisant mitonner des croûtes d'un bon bouillon d'herbes.

Potage de croûtes aux Poids verds.

9. Mettez des poids verds dans une casse-

role avec un peu de beurre frais, un bouquet de fines herbes, sel & poivre; quand ils sont passés, poudrez-les d'une pincée de farine, mouillez-les d'un jus de veau & laissez mitonner à petit feu, mitonnez des croûtes moitié jus de veau & moitié bouillon; quand elles sont attachées, délayez un jaune d'œuf avec de la crême douce; mettez cette liaison dans vos pois, jettez le tout sur votre potage de croûtes & servez chaudement.

Potage de croûtes à Purée verte.

10. Mitonnez de croûtes de jus de veau & les laissez attacher au fond du plat, garnissez-les d'une bordure de petit lard, jettez une purée verte par dessus & servez chaudement.

Purée verte maigre.

11. Prenez une livre de gros pois nouveaux, faites-les blanchir à l'eau bouillante avec basilic nouveau, verd de ciboule & sarriette, faites blanchir à part un peu d'épinars; le tout étant blanchi, faites-les égoutter, passez-les ensuite dans une casserole avec du beurre jusqu'à ce que les pois s'écrasent sous les doigts. On peut aussi ne point faire blanchir les pois & les épinars; pilez les pois & les épinars dans le mortier, passez un coulis, comme le coulis d'écrevisses; faites bouillir ce que vous aurez pilé,

passez-le ensuite à l'étamine pour vous en servir pour potage; au lieu de pois nouveaux on en peut prendre des secs.

Purée verte grasse.

12. La purée verte en gras se fait de la même maniere, excepté qu'on se sert de bouillon gras, au lieu de bouillon maigre pour la mouiller.

CCCLXXIX.
POIS CHICHE.

Cicer sativum, Tour.
Cicer arietinum, Linn.

Il y a des pays où les Caffetiers mélangent les pois chiches d'Espagne avec le caffé pur, pour y gagner d'avantage. Ce pois est de tous les grains légumineux, celui dont le goût approche d'avantage du caffé.

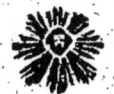

CCCLXXX.
POIS SUCRÉ DE LA GUYANE.
Boyrova.

Le fruit de cet arbre sert à rafraîchir les Voyageurs dans les bois.

CCCLXXXI.
POIVRE DE GUINÉE,
Poivre d'Inde, Poivre d'Espagne.

Les Vinaigriers se servent de poivre long pour donner plus de force au vinaigre, il se mêle avec les cornichons confits. Quelques personnes l'employent dans leurs alimens au lieu de poivre ordinaire, & elles le trouvent de meilleur goût. Dans les Pays étrangers tant aux Indes qu'en Espagne, en Italie & en Flandre même, il s'en fait une grande consommation; les uns en mangent confit au sel & au vinaigre, d'autres qui s'y sont accoutumés de jeunesse, le mangent tout crud quand il est verd; on s'en sert après être confites en guise de capres & de capucines pour relever les sausses par la saveur âcre & piquante; on le confit au sucre & on le porte sur mer pour servir aux voyages de long cours, il excite l'appétit, dissipe les vents & fortifie l'estomac; pour le confire au sucre, il faut le cueillir dès qu'il comà nouer. Les Indiens mêlent dans leurs ragoûts d'autres especes de poivre de Guinée, qui sont encore plus âcres que celui que nous connoissons; ils les préparent pour cet effet de la façon suivante, ils font d'abord sécher leurs gousses à l'ombre, ensuite à un feu lent avec de la farine dans un vaisseau propre à cela, après quoi ils les coupent bien menus avec les ciseaux, & sur chaque once de gousses ainsi coupées, ils ajoutent une livre de la plus fine farine pour les pétrir avec du levain comme de la pâte; la masse étant bien levée, ils la mettent au four, & quand elle est cuite, ils la coupent par tranches, puis ils la font cuire de nouveau comme du biscuit, ensuite ils la réduisent dans une poudre fine qu'ils passent par un tamis; cette poudre est admirable pour assaisonner toute sorte de viandes. Il y a encore un autre arbre qu'on appelle poivre de Guinée; cet arbre est une espece de thymelée, son fruit peut servir aussi au lieu d'épices, pour relever la sauffe des viandes.

CCCLXXXII.
POIVRE DE LA JAMAIQUE,
PIMENT DES ANGLOIS.

Piper Jamaïense.

Les Anglois font très-grand usage dans leur sauffe, de la baye aromatique de cet arbre, sous les noms de *toutes épices, poivre de Thevet, amomi, piment à couronne, coque d'indes aromatiques, têtes de clous*; c'est selon eux un des meilleurs aromates qui soit en usage, car il a le goût de la cannelle, du girofle & du poivre.

CCCLXXXIII.
POIVRE LONG,
Poivrier a fruits Chatons, Pimplier.

Piper longum orientale, Pin.
Piper longum, Linn.

Beaucoup de Nations se servent de poivre long & noir pour assaisonner leurs viandes. Dans les Indes le Peuple boit de l'eau dans laquelle on a infusé une grande quantité de poivre pour se guérir des foiblesses d'estomac. Les Indiens font aussi fermenter ce fruit dans de l'eau, & ils en tirent un esprit ardent qu'ils boivent; ils ont pareillement coutume de confire une bonne provision de poivre long & rond dans la saumure ou dans du vinaigre; c'est un des délices de leurs tables, sur-tout dans les tems pluvieux, ils en font des salades. Dans le Mexique naît un petit poivre long, que les habitans nomment *mecaxochitle*, ils l'employent dans la composition de leurs pâtes de chocolat, auxquelles il donne d'ailleurs un goût assez agréable.

CCCLXXXIV.
POIVRE NOIR, LAGA, MOLANGA.

Piper rotundum nigrum, Pin.
Piper nigrum, Linn.

Le poivre est la base des épices que les Droguistes Epiciers vendent aux Cuisiniers, pour assaisonner les alimens qu'ils préparent.

CCCLXXXV.
POMME D'ADAM.

Pomum assyrium, Linn.
Malus aurantia indica, fructu omnium maximo, pempelmus dicto, medulla pallescente ut & rufescente, Hort. Lugd. Bat.

Le fruit de cet arbre est extrêmement rafraichissant pendant les grandes chaleurs, on le mange crud, ou seul, ou mis dans du vin d'Espagne; de cette derniere façon il n'occasionne point de tranchées.

CCCLXXXVI.
POMME D'AMOUR,
POMME DORÉE.

Lycoperficon galeni, Ang. 217.
Solanum lycoperficon, Linn.

Les Indiens mangent ce fruit en falade, comme nous faifons ici la concombre.

CCCLXXXVII.
POMME DU BRESIL, L'OLIER.

Habenaftrum feu lolin, Rumph.

Cet arbre croît à Cerama, Sumatra; on mange la moëlle de fon fruit tant crue que cuite fous la cendre ou fur les charbons, on eftime beaucoup ce fruit.

CCCLXXXVIII.
POMME DE LA CHINE.

Malum aurantium finenfe.

Le fruit de cette pomme eft un peu vineux, extrêmement rafraîchiffant; fon écorce eft un peu aromatique.

CCCLXXXIX.
POMMES D'INDE.

Il y a plusieurs especes de pommes d'inde, la premiere se nomme *malum indicum seu vidara rumphii*.

L'arbre qui nous la fournit croît à Bengale, à Java, à Malacca; son fruit est de la forme & de la grosseur d'un œuf de pigeon; on le mange crud dans les pays où il est indigène, & ailleurs il est peu estimé.

La seconde espece se nomme *prunum stellatum oblongum vulgare seu blimbing oblungum dulce*, Rumph. Ce fruit, quand il est bien mûr, se mange crud, il est même très-salutaire; cuit avec du sucre & du vin ou du lait, il fournit un très-bon aliment.

La troisieme espece est connue sous le nom de *blimbing teres seu blimbing bulu*, Rumph. *Malus indica fructu pentagono blimbi dicto*, Raii. Hist. L'arbre qui nous fournit cette espece de pomme, croît à Java & dans les Isles orientales des Indes; on ne peut pas manger son fruit crud, mais on le fait cuire avec du poisson, des poules & de l'autre viande, on le confit avec de la saumure ou avec du sucre & un peu de saffran, & c'est alors un excellent mets pour ceux qui voyagent sur mer.

CCCLXXXX.
POMME DE DRAGONS CULTIVÉ.

Pomum draconum domesticum seu boa rau. Rumph.

C'est un fruit des Isles occidentales des Indes, sa chair est d'une saveur acide, astringente; cette saveur est beaucoup plus tempérée, lorsque le fruit est bien mûr, on le peut pour lors manger crud. Les habitans d'Amboine le font cuire, lorsqu'il est à demi mûr, avec les poissons, & ils se servent du suc de ce fruit en guise d'assaisonnement acide.

CCCLXXXXI.
POMME DE DRAGON SAUVAGE.

Boa Coan.
Pomum draconum sylvestre seu boa rau utan, Rumph.

Le fruit de cette espece qui est indigêne dans les forêts d'Amboine, est plus vineux que celui de l'espece cultivée, aussi le mange-t-on souvent crud; quand il est à demi mûr, on le confit dans la saumure.

CCCLXXXXII.
POMMIER.

Pyrus malus, Linn.
Malus, Tour.

On fait une excellente boisson de l'eau-de-vie & du vinaigre avec les pommes sauvages, qu'on nomme pour cette raison pommes à cidre; ils s'en trouve aussi dans le nombre quelques-unes qu'on peut manger crues, en compotes & cuites au feu ou au four, & dont on peut faire des gelées, des pâtes, &c. C'est à la culture que nous devons les bonnes variétés. Lorsqu'on a bien séché les pommes, on peut les conserver jusqu'au printems dans des tonneaux, en disposant alternativement un lit de pailles & un lit de pommes.

Clarequets de Pommes.

1. Prenez douze pommes de rainette, coupez-les par rouelles dans une poêle, mettez-y un demi-septier d'eau, faites-les cuire en marmelade, passez votre décoction à travers une serviette mouillée; sur un demi-septier de décoction, vous raperez la moitié d'une écorce d'orange de Portugal, & après que cette décoction en aura pris le goût, vous la passerez dans un tamis fin; mettez une chopine de sucre clarifiée dans

une poêle, & faites le cuire à cassé; retirez votre poêle du feu, versez-y votre décoction, modérez ensuite un peu le feu de votre fourneau, remettez votre poêle & faites fondre votre sucre doucement, en donnant quelques tours de cuillier dans votre poêle, & lorsqu'il est fondu & qu'il commence à frémir, retirez votre poêle & versez votre composition avec un autre cuillier dans des moules de verre que vous ne remplirez pas tout à fait; mettez-les à l'étuve avec un feu modéré. Au bout de deux jours que la premiere glace est faite, il faut avec la pointe d'un canif, les décerner proprement & les verser sur des ardoises très-nettes, les mettre à l'étuve avec le même feu; & lorsque la seconde glace sera parfaitement faite, vous les arrangerez sur des tamis avec du papier blanc dessous; s'ils ont besoin de rester à l'étuve, vous pouvez les laisser, sinon les mettre dans un lieu sec & vous en servir au besoin. Ils se peuvent faire aussi dans des moules à pâte, en laissant refroidir la composition; si vous en voulez faire des rouges, ayez recours à la cochenille préparée.

Compote de Pommes de reinette.

2. Pelez-les & les vuidez par dedans, coupez-les par quartiers & les mettez dans l'eau fraîche; faites bouillir les pelures de ces pommes & d'autres encore coupées par morceaux jusqu'à ce qu'elles soient bien cuites,

paſſez-les enſuite dans un linge, prenez leur décoction ou l'eau que vous en avez tirée, mettez-y du ſucre à proportion des pommes que vous voulez mettre en compote; mettez-y vos quartiers de pommes, faites bouillir le tout à grand feu juſqu'à ce que votre fruit ſoit cuit, ayez ſoin de le retourner quelquefois avec la cuillier; quand vos pommes ſont cuites, tirez-les, mettez-les égoutter ſur le bord d'un plat ou ſur une ſerviette; continuez de faire cuire votre ſyrop à grand feu, mettez-y encore un peu de ſucre & de jus de citron, laiſſez-le bouillir juſqu'à liſſé; quand il eſt refroidi, verſez-le ſur vos pommes & ſervez votre compote. On peut faire cuire les pommes ſeulement dans l'eau; mais cuites dans la décoction des pelures, la compote a plus de relief.

Pommes tapées.

3. Pour faire des pommes tapées, il faut choiſir tout ce qu'il y a de plus beau en reinette & ſans tache, la ſaiſon eſt au mois de Janvier; vous leur faites ſix inciſions legeres dans toute l'étendue de la pomme, d'égale diſtance; mettez-les au four ſur un plat d'argent ou un plateau de cuiſine, vous obſerverez que le four ne ſoit pas trop chaud & qu'elles puiſſent cuire ſans être brûlées; vous les ôtez du four & vous les applatiſſez de l'épaiſſeur de deux écus; poudrez les deux côtés avec du ſucre fin paſſé au tam-

bour, remettez-les au four pour les laisser passer le reste de la nuit ou de la journée; vous les retirez pour les poudrer encore de sucre fin, & vous les mettez à l'étuve pour les conserver sèches; elles se servent ordinairement sur des assiettes, avec un rond de papier découpé.

Pommes à la régence.

4. Pelez vos pommes, vuidez les dedans, sans les percer; après en avoir ôté une tranche, remplissez-les de marmelade d'abricots, remettez le morceau, enveloppez-les d'une pâte très-mince, frottez-les après avec de l'œuf battu, faites une pâte à feuilletage très-mince; découpez cette pâte en très-petites bandes, enveloppez-en les pommes en tournant comme quand on tourne un citron, arrêtez le bout avec un petit morceau de cannelle & faites cuire au four sur une tourtiere beurrée, comme une tourte; quand elles sont cuites, glacez-les à l'ordinaire dessus & autour avec du sucre & servez chaudement, ou bien

Pelez des pommes d'apis, laissez-leur la queue; faites-les cuire avec une chopine de vin de Bourgogne, un demi-septier d'eau-de-vie, du sucre & de la cannelle; quand elles sont cuites, retirez-les & laissez bouillir le syrop jusqu'à ce qu'il soit en caramel; remettez-y les pommes, faites-leur prendre tout le syrop; laissez-les refroidir, trempez-les

les dans de la pâte, faites-les cuire, glacez-les & servez de même.

Clarequets de Pommes & de fleurs d'Orange.

5. Il faut prendre trente pommes de rainette, des plus belles, les bien essuyer avec un linge blanc, les couper par tranches dans une poêle ; vous y mettrez trois chopines d'eau & deux citrons coupés par tranches, vous ferez bouillir le tout jusqu'à ce qu'elles soient en marmelade, après quoi vous les verserez dans un tamis sur une terrine ; vous ferez cuire quatre livres de sucre à la forte plume, & vous y mettrez deux livres de décoction & un quarteron de marmelade de fleurs d'orange, vous remuerez le tout ensemble, vous le verserez tout chaud dans des moules de verre, & vous les mettrez à l'étuve; ils se finissent comme ceux de pommes.

Syrop de Pommes.

6. Coupez par petits morceaux la quantité de pommes de rainette que vous voudrez, mettez-les dans une poêle avec très-peu d'eau, faites les cuire jusqu'à ce qu'elles soient en marmelade, après quoi vous les passerez au tamis pour en tirer le plus de jus que vous pourrez ; sur une chopine de ce jus faites cuire deux livres de sucre à la grande plume, mettez-y le jus des pommes pour le faire bouillir jusqu'à ce qu'il soit en

syrop fort, versez-le dans les bouteilles quand il sera presque froid; ce syrop peut se garder long-tems.

Syrop de Pommes au clayon.

7. Pelez de bonnes pommes, de celles que vous voudrez, vous les couperez en petites tranches très-minces; vous mettrez un clayon d'osier sur une terrine bien propre, arrangez-y dessus une couche de tranches de pommes, mettez sur ces pommes du sucre fin suffisamment; vous remettrez ensuite une couche de pommes & une de sucre fin, & vous continuerez de cette façon jusqu'à la fin, en finissant par le sucre; couvrez-les avec un plat & portez-les à la cave jusqu'au lendemain, pour que l'humidité fasse fondre le sucre, & se mêle avec le suc de pommes qui passera au travers du clayon & dégouttera dans la terrine; vous en prendrez le syrop pour vous en servir à ce que vous jugerez à propos; il ne faut pas le garder, parce qu'il ne peut pas se conserver.

Syrop de Pommes au bain marie.

8. Mettez dans un pot de terre très-propre & bien bouché, une douzaine de pommes de rainette coupées par petit morceaux, avec une livre & demie de sucre fin & deux cuillerées d'eau seulement, pour faire fondre le sucre, remuez bien le tout ensemble; bouchez le pot avec son couvercle, mettez

de la pâte autour faite avec de l'eau & de la farine, faites-le bouillir au bain marie l'espace de trois heures, puis vous le retirez ; découvrez le pot pour y presser le jus de la moitié d'un citron, remuez le syrop & recouvrez-le, laissez-le refroidir sans le remuer, pour que le citron fasse tomber la crasse au fond du pot ; ensuite vous le passerez au travers d'un tamis en le versant doucement pour ne le point troubler, & mettez-le dans des bouteilles pour vous en servir au besoin.

Pommes à la Portugaise.

9. Pelez des pommes de rainette, levez-en une rouelle du côté de la tête, ôtez-en les pepins, creusez-les sans les percer, farcissez-les d'une crême à pistache ; quand elles sont farcies, remettez le morceau que vous aviez ôté, trempez-le dans une pâte à frire très-épaisse, faite avec farine, un peu d'huile & vin blanc, sans sel, faites-les frire dans du saindoux, glacez-les dessus & dessous avec sucre & la pelle rouge, servez chaudement ; vous les ferez frire sur un feu très-vif dans une casserole ronde, afin que les pommes trempent par tout, & en les trempant dans la pâte, prenez garde que les petits morceaux ne se détachent, ou bien pelez des pommes & les vuidez comme pour des beignets, remplissez-les d'une crême de chocolat, faites-les cuire au four sur une tourtiere ;

N n ij

quand elles sont cuites, glacez-les avec du sucre & la pelle rouge, ou bien au four.

Compote de Pommes à la Dauphine ou à la Bouillonne.

10. Coupez des pommes de rainette par quartiers, ôtez-en les cœurs, mettez-les dans un poëlon avec du sucre & beaucoup d'eau, tournez-les sur leurs pelures & les laissez bouillir jusqu'à ce qu'il n'y ait plus de syrop & qu'elles ayent pris une couleur rousse; tirez-les ensuite sur une porcelaine, & retournant les pelures dessus, arrosez-les d'eau de fleurs d'orange & servez votre compote.

Gelée de Pommes.

11. Faites une décoction de pommes, passez-la dans un linge, & sur une pinte, mettez trois quarterons de sucre à caffé, ainsi à proportion du reste; faites bouillir le tout doucement jusqu'à ce que le syrop soit entre lissé & perlé; ôtez avec grand soin l'écume, & si vous voulez donner une couleur rouge à votre gelée, couvrez-la en cuisant & y mettez du vin rouge, & vermeil ou de la cochenille préparée; la gelée de pommes de rainette doit être blanche, c'est pourquoi on ne la couvre point; celle qu'on nous apporte de Rouen est la plus estimée.

Pâte de Pommes & de Poires grillées.

12. En tout tems on peut faire de ces sortes de pâtes de poires ou pommes grillées, sur-tout en hiver; pour cela vous les mettez à la braise, & étant cuites, vous prenez ce qu'il y a de roussi & de plus cuit que vous passez au tamis; vous faites ensuite cuire du sucre à cassé, livre pour livre, & vous achevez vos pâtes comme toutes les autres.

Marmelade de Pommes.

13. Mettez dans de l'eau bouillante la quantité de pommes de rainette que vous jugerez à propos, faites-les cuire jusqu'à ce qu'elles commencent à fléchir sous les doigts, alors vous les retirez dans de l'eau fraîche pour leur ôter la peau; prenez-en la chair que vous mettrez sur un tamis pour la faire passer au travers, en la pressant fort avec une spatule; mettez ce qui a passé dans une poële sur le feu pour le faire dessécher, jusqu'à ce qu'elle soit en marmelade bien épaisse; sur une livre de cette marmelade, vous ferez cuire une livre de sucre à la grande plume, mettez-y la marmelade que vous remuez bien ensemble jusqu'à ce qu'elle soit incorporée avec le sucre; remettez-la sur le feu, seulement pour la faire frémir, en la remuant toujours, & vous la dresserez dans les pots; quand elle sera à moitié froide, vous jetterez un peu de sucre en poudre dessus, & vous

ne les couvrirez que lorsqu'elle sera tout-à-fait froide.

Compote de Pommes à la cloche.

14. Otez les cœurs à sept ou huit pommes de rainette, en les perçant avec une vuidelle de fer blanc que vous passez au travers de la pomme, en commençant par le côté de la queue ou avec un petit couteau, il faut prendre garde de les casser; vous mettez ensuite les pommes sur un compotier d'argent ou sur une assiette avec du sucre fin dessus & dessous; mettez le compotier sur un très-petit feu, couvrez-les d'un couvercle de tourtiere avec du feu dessus, faites-les cuire à petit feu; lorsqu'elles fléchiront sous les doigs & qu'elles seront bien glacées, vous les servirez chaudement; si vous voulez les servir dans un compotier de porcelaine, vous les glisserez dedans & vous les tiendrez chaudement à l'étuve jusqu'à ce que vous les serviez.

Gelée de Pommes de Rouen.

15. Ayez la quantité proportionnée de pommes de rainette tendres, sans être tachées, selon que vous voulez faire de gelée; pelez-les légérement & coupez-les très-minces, lavez-les ensuite dans trois ou quatre eaux, en les frottant avec les mains pour en ôter la crasse; mettez-les dans une poële avec de l'eau, & couvrez-les avec un rond

de papier. Pour un demi cent de pommes, il faut deux pintes d'eau, faites-les bouillir à grand feu jusqu'à ce que l'eau soit réduite aux trois quarts, que vous jetterez les pommes sur un tamis avec une terrine dessous pour en recevoir le jus, vous passerez ensuite ce jus dans une serviette mouillée; pour que la décoction soit assez forte, il faut qu'elle soit gluante en la tatant avec les doigts; après l'avoir mesurée, vous la tiendrez sur de la cendre chaude; mettez dans une poële autant de sucre clarifié que vous aurez de décoction, faites-le réduire au cassé, mettez-y la décoction que vous verserez doucement pour décuire le sucre. Au premier bouillon on l'écume & on la remet sur le feu en lui faisant faire deux ou trois bouillons couverts; on y trempe une cuillier d'argent, si la gelée tombe en nappe & si elle quitte net, c'est une marque qu'elle est faite.

Pâte de Pommes.

16. Prenez des pommes de rainette, faites-en de la marmelade, laissez-la égoutter sur un tamis, ensuite passez-la au travers; faites cuire du sucre à la forte plume, mettez-y votre marmelade, faites-lui prendre quelques bouillons jusqu'à ce qu'elle tombe en gelée, dressez-la dans des moules de fer blanc & mettez-la à l'étuve; si on en veut faire de la rouge, il faut y mettre un peu de cochenille préparée.

Pommes de rainette au sec.

17. Pelez & coupez par moitié ou par quartier un demi-cent de pommes de rainette, ôtez-leur les cœurs & jettez-les à mesure dans de l'eau fraîche; ayez ensuite de l'eau bouillante sur le feu, passez-y votre fruit, qu'il ne fasse qu'y frémir; lorsque vos pommes sont un peu mollettes, tirez-les pour les égoutter, & mettez-les en même-tems au sucre clarifié & cuit à perlé, vous leur faites prendre seulement quatre bouillons couverts; on les fera ensuite bien écumer, on les mettra dans une terrine la nuit à l'étuve; le lendemain on donnera un bouillon au syrop & on l'augmentera de sucre, si le fruit n'en a pas suffisamment; on le jette sur les pommes & on continue la même chose pendant trois ou quatre jours, à la derniere cuisson on donne deux ou trois bouillons couverts au fruit; étant à demi froid, on les égoutte pour en mettre sécher à l'étuve, on les range sur des ardoises ou des feuilles de fer blanc en les poudrant de sucre fin, & on les met à l'étuve; si on les veut conserver au liquide, on fait ensorte que le fruit baigne dans le syrop en les empotant; on ne fait guères de cette confiture, que lorsqu'on est un peu avancé dans l'hiver, parce que le fruit a plus de corps dans ce tems-là.

Compote de Pommes grillées au caramel.

18. Lorsqu'on a de vieilles compotes blanches que l'on veut échanger, il faut les faire griller dans leur syrop, c'est-à-dire, les réduire au caramel. Vous tournez la poële doucement sur le feu, pour leur donner une couleur de caramel grillée; ayez soin de les tenir les plus blondes que vous pourrez, en prenant garde que le caramel ne soit pas trop coloré, quand elles seront de belle couleur, mettez une assiette dans la poële sur les pommes, renversez-les dessus de la même façon que si vous retourniez une omelette; vous verserez un peu d'eau sur votre assiette que vous tiendrez un moment sur le feu, seulement pour faire détacher la compote, que vous glisserez dans le compotier; s'il est d'argent, vous le mettrez sur des cendres chaudes; s'il est de porcelaine, vous aurez soin de le tenir à l'étuve.

Compote de Pommes farcies.

19. Prenez environ un quarteron de vieille chair d'oranges & citrons, que vous pilerez dans un mortier; vous hacherez ensuite quelques pommes, & vous mêlerez le tout avec de la marmelade d'abricots ou autre, telle que vous l'aurez; vous prendrez ensuite des pommes & vous percerez de la queue à la tête sans les peler, en y faisant une ouver-

ture pour fourer le pouce; vous remplirez ensuite le trou de ladite marmelade, & vous les ferez cuire doucement sur une assiette d'argent au four, ou bien vous mettrez du feu tout-au-tour de ladite assiette, & quand elles seront bien cuites, vous les mettrez dans un petit syrop.

Compote de Pommes en gelée.

20. Mettez dans une poêle huit pommes de rainette coupées par petits morceaux, avec la moitié d'un citron en tranches & une pinte d'eau; mettez-les sur le feu pour les faire cuire jusqu'à ce qu'elles soient presqu'en marmelade, vous les passez au travers d'un tamis pour en recevoir la décoction, que vous mettez dans la poêle avec une livre de sucre clarifié, huit pommes de rainette coupées par moitié, les cœurs ôtés & pelées proprement; faites bouillir les pommes avec le sucre clarifié & la décoction, jusqu'à ce qu'elles fléchissent beaucoup sous les doigts, vous les dressez ensuite dans le compotier; passez le syrop au tamis, & remettez-le sur le feu pour le faire réduire jusqu'à ce qu'en le prenant avec une cuillier, il tombe en nape & quitte net; ôtez-le du feu pour le verser sur une assiette, ce qui vous fournira une belle gelée; quand elle sera prise, il faut mettre l'assiette sur un feu doux, seulement pour faire détacher la gelée que vous glisserez sur les pommes qui

font dans le compotier; ordinairement ces pommes se mettent entieres, parce qu'elles en sont plus belles.

Pommes à la crême.

21. Pelez des pommes, laissez-les entieres, ôtez-en les pepins avec une vuidelle, faites-les cuire à moitié avec du sucre comme une compote; à moitié cuite mettez-les dans un plat, faites une crême avec huit jaunes d'œufs, un peu de farine, eau de fleurs d'orange, citron confit haché, crême & sucre; faites-la prendre sur le feu, qu'elle soit épaisse; mettez-en sur vos pommes, poudrez de sucre par dessus, arrangez-y des tranches de citron confit; faites cuire cette crême au four, qu'elle soit bien colorée & servez chaudement.

Pommes meringuées.

22. Epluchez vos pommes, coupez-les & les faites cuire avec du sucre, un peu de cannelle, de citron confit haché & de l'eau de fleurs d'orange, faites-les cuire jusqu'à ce qu'elles soient en marmelade épaisse; dressez-les dans un plat en forme de cordon, tournant de façon qu'il reste du jour entre; fouettez ensuite six blancs d'œufs, quand ils sont en neige, mettez-y du sucre, mêlez bien le tout en battant les œufs, couvrez-en la marmelade, mettez au four modérément chaud avec du sucre par dessus.

CCCLXXXXIII.
PORCELLE.

Hypochæris maculata, Linn.
Hieracium alpinum latifolium hirsute incanum, flore majore, Pin. 128.

Linneus rapporte que les Paysans de l'Isle de Smoland, ramassent les feuilles de cette plante lorsqu'on fait les foins, & les mangent cuites comme des choux.

CCCLXXXXIV.
POURPIER, POURCELAINE,
POURCHEILLE.

Portulaca oleracea, Linn.
Portulaca latifolia sive sativa, Pin.

Le pourpier, quand il est jeune, entre dans les salades, plus avancé on en met dans les potages & on le mange cuit sous la viande, ou même seul au gras ou au maigre ; quand il est prêt à fleurir, on confit les tiges au vinaigre pour servir dans les salades comme les cornichons ; la culture nous a fait gagner le pourpier doré. Dans beaucoup de pays on apprête le pourpier à la crême, mais le mets n'est pas connu à Paris ; il faut pour cela que les tiges soient de la grosseur de deux plumes, unies & droites fans branche collatérale. On employe auſſi les feuilles de pourpier noir, qui eſt l'arroche en arbriſſeau, parmi les alimens; on les confit dans la ſaumure pour les manger en ſalade.

CCCLXXXXV.
PRESLE, QUEUE DE CHEVAL,
Perelle.

Equiſetum arvenſe longioribus ſetis, Pin.
Equiſetum arvenſe, Linn.

En Toſcane au défaut de meilleur aliment, quelques perſonnes mangent les ſommités de la preſle, comme des aſperges; on les appelle *paltruſala*.

CCCLXXXXVI.
PRIMEVERE, PRIMEROLE,
Herbe de la Paralysie, Herbe Saint Paul.

Primula veris, Linn.
Primula veris odorata, flore luteo ſymplici, J. B.

Les fleurs de primevere ſont propres à décorer les ſalades d'hiver, comme celles de la bourrache décorent les ſalades d'été. Les Suédois s'en ſervent pour donner bon goût au vin. En Angleterre on mange ses feuilles cuites avec les autres verdures, ou crues dans les salades.

CCCLXXXXVII.
PRUNE DU BRESIL.

Condondum Condondong, Rumph.
Prunus Brasiliensis, fructu racemoso, ligno intus pro osficulo, Raii.

Cet arbre croît dans les Moluques, on cuit le fruit de cet arbre avec les poissons; le Peuple s'en sert en guise d'assaisonnement.

CCCLXXXXVIII.
PRUNE DE CEYLAN.

Vidara littorea, Rumph.
Prunus Zeylanica, spinosa, longiore folio viridi, fructus osficulo orbiculari scrobiculis referto, Plukn.

C'est une espece de jujube des Indes; son fruit est un peu acide, & cependant il sert d'aliment au Peuple; si on mange son noyau, il est pernicieux.

CCCLXXXIX.
PRUNE DE MALABAR, JAMBOS.

Jambosa domestica, Rumph.
Prunus malabarica, fructu umbilicato pyriformi, Jambos dicta, ninor, Raii.

Le fruit de cet arbre est très-bon, on diroit qu'il est imbibé d'eau de rose, il est salutaire & très-agréable à ceux qui sont en voyage; mais il engendre des vents & charge l'estomac. Il y a encore deux autres espèces de jambos, la premiere se nomme *jambosa nigra*, Rumph. Son fruit a une saveur vineuse, il est de beaucoup meilleur que le jambos cultivé, mais il est plus sujet à se pourrir; il vient dans les Indes orientales. La seconde espece est le jambos sauvage blanc, *jambosa sylvestris alba seu jambu utan puly*, Rumph. Son fruit n'est pas si bon que celui des autres; il n'y a que le menu peuple qui en mange.

CCCC
PRUNIER DES MOLUQUES.

Condondum malavense, mudu, mulu, Rumph.

Il vient dans les Isles des Moluques, mais il se trouve rarement à Amboine; la chair de son fruit a une saveur vineuse, on le mange crud, il est agréable à l'estomac, on le fait cuire aussi avec du vin.

CCCCI.
PRUNELLIER,
Prunier sauvage, Crequier, Épine noire.

Prunus spinosa, Linn.
Prunus sylvestris, Pin.

Les enfans mangent les prunelles confites par la gelée; on en fait même une boisson nommée pique ou piquette. Les Suédois s'en servent pour colorer le vin & lui donner un parfum d'amandes ameres; ils font usage de ses feuilles jeunes & à demi roties en guise de thé.

CCCCII.
PRUNIER.

Prunus, Tour.
Prunus domestica, Linn.

Les meilleures prunes pour manger, sont la prune de damas noir ou le gros damas violet de Tours; elle se mange crue, on en fait aussi des pruneaux. En Touraine lorsqu'on les fait sécher, on a l'industrie d'en réunir

réunir plusieurs sous une même envelope, afin de les rendre plus belles à la vue, plus moëlleuses & plus savoureuses au goût. La prune de monsieur est excellente, sur-tout dans les climats chauds. La prune de sainte-catherine est bonne à manger, elle est très-estimée pour faire des pruneaux. Le damas gris ou la prune abricotée est d'un goût exquis & des plus relevés. On nous apporte de Brignoles, ville de la Provence méridionale, des prunes qui portent le nom de cette ville; on les met dans des cabas comme au peloton, à la maniere des raisins passés & des figues grasses.

Prunes tapées.

1. Prenez des prunes de reine claude presque mûres, ou d'autres, pourvu qu'elles soient bonnes & qu'elles quittent le noyau; faites-leur une incision du côté de la queue pour faire sortir le noyau, en le poussant par l'autre côté avec la pointe d'un couteau; mettez-les dans un sucre clarifié, il en faut une demi-livre pour une livre de prunes, remettez-les sur le feu avec le sucre pour les empêcher de bouillir, il faut qu'elles ne fassent que frémir; vous les ôtez ensuite du feu pour les mettre dans une terrine jusqu'au lendemain, que vous égoutterez le sucre dans une poële pour faire cuire au grand lissé; remettez les prunes dans le sucre pour leur faire prendre sept ou huit bouillons

couverts, on les écumera à mesure; remettez-les à l'étuve jusqu'au lendemain, que vous égoutterez le sucre dans une poële pour le faire cuire au grand lissé; remettez les prunes dans le sucre pour leur faire prendre sept ou huit bouillons couverts, il faut les écumer à mesure; remettez-les à l'étuve jusqu'au lendemain, vous les égoutterez de leur syrop & vous les dresserez de côté, sur des grilles pour les mettre sécher à l'étuve; quand elles seront seches d'un côté, vous les retournerez de l'autre, elles s'applatiront d'elles-mêmes sans qu'il soit besoin de les taper; vous les conserverez dans un endroit sec, dans des boîtes garnies de papier blanc.

Compote de Prunes à la bourgeoise.

2. Mettez dans une poële environ six onces de sucre pour une livre de prunes, avec un peu d'eau; faites-les bouillir & écumer, mettez-y une livre de prunes presque mûres, que vous ferez bouillir jusqu'à ce qu'elles fléchissent sous les doigts, ayez soin de les écumer; quand elles seront cuites, vous les dresserez dans le compotier, & vous faites réduire le syrop s'il ne l'est pas assez, passez-le au tamis sur les prunes.

Prunes rouges.

3. Vous prendrez des prunes, soit perdrigons rouges, diaprées, impériales, abrico-

tées ou autres, vous les fendez comme des abricots & vous leur ôtez le noyau; si vous avez quatre livres de fruit, vous ferez clarifier quatre livres de sucre, & vous mettrez l'un & l'autre dans une poële sur le feu, vous les remuerez de tems en tems, de peur que vos prunes ne se dépouillent; si elles venoient à bouillir après que vous les aurez fait frémir, retirez-les de dessus le feu & laissez-les refroidir, puis égouttez-les sur une passoire ou étamine & faites cuire le syrop à lissé; glissez-y votre fruit & faites-lui prendre sept à huit bouillons couverts en écumant soigneusement, aussi bien qu'après avoir ôté votre poële de dessus le feu; vous mettrez vos prunes dans des terrines pour les faire passer la nuit à l'étuve, & le lendemain vous les égoutterez; quand elles seront froides, vous les dresserez pour les faire sécher à l'étuve sur des ardoises ou sur des feuilles de fer blanc.

Prunes à mi-sucre.

4. Prenez quatre livres de fruit & faites cuire quatre livres de sucre à perlé, mettez-y vos fruits & donnez-leur un petit bouillon, après quoi ôtez-les & laissez-les jusqu'à ce qu'ils ayent jetté leur eau; vous les remettrez ensuite sur le feu & vous les ferez bouillir jusqu'à perlé; vous les mettrez ensuite dans des terrines jusqu'au lendemain que

vous les égoutterez, & vous les ferez sécher à l'étuve.

Pâte de Prunes.

5. Vous en pouvez tirer au sec avec de la marmelade de prunes, où vous mettrez de nouveau sucre cuit à la plume; ou bien ayant préparé votre fruit, c'est-à-dire, passé au tamis & desséché; vous faites cuire du sucre à cassé que vous y incorporez, vous faites ensuite frémir le tout, & dressez vos pâtes à l'ordinaire.

Marmelade de Prunes.

6. Si ce sont des prunes qui quittent le noyau vous l'ôterez, sinon vous les passerez avec leurs noyaux à l'eau sur le feu, jusqu'à ce qu'elles soient entierement molles; vous les égouttez ensuite & les passez fortement au tamis; vous desséchez votre marmelade sur le feu, vous l'incorporez ensuite avec autant pesant de sucre cuit à cassé, & l'ayant fait frémir vous l'empoterez & la poudrerez de sucre.

Prunes en surtout.

7. Faites cuire autant de livres de sucre au grand perlé que vous employez de livres de prunes, mettez-les dans le sucre pour leur faire prendre deux bouillons, ôtez-les du feu pour leur donner le tems de jetter

leur eau; vous les remettez ensuite sur le feu pour les faire cuire, jusqu'à ce que le sucre soit revenu au grand perlé; mettez-les dans une terrine à l'étuve jusqu'au lendemain, que vous les ferez égoutter sur des feuilles de cuivre. Prenez trois prunes, ôtez le noyau à deux & appliquez-les sur celle qui a le noyau, il faut l'entourer de façon qu'elles ne paroissent n'en faire qu'une; roulez-les dans le sucre fin pour les remettre sur des feuilles de cuivre que vous ferez sécher à l'étuve; il faut les conserver dans un endroit sec, dans des boîtes garnies de papier blanc, vous observerez de laisser la queue à celle qui reste avec le noyau.

Ratafia de Prunes de reine claude.

8. Il faut pour faire ce ratafia, cueillir les prunes dans leur maturité, les employer aussi-tôt qu'elles seront cueillies, choisir les plus grosses, les plus mûres qu'il se pourra, observer de ne les cueillir qu'en tems chaud, si cela se peut; ayez soin de les bien essuyer, pour ôter le duvet qui les couvre; quand vos prunes seront essuyées, vous les ouvrirez & vous en ôterez le noyau, vous les écraserez dans un vase bien propre, où vous les laisserez seulement deux ou trois heures, de peur que ce fruit qui s'échauffe facilement, ne fermente trop, & que la fermentation ne l'aigrisse, ce qui lui ôteroit ce goût délicieux qui fait le mérite de ce ratafia.

Ce tems passé, vous les ôterez, vous les mettrez dans un linge bien propre & vous en exprimerez tout le jus ; vous ferez fondre du sucre dans le jus ; quand le sucre sera bien fondu, vous y mettrez une suffisante quantité d'esprit de vin à la cannelle, pour tout assaisonnement, sans autre épice, vous y mettrez de l'eau-de-vie, vous passerez le tout à la chausse, & quand il sera clair, vous le mettrez en bouteilles, que vous aurez soin de bien boucher, de peur qu'il ne s'affoiblisse par l'évaporation ; vous le mettrez à la cave pour le faire reposer l'espace de six semaines.

Prunes de reine claude par provision.

9. Prenez de belles prunes qui ne soient pas mûres, vous les piquerez néanmoins en plusieurs endroits avec une lardoire ou quelque chose de semblable, vous les jetterez dans l'eau bouillante ; quand elles commenceront à monter, il faut les retirer de dessus le feu & les laisser refroidir dans la même eau jusqu'au lendemain, que vous les ferez reverdir toujours dans cette même eau, en les mettant sur un feu bien doux ; vous aurez soin qu'elle ne bouille pas, & vous y regarderez de tems en tems en les prenant sur votre écumoire ; vous les tâterez pour savoir si elles commencent à fléchir sous les doigts, pour les retirer à mesure & les jetter dans de l'eau fraîche ; quand elles seront reverdies & bien rafraîchies, vous clarifierez

votre sucre; si vous avez un cent de prunes, il faut dix livres de sucre; après avoir égoutté les prunes, mettez-les dans une terrine, versez dessus les deux tiers de votre sucre clarifié; il faut laisser les prunes dans le sucre pendant vingt-quatre heures, après quoi vous les jetterez sur une passoire ou un tamis; remettez le sucre sur le feu, & vous l'augmenterez du tiers de sucre clarifié que vous avez gardé; faites-lui prendre au moins une douzaine de bouillons, vous le remettrez ensuite sur les prunes pour les laisser encore deux jours dans le sucre, vous les placerez ensuite sur un égouttoir, vous remettrez alors le syrop sur le feu & vous lui donnerez une douzaine de bouillons; vous le renverserez dans la terrine sur les prunes, en les laissant jusqu'au lendemain, vous les finirez; vous remettrez le syrop sur le feu pour le faire cuire jusqu'à ce qu'il soit au grand perlé, vous y jetterez les prunes pour leur donner deux ou trois bouillons couverts, & vous les mettrez ensuite dans des pots. Le perdrigon se confit de la même façon, avec cette différence, qu'il ne reverdit point & qu'il faut le blanchir tout de suite.

Prunes de perdrigons pelées.

10. Ayez de grosses prunes, pelez-les & pesez-en quatre livres; si elles sont fermes, vous les passerez deux ou trois bouillons à l'eau; vous les mettrez ensuite égoutter sur

un tamis, vous ferez cuire quatre livres de sucre à la plume & vous y mettrez vos prunes que vous ferez cuire cinq ou six bouillons ; vous les ôterez du feu & vous les laisserez reposer; deux heures après vous ôterez les prunes avec une écumoire, que vous mettrez dans une terrine ; vous ferez ensuite cuire le syrop un peu fort, vous le jetterez sur vos prunes & vous les remettrez encore dessus le feu cuire quatre bouillons ; quand vous verrez que le syrop sera fait, vous les ôterez de dessus le feu, vous les laisserez refroidir & vous les enfermerez dans des pots ; si les prunes étoient mûres, il ne les faudroit point passer à l'eau ; pour la cuisson du sucre, vous la mettrez à perlé, & pour les achever de cuire, vous ferez de même qu'à celles que vous aurez passées à l'eau.

Prunes de perdrigons blancs confits.

11. Choisissez de belles prunes de perdrigons, piquez-les d'une épingle trois ou quatre coups à la queue, & quelques-autres dans différens endroits du corps, afin que dans la suite elles ne se déchirent point & que le sucre les pénetre mieux ; vous les jetterez à mesure dans de l'eau, puis vous ferez chauffer & bouillir de l'autre eau où vous les glisserez ; quand elles commenceront à monter, vous les descendrez de dessus le feu pour les laisser refroidir ; vous les remettrez ensuite sur un petit feu pour les faire re-

verdir, & vous les couvrirez, en prenant garde qu'elles ne bouillent, parce qu'elles deviendroient en marmelade; quand vous verrez qu'elles seront bien vertes & un peu mollettes, vous les mettrez dans de l'eau fraîche, puis vous les égoutterez pour les mettre à petit sucre; vous les laisserez ainsi jusqu'au lendemain que vous les jetterez dans une poêle pour les faire frémir sur le feu, en les remuant de tems en tems pour empêcher qu'elles ne bouillent. Le jour suivant vous les égoutterez sur la passoire ou sur des tamis, vous ferez ensuite prendre sept ou huit bouillons au syrop & vous les glisserez dedans; après que vous les aurez fait frémir, vous les ôterez de dessus le feu & vous les laisserez jusqu'au lendemain; vous donnerez pour lors au syrop quinze ou seize bouillons, & vous en augmenterez la quantité avec du sucre ou du syrop d'abricots, qui est le meilleur pour les empêcher de candir, ensorte que vos prunes baignent toujours également le jour d'après; faites cuire votre syrop à lissé, & le lendemain entre le syrop & le perlé, & y ayant glissé votre fruit, faites-le frémir à chaque fois & l'ôtez ensuite de dessus le feu; vous ferez cuire pour la derniere fois votre syrop à perlé & vous y glisserez vos prunes, vous leur donnerez sept ou huit bouillons couverts, vous les écumerez & vous les dresserez quand vous voudrez pour les sécher à l'étuve; il faut que le perdrigon ne soit pas tout à fait mûr.

Prunes de mirabelles pour garder.

12. Prenez des prunes de mirabelle qui soit d'un jaune clair, presque mûres, ôtez le noyau si vous voulez, passez-les à l'eau bouillante & qu'elles ne fassent que frémir, retirez-les pour les mettre dans de l'eau fraîche; si elles sont à noyaux, il faut les piquer toutes; faites clarifier du sucre livre pour livre de fruit; faites cuire le sucre à la plume, mettez-y les prunes après les avoir fait égoutter pour leur faire faire deux bouillons couverts; vous aurez soin de les bien écumer & de les mettre dans une terrine pour les y laisser vingt-quatre heures; si elles sont à noyaux, vous les laisserez deux jours, après quoi vous les ferez bien égoutter sur une passoire ou sur un tamis; mettez le syrop sur le feu pour le faire réduire au grand perlé, vous y glisserez alors le fruit & vous le ferez cuire jusqu'à ce que le sucre soit revenu au grand perlé; vous ôtez vos prunes du feu pour les bien écumer & les mettre dans les pots; remarquez que tous les fruits que l'on confit avec ses noyaux, doivent conserver leurs queues.

Clarequets de Prunes de mirabelle & de reine claude.

13. Vous en prendrez des plus belles &

qui soient bien mûres, vous les pélerez & en ôterez les noyaux; vous en péserez quatre livres, que vous ferez bouillir dans une pinte d'eau cinq ou six bouillons, & vous les passerez au tamis; vous péserez une livre de ce jus que vous aurez tiré & que vous mettrez dans deux livres de sucre cuit à la forte plume, vous la verserez toute chaude dans des moules de verre ou de fer blanc & vous les mettrez à l'étuve.

Prunes de mirabelle & de reine claude à l'eau-de-vie.

14. Choisissez de belles prunes qui soient mûres, essuyez-les légérement avec un linge & maniez-les doucement; pesez-les, & sur chaque livre de fruit il faut un quarteron de sucre que vous ferez clarifier & cuire jusqu'au grand perlé, puis vous mettrez vos prunes dans le syrop & vous leur ferez prendre deux ou trois bouillons au plus en les tournant doucement dans le syrop; vous les ôtez ensuite du syrop avec une écumoire, & vous les mettez sur un tamis ou sur un plat; si le syrop est un peu cuit, il n'importe, vous ôtez la poêle du feu; vous laissez un peu reposer le syrop & vous jettez l'eau-de-vie dedans. Il faut trois demi-septiers d'eau-de-vie, mesure de Paris, pour une livre de fruit, & bien remuer avec la cuillier l'eau-de-vie avec le syrop; vous mettrez doucement les prunes dans les bou-

teilles & le syrop par dessus, bouchez bien les bouteilles avec du liege & un parchemin mouillé par dessus, vous pouvez les garder ainsi pendant deux ans.

Compote de mirabelle.

15. Prenez un cent de mirabelles presque mûres, que vous faites blanchir à deux bouillons; vous les retirez dans l'eau fraîche pour les mettre égoutter, & vous les mettez ensuite dans un petit sucre léger pour leur donner trois ou quatre bouillons, il faut les écumer avant que de les mettre dans le compotier; si le syrop n'étoit pas assez réduit, vous le remettrez sur le feu pour l'achever.

Prunes de mirabelles confites.

16. Vous prenez des mirabelles que vous piquez d'une epingle en plusieurs endroits, vous faites ensuite bouillir de l'eau dans laquelle vous les jettez; quand elles sont montées sur l'eau, vous les tirez pour les rafraîchir promptement dans de l'eau fraîche, après quoi vous les égouttez & les mettez au sucre clarifié que vous faites chauffer, puis vous les jettez sur votre fruit dans des terrines; le lendemain égouttez-les; faites cuire votre syrop au petit lissé, le jour d'après au grand lissé, & le troisieme jour au perlé; où vous ferez prendre sept ou huit bouillons à vos prunes; à chaque fois que

vous les passerez ainsi sur le feu, il faut les augmenter de sucre qui ait la même cuisson, afin qu'elles baignent toujours également dans les terrines ou poëles, où vous les laisserez après que vous les aurez fait frémir; quand vous voudrez les achever, vous les ferez passer la nuit à l'étuve, & le lendemain il faut les égoutter, les dresser & les mettre de nouveau à l'étuve.

Prunes confites sans noyaux.

17. Prenez des prunes presque mûres, de celles qui quittent facilement les noyaux; faites une incision avec un petit couteau à la pointe de chaque prune, & poussez le noyau du côté de la queue pour le faire sortir; après que vous aurez préparé vos prunes, faites clarifier autant pesant de sucre que de fruit, mettez les prunes dans le sucre & remuez-les toujours sur le feu pour les empêcher de bouillir & qu'elles ne fassent que frémir, vous les ôtez ensuite du feu; quand elles seront froides, mettez-les égoutter sur un tamis; remettez le sucre dans la poële pour le faire cuire au grand lissé; remettez les prunes dans le sucre pour leur faire prendre environ dix bouillons couverts, écumez-les à mesure; mettez-les ensuite à l'étuve jusqu'au lendemain, que vous les égouttez sur des feuilles de cuivre, poudrez-les de sucre fin & mettez-les sécher à l'étuve; vous pouvez garder ces prunes au liquide, & ne

les mettre au sec que lorsque vous en aurez besoin. Les prunes que l'on peut confire de cette façon, sont la prune royale, la prune de monsieur, le perdrigon violet, la prune de l'isle verte, la prune de sainte catherine, le damas d'Italie, le damas musqué.

Prunes confites à la bourgeoise.

18. Choisissez de bonnes prunes presque mûres, piquez-les avec une lardoire dans plusieurs endroits; faites cuire à la grande plume autant pesant de sucre que vous avez de prunes, mettez les prunes dans le sucre & faites-les bouillir sept ou huit bouillons, en remuant toujours la poële que vous tenez par les deux anses, jusqu'à ce qu'elles soient cuites & le sucre réduit en syrop. Ayez soin de les bien écumer; quand elles seront à demi froides, vous les mettrez dans les pots que vous ne couvrirez que lorsqu'elles seront tout-à-fait froides.

Compote de Prunes.

19. Vous piquez vos prunes, soit mirabelles, perdrigons ou autres, de divers coups d'épingle, & vous les jettez à mesure dans de l'eau; ensuite vous les faites blanchir sur le feu dans de l'autre eau ou dans la même; quand elles sont montées au dessus, vous les tirez & vous les mettez promptement rafraîchir, vous les faites reverdir & ramollir selon leur espece, puis vous les mettez au pe-

tit sucre que vous faites chauffer & auquel vous faites prendre deux bouillons seulement ; vous les laisserez ainsi jusqu'au lendemain ou jusqu'au soir, si vous en avez besoin, & vous les remettrez alors dans une poële où vous leur donnerez autant de bouillons que vous jugerez à propos, jusqu'à ce qu'elles ayent bien pris le sucre, vous voyez alors qu'elles n'écument plus & qu'elles sont mollettes. Si vous n'en faites que pour une fois & que vous ayez trop de syrop, vous lui donnerez à part encore quelques bouillons pour le faire consumer, puis vous le verserez par dessus vos prunes ; mais vous en pouvez préparer d'avantage, que vous garderez de la sorte assez de tems.

Pâtes de Prunes.

20. Les meilleures qu'on employe pour faire de la pâte, sont les mirabelles, l'isle vert & les perdrigons ; choisissez parmi celles-la, celles que vous voudrez ; ôtez-en le noyau, passez-les à l'eau sur le feu jusqu'à ce qu'elles soient amollies, égouttez-les alors, passez les fortement au tamis pour en faire une marmelade ; cette marmelade faite, prenez autant pesant de sucre que de fruit, faites-le cuire à cassé ou à la grande plume, incorporez-y votre marmelade en remuant le tout avec une spatule & le laissez frémir sur le feu ; prenez ensuite de cette pâte & la dressez sur des ardoises ou

dans des moules, & faites-les sécher à l'étuve avec bon feu, le lendemain ou le soir même; retournez-les de l'autre coté sur les mêmes ardoises, & quand elles seront bien fermes, servez-les dans des boîtes garnies en dedans de papier blanc.

Tourte de Prunes.

21. Otez-en la peau & les noyaux, foncez une abaisse de pâte feuilletée, arrangez-y les prunes avec quelques tranches d'écorce de citron verd confite, du sucre en poudre par dessus, couvrez d'une abaisse de même pâte, dorez d'un œuf battu & mettez cuire; quand elle est cuite, glacez-la à l'ordinaire, dressez-la dans un plat & servez chaudement,

CCCCIII.
PULMONAIRE,
Herbe aux Poumons, aux Pulmoniques, Herbe de Tar.

Pulmonaria officinalis, Linn.
Pulmonaria italorum ad buglossum accedens, Tour.

Ray dit que les Anglois mangent les feuilles de pulmonaire cuites dans les potages, les farces, & qu'ils appellent sauge de Jérusalem ou de Bethleem. Jean Bauhin rapporte aussi

aussi qu'on range cette plante au rang des légumes, & que les femmes en mettent les feuilles dans les bouillons & les omelettes.

CCCCIV.
PTEROTA.

En Afrique on mange comme poivres les capsules de pterota.

CCCCV.
PUTCHIMON, PITCHUMON,
PERSIMON.

Diospyros floribus dioicis, Clayton. *flor. Virg.*
Diospyros floribus utrinque concoloribus, Linn.

Les fruits de cet arbre sont semblables aux grenades; quand ils sont mûrs, ils sont aussi doux que le miel.

CCCCVI.
PYTA-HAIA.

C'est un arbre de la Californie, les habitans du pays sont fort friands de son fruit, qui est une espece de figue; on le dit antiscorbutique.

CCCCVII.

RAIFORT, RADIX, RAVE.

Raphanus major orbicularis, vel rotundus, Pin.

Raphanus sativus, Linn.

La rave n'est bonne à être mangée que crue avec le sel, c'est un légume dont tout le monde, généralement parlant, est empressé sur-tout au printems, & dont il se fait une consommation immense tant à Paris que dans les Provinces.

CCCCVIII.

RAIPONCE, CAMPANULE RAIPONCE.

Campanula rapunculus, Linn.
Campanula radice esculentâ, flore cæruleo, H. L. Bat.

On mange les feuilles & les racines de cette plante avant qu'elle ne donne ses tiges; c'est une salade d'hiver, on la mêle le plus souvent avec la doucette, on la mâche.

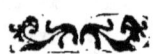

CCCCIX.
RAPETTE.

Asperugo procumbens, Linn.
Buglossum sylvestre, caulibus pro cum bentibus, Pin.

On dit que dans la Pouille, les Paysans mettent ses feuilles dans leur soupe.

CCCCX.
RENONCULE DOUCE DES PRÉS.

Ranunculus dulcis pratensis repens hirsutus, Pin.

Il y a des pays où l'on mêle les feuilles de cette plante dans les salades & autres alimens.

CCCCXI.
RAVE, LA VRAIE RAVE.

Rapa sativa rotunda radice candida, Pin.
Rapa sativa oblonga seu fœmina, Pin.
Brassica rapa, Linn.

Les raves servent dans les alimens, on les doit choisir tendres, bien nourries, d'un bon goût, ayant peu de feuilles & le navet long. Les Paysans d'Auvergne & du Limousin les mangent cuites sous la cendre; nous nous en servons quelquefois dans la soupe, à laquelle elles communiquent un très-bon goût.

CCCCXII.
REGLISSE.

Glycyrrhiza glabra, & germanica, radice repente, Tour.
Glycyrrhiza glabra, Linn.

Bien des Brasseurs mettent le suc tiré des racines de réglisse dans leur bierre.

CCCCXIII.
REINE DES PRÉS.

Ulmaria clusii, Tour.
Spiræa ulmaria, Linn.

Les feuilles tendres & les fleurs de cette plante mise dans le vin, la bierre ou l'hydromel, leur donnent une saveur & une odeur agréables, qui les font ressembler au vin de Crête, connu sous le nom de Malvoisie.

CCCCXIV.
RENOUÉE TRAINASSE,
Corrigiole, Centinode, Lieglane, Herbe a cent nœuds, Herbe a Cochons.

Polygonum aviculare, Linn.
Polygonum latifolium, Pin.

La graine de cette plante, quoique petite, étant très-abondante, pourroit remplacer celle de Sarrafin.

CCCCXV.
RIS, RYZ.

Oryza, Pin.
Oryſa sativa, Linn.

On se sert de la graine de riz en aliment, le meilleur riz est celui qui n'a pas l'odeur de poudre; celui qui nous vient de Piémont est moins blanc que celui de la Caroline, mais il est de meilleur goût & plus nourrissant. On pourroit faire de fort bon pain avec la farine de riz, il en tient même lieu dans les Indes, étant préparé de diverses manieres; non-seulement les habitans de ces Contrées en font des gâteaux & de la bouillie, mais ils en tirent encore une liqueur vineuſe qu'ils appellent *arak* ou *aracle*, & qu'ils chargent de sucre & de divers aromates; cette boisson les enyvre plus promptement que ne pourroit faire le vin le plus fort. On fait usage en France du riz, en le faisant cuire dans le bouillon, qu'il blanchit sans lui donner de mauvais goût; on en fait de la panade, de la bouillie, une espece de crême; quoique ce soit un bon aliment pour toutes sortes de poissons, il convient singulierement aux personnes épuisées. Les Turcs préparent avec le riz un mets, dont ils font continuellement usage & qu'ils appellent *pilau*; ils prennent du riz, & après l'avoir lavé plusieurs fois dans de l'eau, ils le font cuire avec du jus de viandes & l'assaisonnent avec du sel & du saffran; c'est ce mets qui est chez eux si vanté. Les Cuisiniers Chinois préparent avec de simples feves qui croissent dans leurs pays, ou qui leur viennent de *Chantong*, & avec de la farine qu'ils tirent de leurs riz & de leurs bleds, une infinité de mets tous différens les uns des autres à la vue & au goût. Dans l'Isle de Teneriffe on a le secret de faire un assez bon vin avec une espece particuliere de riz différent du commun; voici comme les Naturels s'y prennent pour faire ce vin, ils laissent tremper le riz dans l'eau, avec quelques ingrédiens qu'ils y jettent pendant vingt & quelquefois trente jours, ils le font cuire ensuite; quand il s'est liquefié au feu, il fermente aussi-tôt & se couvre d'une écume vaporeuse & assez semblable à celle de nos vins nouveaux; sous cette écume se trouve un vin très-pur, on le tire au clair & on le verse dans des vases de terre bien vernissés; de la lie qui reste, on fait une eau-de-vie qui n'est guères moins forte que la nôtre.

Le riz est encore la nourriture la plus ordinaire de Maduré; ceux qui sont à leur aise lui font un court-bouillon, ou bien une sauffe de viandes, de poisson ou de légumes; quelquefois ils le mangent avec des herbes cuites en forme d'épinars, ou bien avec une espece de petites feves qui se cuit comme nos feves d'haricots; mais tout cela s'apprête à l'Indienne, c'est-à-dire, fort mal, on le mange encore avec du lait, quelquefois on se contente d'y jetter un peu de beurre fondu; pour ce qui est des pauvres & des gens du commun, ils ne le mangent qu'avec quelques herbes cuites ou avec du petit lait, ou simplement avec un peu de sel. Dans le premier volume de nos *Secrets de la Nature & de l'Art*, nous avons rapporté plusieurs préparations de riz.

Potage au riz en gras.

1. Prenez une demi-livre de riz, épluchez & lavez à plusieurs eaux tiedes, faites blanchir & égoutter sur un tamis, faites cuire avec de bon bouillon & du lard à petit feu; quand il est cuit, mettez-y encore du bouillon & délayez bien, pour qu'il n'y ait point de grumeaux; remettez du

bouillon & du jus, pour qu'il soit de belle couleur & un peu clair.

Riz à la Chancelliere.

2. Choisissez le plus beau riz, épluchez & lavez dans plusieurs eaux tiedes, égouttez & faites sécher sur le feu; mouillez de lait pour le faire cuire, mettez ensuite une poignée de sucre sur un plat, versez-y votre riz qui ne doit pas être épais, mélangez bien; poudrez de sucre fin par dessus & de cannelle en poudre, faites prendre couleur au four ou avec la pelle.

Crême de Riz soufflée.

3. Prenez deux cuillerées de farine de riz, délayez-la petit à petit avec du lait ou de la crême, mouillez-la ensuite comme pour faire une bouillie, mettez-y du sucre & de la cannelle en bâtons, une écorce de citron verd, eau de fleurs d'orange, faites cuire une heure en la remuant toujours; passez à l'étamine & pressez fortement, mettez-y six blancs d'œufs fouettés, mêlez-bien le tout, versez-le dans un plat & mettez au four pour lui faire prendre couleur; glacez avec du sucre & la pelle rouge.

Riz au blanc ou gras.

4. Lavez & faites cuire avec de bon bouillon peu coloré & un morceau de lard; quand il est cuit, mettez-y du coulis blanc.

RIZ

Riz au caramel.

5. Faites crever avec un peu d'eau, mouillez de lait bouilli & chaud, mettez-y du sel & un peu de sucre; quand il est cuit un peu épais, mettez de l'eau dans un plat avec du sucre que vous ferez réduire au caramel; lorsqu'il sera de couleur de cannelle, versez-y votre riz pendant que le caramel est chaud, étendez le caramel dessus comme pour une crème brûlée.

Riz au lait.

6. Lavez-bien & faites crever à petit feu, mettez y ensuite du lait petit à petit jusqu'à ce qu'il soit cuit, ni trop clair, ni trop épais; assaisonnez de sel & de sucre.

Riz en maigre.

7. Préparez comme dessus; faites-le cuire dans du bouillon maigre, fait avec panais, carottes, oignons, racines de persil, choux, céleri, navets, eau de pois, sans qu'aucune racine ou légume domine, du beurre, jus d'oignons; faites cuire à petit feu pendant trois heures, assaisonnez de bon goût & servez ni trop clair, ni trop épais: si vous voulez le servir au blanc, au lieu de jus d'oignons, délayez six jaunes d'œufs dans du bouillon, faites lier sur le feu & mettez cette liaison chaude dans votre riz. Pour un chapon au riz, on fait cuire le riz dans le

bouillon du chapon, & on sert le chapon sur le riz.

CCCCXVI.

RONCE, RONCE NOIRE, RONCE DE HAYE, MURIER DE HAYE.

Rubus fruticosus, Linn.
Rubus vulgaris, sive rubus fructu nigro, Pin.

Les fruits de cet arbrisseau qu'on nomme murons ou mûres de hayes, ont un assez bon goût; on s'en sert en Provence pour rougir le vin muscat de Toulon.

CCCCXVII.

RONCE BLEU, PETITE RONCE.

Rubus cæsius, Linn.
Rubus repens fructu cæsio, Pin.

Les fruits de cette ronce qui sont bleus, sont plus agréables à manger, que ceux de la ronce ordinaire; c'est ce qu'on nomme des *caterives* dans quelques endroits.

CCCCXVIII.
ROQUETTE,
Roquette sauvage, Murquette.

Sisymbrium tenuifolium, Linn.
Sinapi erucæ folio, Pin.

Dans nos Provinces méridionales on se sert des feuilles de roquettes en guise de fournitures pour les salades; on choisit les plus tendres & l'extrémité des tiges, qu'on hache avec les autres fournitures.

CCCCXIX.
ROSEAU EN ARBRE DES INDES.

Arundo arborea indica, Rumph.

Rumphius en décrit de plusieurs espèces; les jets de celui que les Indiens nomment *robang*, tirés de terre, étant dépurés, macérés dans de l'eau tiede, coupés en petites tranches & cuits dans du jus gras de viandes, sont aussi bons que les choux; on les mange aussi en guise d'asperges. Les Indiens confisent ces jets après les avoir coupés par tranches dans du sel & du vinaigre, ils nomment cette confiture *atsjar*, elle excite l'appétit, & est très-salutaire dans les voyages de mer; les Hollandois en apportent beaucoup dans notre continent.

CCCCXX.
ROSE SAUVAGE.

Rosa sylvestris flore odorato incarnato, Pin.

Rosa caule aculeato, petiolis inermibus, calycibus semipinnatis, Linn.

Les calices de la rose sont astringens, on s'en sert cependant comme alimens avec les viandes; la pulpe de ce fruit cuite avec le sucre & réduite en gelée épaissie, est rafraîchissante, elle excite l'appétit, sur-tout si on la délaye avec un peu de vin.

CCCCXXI.
ROSEAU AROMATIQUE.

Acorus verus seu calamus aromaticus.

On mange la racine confite au sucre, & on la sert au dessert.

CCCCXXII.
ROTTANG.

Zalacca seu rottang zalack, Rumph.

Cet arbrisseau croît dans l'Isle de Baleya & dans la partie orientale de Java, la chair de son fruit est très-délicate, on le mange crud lorsqu'il est mûr, il est très-salutaire dans les voyages sur mer, c'est pour cela qu'on le confit dans la saumure; il y a encore une autre espece de rottang, qui vient dans plusieurs endroits des Indes, Rumphius le nomme *rottang acidum, seu rottang assam*. On mange le fruit de cette espece pour étancher la soif, & on le fait aussi cuire avec des poissons.

CCCCXXIII.
RHUE.

Rhuta hotensis latifolia, Pin.
Rhuta graveoleus, Linn.

On ne fait en France aucun usage de cette plante dans les alimens; mais en Italie on mange les jeunes pousses en salade, & même sans aucun assaisonnement, elle n'y a point l'âcreté & la mauvaise odeur qu'elle a ici.

CCCCXXIV.
ROSSOLIS, ROSÉE DU SOLEIL,
HERBE DE LA GOUTTE.

Drosera rotundifolia, Linn.
Ros solis folio rotundo, Pin.

Le rossolis étoit autrefois la base d'une liqueur fort agréable, qui a gardé son nom, quoiqu'il n'y en entre plus.

CCCCXXV.
SAFFRAN.

Crocus sativus, Pin. & Linn.

Les stigmates de saffran desséchés, servent aux habitans du Nord & de tous les Pays Bas, même de l'Allemagne, qui en font une grande consommation pour assaisonner leurs alimens & leur thé; on fait aussi usage du saffran en France dans les offices, on le fait entrer dans les crêmes, les pastilles, &c. & dans cette fameuse liqueur qu'on nomme Scuba. Voyez notre Manuel de *Chimie végétale & Pratique, à l'usage des Pharmaciens, Distillateurs & Parfumeurs.*

CCCCXXVI.
SALSIFIX D'ESPAGNE,
SCORSONERE.

Scorsonera latifolia sinuata, Pin.
Scorsonera hispanica, Linn.

La racine sert d'aliment en maigre depuis la Toussaint jusqu'à Pâques, mais c'est principalement dans le carême qu'on en fait usage; on l'assaisonne à la sauce blanche, ou on la frit avec une pâte comme les artichauts. Les bons Cuisiniers l'accommodent encore de plusieurs autres façons, & lui donnent différentes formes. On en fait aussi des entremets en gras qui sont fort estimés.

CCCCXXVII.
SALSIFIX, CERCIFI COMMUN.

Tragopogon purpureo cæruleum, porri folio quod artisi vulgo, Pin.
Tragopogon porri folium, Linn.

La racine de cette plante sert très-utilement pendant le carême & fait un aliment fort sain, on la mange apprêtée de la même façon que la scorsonere.

CCCCXXVIII.
SAGOU, SAGU,
LANDAN DES MOLUQUES.

Todda penna, H. Malab.
Saguerus & saguifera.

Le sagou est une pâte végétale, moëlleuse, alimentaire, qui se prépare avec la moëlle du landan des Moluques. Pour retirer cette moëlle, on coupe le palmier qui la fournit, en morceaux de sept pieds de longueur, à l'aide d'un instrument rond, appellé *nany*, & qui est fait de roseau de *bambou*. On arrache la moëlle, on la dépouille de ses enveloppes, on l'écrase & on la met dans un trou ou moule fait d'écorce d'arbres, qu'on appelle *coercerong*, & dont l'orifice est plus large d'un bout que de l'autre; on l'assujettit sur un tamis de crin, on agite fortement la pâte qui est dans le moule avec de l'eau, jusqu'à ce que cette eau soit devenue laiteuse; enfin on la retire & on fait passer cette bouillie ainsi préparée & délayée au travers des trous du tamis; on jette aux pourceaux les filandres qui restent sur la toile, c'est ce qu'on appelle *ella*, on met la colature dans un pot appellé *praauw*, afin que la farine se dépose: on décante l'eau, soit en inclinant le vase, soit au moyen d'un trou qu'on a ménagé exprès sur les côtés. On retire cette feuille très-blanche, très-fine, & on la fait dessécher par portions dans de petites corbeilles couvertes de feuillages. Cette pâte se nomme alors *sagumanta*; mais afin qu'elle se conserve dans les voyages de long cours, on est obligé de la passer & de la mouler avec des platines perforées, faites de terre cuite & appellées dans le pays *battu papoudi*. On les dessèche ensuite sur le feu, la pâte est alors en petits grains; par le moyen du feu elle s'est un peu gonflée & a pris extérieurement une petite couleur rousse, telle est la maniere de préparer le sagou en grains dans toutes les Isles Moluques, aux Manilles, aux Philippines, &c. On en forme aussi avec la pâte molle des pains mollets,

de

de demi-pied en quarré & d'un doigt d'épaisseur; on en attache en forme de chapelet, dix ou vingt ensemble, & on les vend ainsi par les rues des villes & fauxbourgs d'Amboine. Les habitans de cette Contrée font une espece de *poudingue* assez agréable pour les convalescens, avec cette pâte encore molle, mélangée de jus de poissons, de suc de limon & de quelques aromates; ils ont aussi l'art de la réduire en grains, & c'est-là la véritable préparation du sagou médicinal, qu'ils devroient vendre aux Européens. Bien des gens font usage du sagou dans la soupe, comme du riz, ou de l'orge, ou du vermicelle; il augmente considérablement de volume dans le bouillon, il devient transparent; cuit dans le lait & le sucre il forme un aliment assez agréable, mais bien peu nourrissant. Seba le recommande comme la premiere nourriture utile aux enfans; on tire aussi de l'arbre qui nous fournit cette pâte, une liqueur assez agréable.

CCCCXXIX.
SAGUER.

Saguerus seu gomatus, seu palma vinaria secunda.

C'est un arbre qui croît à Java, à Amboine & dans plusieurs endroits des Indes; on mange les noyaux de son fruit, mais jamais dans leur état de crudité. Les Chinois les affaisonnent avec du sucre, ils commencent d'abord par les brûler à une flamme légere, pour conserver la chair extérieure qui enveloppe la coque de ce noyau, & qui est toujours mortel aux hommes. La coque étant consumée, on purifie ces noyaux & on les fait macérer pendant quelques jours dans de l'eau de chaux, après quoi on les fait bouillir avec du sucre blanc, ce qui fait alors un mets excellent aussi agréable à la vue qu'à la bouche; mais si on en mange trop, ils chargent l'estomac & sont très-difficiles à digérer. On prépare avec le suc épaissi de cet arbre, sur-tout à Java & à Balega, un sucre noir, humide & impur; les Européens s'en servent pour sucrer la bierre.

CCCCXXX.
SET-SE.

C'est le meilleur fruit qu'on trouve à la Chine dans l'Isle de Tsong-Meng, dans la Province de Nauking; il est de la grosseur de nos pommes, sa peau est fine, unie & délicate, elle couvre une chair molle & rouge, dans laquelle se trouvent deux ou trois noyaux longs & applatis; ce fruit n'est mûr que vers le commencement de l'automne, il est agréable au goût, fort rafraîchissant & ne nuit point à la santé.

CCCCXXXI.
SAJOR.

Olus caloppoides, seu Sajor calappa, Rumph.

C'est un arbre qui vient dans presque toutes les Isles des Moluques; ses jeunes feuilles bouillies dans l'eau fournissent un potage doux & agréable, mais quand elles sont vieilles, elles ne valent plus rien pour cet usage. Les jeunes petioles de cet arbre, avant que les feuilles en soient développées, peuvent se manger en guise d'asperges; il y a une autre espece de sajor qui est surnommé *maceau*, ses feuilles cuites avec le suc de coco, donnent aussi un excellent potage qui est même très-délicat.

CCCCXXXII.
SALICOR.

Kali geniculatum majus, Pin.
Salicornia, Dod.

On met ses feuilles qui sont fort âcres dans les salades.

CCCCXXXIV.
SAMECKA, SAJA, COMMU.

Atunus seu atun. Rumph.

Cet arbre croît à Amboine, à Banda, à Celebe, le noyau de son fruit est de la grosseur d'un œuf de poule, quand il est encore jeune & à demi-mur, il est mol, plein de suc, comme la moëlle de la noix de *calappus* ou *coco*, mais cependant d'une saveur austere; quand ce noyau est mûr, il est dur & sec; aussi ne peut-on pas le manger crud à cause de la saveur astringente; mais il sert aux habitans pour préparer ce mets excellent, qu'ils nomment *gou-gou*, & qu'ils préparent avec des sardines ou d'autres petits poissons, tantôt cuits, tantôt cruds, avec le gingembre, l'ail, le poivre d'inde & le suc de limons, auxquels ils joignent des noyaux rapés d'atun. Ils servent ce mets sur les tables pour rappeller l'appétit; mais ces noyaux constipent si fort, qu'il ne faut les employer qu'avec prudence dans nos alimens.

CCCCXXXV.
SAPIN FAUX, ÉPICIA, PESSE, PECE, PIECE.

Abies tenuiore folio, fructu deorsum inflexo, Tour.
Pinus abies, Linn.

On fait avec l'épinette blanche, qui est une espece d'épicia du Canada, une boisson très saine, qui ne paroît point agréable la premiere fois qu'on en boit, mais qui le devient lorsqu'on en a usé quelque tems ; comme on peut faire cette liqueur avec notre épicia, & qu'en tout tems elle peut être à fort grand marché, en voici la recette.

Liqueur d'Epicia du Canada.

1. On met dans une chaudiere la quantité d'une barique d'eau, & on y jette un fagot de branches d'épinette rompues par morceaux ; ce fagot doit avoir environ vingt-un pouces de circonférence auprès du lien, on entretient l'eau bouillante jusqu'à ce que l'écorce se détache ; pendant cette cuisson on fait rôtir dans une poële un boisseau d'avoine & on fait griller douze ou quinze livres de pain coupé par tranches, on jette cela dans la liqueur, on lui fait faire quelques bouillons, on la décante ensuite & on y ajoute six pintes de melasse ou un gros de

syrop de sucre, ou à son défaut douze ou quinze livres de sucre crud; on entonne la liqueur dans une barrique qui ait contenu du vin rouge, ou si l'on veut la colorer, on y met cinq ou six pintes de vin rouge; on délaye dans cette liqueur une chopine de levure de bierre, & on la laisse ainsi fermenter; si on ferme le bondon, au bout de vingt-quatre heures l'épinette devient piquante comme le cidre, mais si on la veut boire plus douce, il ne faut la bondonner que quand elle a passé sa fermentation & avoir soin de la remplir deux fois par jour; cette liqueur est très-rafraîchissante & très-saine, lorsqu'on y est habitué on la boit avec beaucoup de plaisir sur-tout pendant l'été. M. Duhamel croit qu'on pourroit substituer le *genievre* à l'épinette de Canada.

CCCCXXXVI.

SARANNE, douce Plante.

Lilium flore atro rubente.
Matista sladka tran.

On fait dans la Sibérie, non-seulement avec cette plante, des confitures; mais on en tire encore une liqueur spiritueuse. Pour la faire on lie cette plante en paquets, on la laisse fermenter dans de l'eau bouillante, on y joint quelques fruits de prunellier ou d'airelle; il faut bien boucher le vase qu'on tient dans un lieu chaud, jusqu'à ce que la fermentation soit passée & ne fasse plus aucun bruit. La liqueur qu'on en obtient par une premiere distillation, est aussi forte que l'eau-de-vie; quatre-vingt livres de cette plante donnent vingt-cinq pintes de liqueurs fortes. On a observé que si l'on n'a pas retiré de la plante l'écorce avant la macération, elle cause le riz sardonique à ceux qui en boivent la liqueur distillée. M. Steller dit avoir vu des personnes, qui après en avoir bu la veille, s'enyvroient de nouveau en buvant un verre d'eau, ce qui est une chose bien singuliere.

CCCCXXXVII.
SARRASIN,
Bled Sarrasin, Bled noir.

Polygonum fagopyrum, Linn.
Polygonum vulgare erectum, Tour.

Dans plusieurs Provinces de France, on mêle la graine de cette plante avec les grains de bleds; dans quelques-autres pays on en fait sans ce mélange une espece de pain passable, quoique noir, mais il vaut mieux en faire du brouet comme en Tourraine; les gâteaux & la bouillie que l'on fait avec la farine de cette graine, donnent néanmoins une nourriture qui n'est pas malfaisante. On cultive dans la Sibérie septentrionale & en Russie, une autre espece de sarrasin, connu en Botanique sous le nom d'*Helxine Sibirica*, Linn. *Fagopyrum erectum fructu ex calice eminente serrato*. Hall. Enum. Plant. Les habitans de ces pays s'en servent pour faire du pain, des bouillies & différentes pâtes.

CCCCXXXVIII.
SARRASIN GRIMPANT.

Polygonum convolvulus, Linn.
Convolvulus minor semine triangulo, Pin.

La graine de cette plante peut servir au même usage que celle du sarrasin ordinaire.

CCCCXXXIX.
SARRIETTE.

Satureia sativa, Pin.
Satureia hortensis, Linn.

Le principal mérite de cette plante dans la cuisine, est de relever le goût des feves de marais, avec lesquelles elle s'allie fort bien; elle entre aussi quelquefois dans certaines sausses qui demandent les herbes fortes. Les Allemands la mettent dans leurs choux confits qu'ils appellent *saud-kraudt*, ils prétendent qu'elle sert à conserver ces choux plus long-tems.

CCCCXL.
SAUGE.

Salvia minor aurita & non aurita, Pin.
Salvia officinalis, Linn.

Les Chinois aiment tant la sauge, qu'ils s'étonnent comment les Européens viennent chercher le thé dans leurs pays, pendant qu'ils ont chez eux une plante excellente & qui réellement lui est préférable; ils donnent trois caisses de thé verd en échange pour une caisse de sauge, ils la prennent en infusion théiforme.

CCCCXLI.
SCEAU DE NOTRE DAME,
Tamier, Racine de Femmes battues, Racine Vierge, Goulevrée noire.

Tamus communis, Linn.
Bryonia lævis seu nigra racemosa, Pin.

On mange les jeunes pousses de cette plante en Normandie.

CCCCXLII.

SCEAU DE SALOMON,

Genouillet, Signet de Salomon, Herbe de la Rupture.

Convallaria polygonatum, Linn.
Polygonatum latifolium. flore majore odoro, Pin.

A Constantinople on mange ses pousses comme des asperges; dans le Nord on fait du pain avec ses racines.

CCCCXLIII.

SEBESTES.

Pruna sebestina.

On nous apporte ces fruits secs de la Syrie & de l'Egypte; on s'en sert plus comme médicament, que comme aliment.

CCCCXLIV.

SEIGLE.

Secale cereale, Linn.
Secale hybernum vel majus, Pin.

On distingue ordinairement deux variétés de seigle, savoir le grand ou seigle d'hiver,

SEN

& le petit ou seigle de Mars; l'un & l'autre font partie des grands bleds, on les cultive souvent mêlés avec le froment ou le bled tramois, ce qui s'appelle pour lors bled meteil ou simplement meteil; leur farine seule fait un très-bon pain, les Paysans sont dans l'usage de la mêler avec celle du froment. Quelques personnes usent du seigle rôti en guise de caffé, quoiqu'il n'en ait pas le goût; le son de seigle a les usages de celui de froment.

CCCCXLV.
SENEVE, MOUTARDE.

Sinapis nigra, Linn.
Sinapi rapi folio, Pin.

La graine de cette plante broyée & délayée dans du vinaigre ou dans de l'eau, compose la moutarde que l'on sert sur nos tables; elle change de goût & de nom, suivant ce que le Vinaigrier y ajoute.

CCCCXLVI.
SERPOLET, SERPOLET CITRONNÉ, THYM, MYRTHE.

Thymus serpillum, Linn.
Serpillum vulgare minus, Pin.

Le serpolet fait, à ce qu'on dit, cailler le lait.

CCCCXLVII.
SETUL, SECUL, FETUL.

Sandoricum, *Sandori*, *Sattul*, Rumph.

Cet arbre vient à Java & à Benda, on mange son fruit cruds dans les desserts, par son agréable acidité, il rend les autres mets, sur-tout ceux qui sont secs, très-délicats; on le cuit aussi avec les poissons & on en use en guise de limons; avant que ce fruit jaunisse, on le confit au sucre. Les Macassarensiens coupent le fruit avant sa maturité en plusieurs tranches; ils passent un fil à travers & ils le font sécher au soleil ou à la fumée, & quand ils voyagent sur mer, ils l'emportent avec eux pour s'en servir au lieu de limons & pour faire cuire leurs poissons.

CCCCXLVIII.
SILPHIUM.

C'est une racine fort estimée dans l'Afrique orientale, par l'usage qu'on en fait dans les ragoûts; quelques-uns croyent que c'est la même dont les anciens tiroient un suc, qu'ils regardoient comme si précieux, qu'ils déposoient dans le trésor public tout ce qu'ils en pouvoient acquérir, ils l'appelloient *gomme de Cyrène*; bien des personnes prétendent que ce n'étoit autre chose que l'assa-fœtida, on sait que la mauvaise odeur & saveur que nous y trouvons passent pour être exquises en Perse & dans tout l'Orient. Les Romains aimoient aussi les ragoûts où il en entroit.

CCCCXLIX.
SLANZA.

Nux Slanza Krascheninnikow.

C'est un espece de cédre, quoique les noyaux en soient cependant plus petits; les Kamtschadaliens les mangent avec leur envelope, mais ces noyaux resserrent un peu trop; on les vante comme un excellent remede contre le scorbut.

CCCCL.
SOUN.

Soccus lanosus, seu soccus cappos; Rumph.

C'est un arbre qui croît à Java, son fruit mûrit presque pendant toute l'année & n'a aucune saveur; on ne peut pas le manger crud, mais on le fait griller ou on le prépare d'autre maniere, il est pour lors aussi bon que les têtes d'artichauts, & fournit une nourriture copieuse propre à remplir l'estomac, c'est pourquoi il convient très-bien aux ouvriers; plusieurs sechent la moëlle de ce fruit & la mangent en guise de pain.

CCCCLI.
SOCCUM, GOMA.

Soccus granosus, Rumph.

C'est un arbre qui croît dans les Indes orientales, on mange rarement la partie charnue de son fruit; mais le Peuple se nourrit très-bien de ses noyaux qui rassasient beaucoup, ils ont une qualité seche & astringente semblables aux châtaignes; ils fournissent une nourriture solide aux ouvriers, mais ils ne conviennent pas aux personnes délicates, ils sont pour eux trop pesans sur l'estomac & ils engendrent des vents; ces noyaux étant grillés, se mangent le plus souvent par dessus le thé.

CCCCLII.
SORBIER DES OISELEURS
ET SORBIER DOMESTIQUE.

Sorbus sylvestris, seu fraxinus aucuparia, seu ornus - mespilus apii foliis sylvestris non spinosa, Pin.
Sorbus sativa seu ovata.

On ne peut pas manger le fruit de ces

deux especes qu'ils ne soient mols, mais ils commencent pour lors à entrer en putréfaction; les plus délicats & les plus salutaires sont ceux qu'on macere & qu'on conserve dans l'eau miellée.

CCCCLIII.
SOUCHET MARITIME.

Cyperus rotundus inodorus anglicus.
Scirpus maritimus, Linn.

La racine de cette plante peut donner une farine propre à faire du pain.

CCCCLIV.
SOUCHET ROND.

Cyperus rotundus, Dod.
Cyperus esculentus, Linn.

Les habitans de Verone & de Venise, mangent les racines de cette plante cuites, lorsqu'elles sont encore crues; ils en expriment un suc qui est très-doux & très-agréable, après avoir enlevé de dessus ces racines la pellicule. Rumphius en parlant du souchet qui vient dans l'Isle de Ceylan, dit que ses racines sont bulbeuses, fibreuses, dures intérieurement, en forme de gland de terre, d'une saveur assez fade, qui devient très-agréable & douce, même avec un léger dégré d'aſtriction lorſqu'elles ſont ſeches; on nettoye ces bulbes de leurs petites fibres & on les fait un peu bouillir dans l'eau, rarement les mange-t-on crues. On les fait auſſi ſécher pour la plus grande partie, & quand on les veut manger, on commence par les faire macérer pendant une heure dans l'eau, enſuite on les fait cuire.

CCCCLV.
SOUCY, GAUCHET.

Calendula officinalis, Linn.
Caltha vulgaris, Pin.

Les fleurs de cette plante ſervent à colorer le beurre.

CCCCLVI.
SOUCY D'EAU OU DE MARAIS,
POPULAGE.

Caltha paluſtris, Linn.
Caltha paluſtris flore ſymplici, Pin.

Les boutons des fleurs de cette plante peuvent ſervir comme les câpres ſuivant Linneus.

CCCCLVII.

CCCCLVII.
SUCU.

Son fruit a le goût, la figure & la couleur de nos pommes de calville, on le seche comme nos figues, afin de le conserver toute l'année; c'est un très-bon manger.

CCCCLVIII.
SUMACH.

Rhus folio ulmi, Pin.
Rhus coriaria, Linn.

On employoit autrefois le fruit de sumach dans les cuisines pour assaisonner les viandes; cela se pratique même encore chez les Turcs.

CCCCLIX.
SUREAU, SUIN, SEUR, SEU, SOGNON.

Sambucus nigra, Linn.
Sambucus fructu in umbella nigro, Pin.

Les fleurs de sureau infusées dans le vinaigre, lui procurent du parfum. Etmuller dit que les Cabaretiers Allemands les employent comme celles de l'orvale, pour falfifier leurs vins; elles donnent aussi aux pommes le goût de muscat.

CCCCLX.

TACCA, espece de Dracunculus.

Tacca Rumph. dracontii seu dracumuli species.

On cultive cette plante à Cerama & à Banda; on fait avec sa racine une espece de pain qui l'emporte par le goût sur celui de sagou, s'il est bien fait. La racine de tacca sauvage est plus âcre, aussi ne s'en sert-on qu'après l'avoir raclé & macéré dans l'eau, & elle a une odeur forte.

CCCCLXI.

TAMARINIER.

Tamarindus indica, Linn.
Siliqua arabica, quæ Tamarindus, Pin.

Belon dit que lorsque les Turcs & les Arabes sont sur le point de faire un long voyage pendant l'été, ils font provision de tamarins pour se désaltérer; ils font confire dans le sucre ou dans le miel des gousses de tamarins, soit vertes, soit mûres, pour les emporter avec eux lorsqu'ils voyagent dans les déserts de l'Arabie. Les Marins se servent aussi de cette confiture. L'acide du tamarin, lorsqu'on l'étend dans beaucoup d'eau, donne une limonade beaucoup plus délicate & plus agréable que celle de limon.

CCCCLXII.

TANAISIE, HERBE AUX VERS, HERBE SAINTE MARIE.

Tanacetum vulgare, Linn.
Tanacetum vulgare luteum, Pin.

Les Suédois font entrer les feuilles de tanaisie dans leurs ragoûts, comme un assaisonnement, ainsi que le rapporte Linneus ; dans quelques pays on fait vers le tems de Pâques des gâteaux où l'on fait entrer le suc & les jeunes feuilles de cette plante; on s'en sert, disent les continuateurs de la Matiere Médicale de Geoffroy, pour fortifier l'estomac & dissiper les vents que les alimens du carême engendrent ordinairement.

CCCCLXIII.

TAPANAVA.

Les bayes de cet arbre se mangent comme les fraises.

CCCCLXIV.

TAPIA, TAPIN, arbre des Indes.

Nürvala, Rhud.
Cratava tepia, Linn.

Les fruits de cet arbre sont bons à manger & d'un goût doux.

CCCCLXV.
TATAUBA.

C'est un arbre du Bresil, son fruit se mange au sucre & au vin, & fait les délices du pays.

CCCCLXVI.
TAGOUE.

C'est un chou caraïbe de la Cayenne, on fait avec sa racine de la bouillie; on la met aussi au défaut de navets ou d'autres légumes dans la soupe, à laquelle, dit M. de Préfontaine, elle donne un bon gout.

CCCCLXVII.
TEREGAM.

C'est un figuier de Malabar; sa racine broyée dans du vinaigre, préparée avec du cacao, & prise le matin à jeun, passe pour rafraîchissante.

CCCCLXVIII.
TEXOETLI.

Arbor Texœtlifera Mexicana.

Les Mexicains laissent mûrir entiérement les fruits de cet arbre, après quoi ils les arrosent de nitre pour les conserver; on assure que plus ces fruits ont une saveur désagréable pour les Européens, plus ils sont du goût des habitans du pays.

CCCCLXIX.
TERRE MERITE,
SAFFRAN DES INDES; SOUCHET DES INDES.

Terra merita.
Cucurma radice longâ & rotundâ.

Les Orientaux employent les racines de cette plante comme un bon assaisonnement dans leurs ris & dans tous leurs mets.

CCCCLXX.

TERRE NOIX, JARNOTTE,

Suron, Churle, Chataigne de Terre.

Bunium bulbocastanum, Linn.
Bulbocastanum majus folio apii, Pin.

Les graines de cette plante étoient autrefois d'usage pour assaisonner le pain comme celles du carvi; sa racine se mange en plusieurs Provinces, cuite sous la cendre, même crue. Les Economistes modernes prétendent que cette racine pourroit remplacer le bled dans les années de disette pour faire du pain

CCCCLXXI.
THÉ DE LA CHINE.

Chaa, Pin.
Thea bohea, Linn.
Thea viridis, Linn.

Le thé est devenu d'un usage très familier en Europe; trois ans après que le thé est semé, il se trouve assez fort pour en pouvoir tirer profit. Vers les mois d'Avril ou de Mai de la quatrieme année commençante, les meres de famille, les enfans & les servantes cueillent les nouvelles feuilles qui viennent de paroître, lorsque le tems est sec, à toutes les heures du jour, & sur-tout lorsque la chaleur est la plus grande; sur le soir elles les emportent chez elles dans un panier, ensuite elles les mettent toutes sur une platine de fer poli & chaude; elles les retournent continuellement avec la main jusqu'à ce qu'elles se fanent, elles les placent ensuite sur des nattes ou sur du papier, & elles les éventent pour les refroidir; après cela elles les froissent dans des corbeilles plates, faites de roseaux d'inde, jusqu'à ce qu'elles se rident d'avantage; elles les remettent de nouveau sur une platine de fer nette & modérément chaude, elles les retournent continuellement, comme auparavant avec les mains, jusqu'à ce qu'elles soient médiocrement dures, elles les retirent & les refroidissent en faisant du vent, elles les retournent encore une troisieme & quatrieme fois sur la platine de fer en diminuant la chaleur par degré, afin qu'elles deviennent plus seches & plus dures; enfin elles les renferment & les conservent dans des bouteilles de verre bien bouchées; après les avoir gardées pendant six jours environ dans ces bouteilles, elles les en retirent & les trient, en séparant les plus petites parties, & les plus tendres, de celles qui sont les plus grandes & les plus dures; elles les sechent une cinquieme fois sur la platine de fer, pour une plus grande sûreté, & alors elles peuvent se conserver un

R r iv

grand nombre d'années si on les renferme exactement.

On apporte plus de soin & plus d'attention pour le thé de l'Empereur & des grands Seigneurs; on fait un choix scrupuleux de ses feuilles dans la saison convenable; on cueille les premieres qui paroissent au sommet des plus petits rameaux, on les réserve pour ceux qui ont le moyen de les acheter à grand prix, les autres feuilles sont d'un prix médiocre, on les seche toutes à l'ombre & on les garde sous le nom de thé impérial. Parmi ces feuilles on retire encore celles qui sont plus petites, car le prix varie selon leur grandeur; plus elles sont grandes, plus elles sont cheres.

On donne encore à ce thé le nom de *thé mandarin*, & de *thé bourguemestre*, selon son odeur, sa couleur & la grandeur des feuilles. On prétend que le thé des Courtisannes orientales n'est composé que de la fleur de l'arbuste à thé.

Le thé verd des boutiques est en feuilles longuettes plus fortement roulées, tirant sur le verd; quand elles sont nouvellement préparées, leur infusion est claire & verte, d'une saveur agréable, d'une odeur d'iris ou de violette; mais les Chinois prétendent qu'elle ne lui est point naturelle. Ce thé est légèrement astringent, le sucre que nous y mettons en corrige l'âcreté; mais à la Chine, l'usage est de le boire pur.

Le *thé bohé* ou le *thé bout* est roux ou noirâtre, la feuille en est petite, arrondie, ou très-roulée, elle donne à l'eau une couleur jaunâtre, elle a peu d'âcreté, elle a le goût & l'odeur de thé verd; celui-ci se prend volontiers à l'eau, & le thé bout au lait.

Il y a une Province à la Chine & à Siam, où l'on expose les feuilles de thé nouvellement cueillies à la vapeur de l'eau bouillante, afin de les amollir; on les étale ensuite sur des plaques de cuivre, sous lesquelles on entretient du feu; ces feuilles en se séchant, acquierent une couleur brune & se roulent d'elles-mêmes. Les feuilles du thé sont d'autant meilleures, qu'elles forment une boisson plus douce. En France les Paysans, le commun du Peuple & même beaucoup d'autres Particuliers sont dans l'usage de faire bouillir les feuilles de thé; mais cette méthode est mauvaise. En Angleterre, en Hollande, dans tout le Pays-Bas; en Allemagne & dans tout le Nord, on verse de l'eau bouillante sur le thé & à diverses reprises, jusqu'à ce qu'on en ait retiré toute la teinture, on les jette ensuite & on en met aussi-tôt de nouvelles; si la premiere teinture est trop chargée, on la coupe avec de l'eau chaude pour en tempérer l'amertume & la rendre plus agréable. On suit en cela la méthode des Chinois, qui ont, ainsi que les Hollandois, des theyeres & des fourneaux faits exprès; ces derniers, en buvant cette teinture, tiennent du sucre candi dans leur bouche. Les Japonnois pilent, ou plûtôt font moudre leur tahia ou thé en une poudre fine, par le moyen d'une meule d'ophite; ils mettent avec de petites cuilliers cette poudre verdâtre & qui a une assez bonne odeur dans leurs tasses; ils versent dessus de l'eau bouillante avec un petit seau fait exprès, ils agitent ensuite cette poudre avec des petits pinceaux de roseaux Indiens découpés avec art, jusqu'à ce qu'il s'éleve de l'écume; ils prennent ainsi cette liqueur sans sucre: leur thé, qu'ils appellent *chea*, a les feuilles petites, d'un verd jaune, mais d'une odeur & d'une saveur agréable; on lui donne le nom de *fleurs de thé*. On fait une grande consommation dans le Pérou, l'Espagne, d'une espece de thé qui vient du Paraguai, qu'on appelle pour cette raison *thé* ou herbe du Paraguai, ou *matté*.

CCCCLXXII.
THÉ DU PARAGUAY.

C'est un arbre qui croît sur les montagnes de *Maracayu*, à deux cens lieues des Peuplades du Paraguai. Les Indiens en usent pour leurs boissons, & ils en font encore un commerce considérable.

CCCCLXXIII.
THYM.

Thymus vulgaris folio tenuiore, Pin.
Thymus vulgaris, Linn.

On employe le thym en aliment avec les autres herbes fines, pour relever la saveur des viandes & du poisson, sur-tout des courts bouillons; Il n'a d'autre utilité.

CCCCLXXIV.
TILLEUL, TILLOT.

Tilia Europæa, Linn.
Tilia fæmina flore majore, Pin.

Le tilleul répand une seve abondante, lorsqu'on lui fait des incisions; on pourroit par des ebulitions & des clarifications répétées, en faire une espece de sucre.

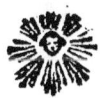

CCCCLXXV.
TOPINAMBOUR,
Pomme de Terre.

Corona solis parvo flore, radice tuberosa, Tour.

Helianthemus tuberosus, Linn.

Son fruit qui est sa racine, se mange à la sauffe blanche, après avoir été cuit dans l'eau; d'autres le fricassent au beurre avec l'oignon, son goût approche assez de l'artichaut ou du Salsifix, mais il est molasse & pâteux, il se conserve tout l'hiver jusqu'à Pâques.

CCCCLXXVI.
TOURNESOL.

Corona solis vulgaris.

Les jets & les jeunes tiges de cette plante bouillies dans de l'eau & cuits ensuite dans du vin avec du beurre, du sel & du macis, fournissent une nourriture très-délicate; on les prépare comme les asperges.

CCCCLXXVII.
TRAPA.

On mange communément les amandes du trapa.

CCCCLXXVIII.
TREFLE D'EAU, MENYANTHE.

Menyanthes trifoliata, Linn.
Trifolium palustre, Pin.

Les racines de trefle d'eau, au rapport de Linneus, ont quelquefois fournis du pain aux habitans du Nord qui se trouvoient pressés par la faim.

CCCCLXXIX.
TREFLE DES PRÉS A FLEURS ROUGES.

Trifolium palustre purpureum vulgare. Pin.

Les enfans de la Suede mangent avidement les fleurs de ce trefle.

CCCCLXXX.

PETIT TREFLE DES CHAMPS, PIED DE LIEVRE.

Trifolium arvense humile spicatum sive lagopus, Tour.
Trifolium arvense, Linn.

L'Emery dit que la graine de cette plante mêlée parmi le bled & écrasée au moulin, rend le pain rougeâtre, aussi les Paysans, ajoute-t-il, rejettent le bled dans lequel ils remarquent cette graine, & ce bled est d'un tiers à meilleur prix aux marchés ; cette plante étoit autrefois très-rare en France, il n'y a environ que cent soixante ans qu'elle y est devenue commune. Comme la farine de la graine mêlée avec celle de froment, donne un pain couleur de rose ou de chair, cela a presqu'anciennement occasionné des révoltes à Paris, le Peuple s'imaginant que les Boulangers avoient mis du sang dans le pain.

CCCCLXXXI.

TRIQUE, TRIQUEMADAME,
Trippe Madame, petite Joubarbe.

Sedum rupestre, Linn.
Sedum repens rupestre, foliis compressis, Dill.

En Suede on mange cette joubarbe cuite; à Paris quelques personnes en mettent dans les salades.

CCCCLXXXII.

TRIQUEBLANCHE,
Triquemadame, Trippe Madame, Passette de Rat, Tête de Souris.

Sedum album, Linn.
Sedum minus teretifolium album, Pin.

On mange dans les salades les feuilles de cette plante.

CCCCLXXXIII.

TRUFFES.

Lycoperdum tuber, Linn.
Tuber. Matt. Dios.

On les mange cuites, seules ou dans les

ragoûts, les biques, &c. Le terfez est une truffe d'Affrique, on le fait cuire sous les cendres ou bouillir dans l'eau; on en fait aussi de la bouillie, elle est fort nourrissante, son goût approche de celui de la chair.

Truffes à la braise.

1. Lavez-les & les nettoyez bien, essuyez les, mettez des bardes de lard sur du papier, bien assaisonnées, mettez-y les truffes, assaisonnez dessus comme dessous, couvrez de tranches de jambons & de bardes de lard, pliez le tout en plusieurs papiers, mettez cuire sous la cendre avec un peu de feu dessus, dressez-les ensuite chaudement sur une serviette bien pliée; on les sert aussi cuites sous la cendre sans apprêt.

Ragoût de Truffes en gras.

2. Pelez des truffes & les coupez par tranches, passez-les avec du beurre le plus fin, mouillez de bouillon, & ensuite d'un blond de veau, assaisonnez, dégraissez & servez pour entremets.

Ragoût de Truffes en maigre.

3. Apprêtez de même, mouillez de bouillon de poisson, faites mitonner avec bouquet, sel & gros poivre, liez d'un coulis d'écrevisse & servez.

Truffes

Truffes à la Perigord.

4. Nettoyez-les, mettez-les cuire avec sel & une bouteille de vin de Champagne pendant un quart-d'heure, & servez.

Truffes à la Lyonnoise.

5. Pelez & coupez en tranches des truffes & champignons, passez avec beurre, bouquet de persil, ail, trois clous, thym, laurier, basilic, mouillez d'un verre de vin de Champagne, coulis, sel, & gros poivre; faites cuire à petit feu & servez garni de croûtons frits.

Potage aux Truffes.

6. Pelez les & les coupez par tranches, mettez dans une marmite, avec jus de veau, faites cuire à petit feu; étant cuites, mettez-y un coulis clair de perdrix, mitonnez des croûtes, mettez au milieu un pain de profiteroles farci; jettez le ragoût par dessus & servez chaudement.

Potage de croûtes aux Truffes.

7. Faites cuire des truffes comme dessus, liez d'un coulis clair de veau & jambon, mitonnez des croûtes de jus de veau, faites un cordon de tranches de truffes, jettez dessus le ragoût & le jus.

Pain aux Truffes.

8. Ayez un pain farci & frit, pelez & coupez des truffes par tranches, faites cuire à petit feu avec du jus de veau, liez d'un coulis de veau & jambon, faites-y mitonner le pain, dressez-le ensuite & jettez le ragoût dessus.

Truffes au court bouillon.

9. Nettoyez & les mettez dans une marmite avec sel & poivre, oignons piqués de clous, lauriers, ciboules & vin blanc; faites cuire, essuyez & les dressez sur une serviette pliée.

Truffes vertes à l'Italienne.

10. Nettoyez & les coupez en tranches, passez avec beurre, huile, persil & ciboules hachées avec un verre ou deux de vin blanc, sel & poivre concassé; faites cuire un quart d'heure en dégraissant l'huile, finissez à courte sausse.

Truffes au Jambon.

11. Pelez des truffes, mettez-les dans une casserole cuire avec du jus de veau, faites un saingaraz, liez-le d'un coulis de veau & de jambon, dressez les truffes & jettez dessus votre saingaraz.

Truffes en surprise.

12. Prenez six truffes des plus belles; étant nettoyées, vuidez-les sans intéresser la peau, faites cuire avec croûtes, ris de veau, six pigeons à la cuillier; mettez chaque pigeon dans une truffe avec du ragoût, couvrez la truffe du morceau, dorez, servez avec une essence claire & jus de citron.

Truffes au vin de Champagne.

13. Pelez de grosses truffes, faites une braise, mettez-les-y mouillées de vin de Champagne & faites cuire à très-petit feu, écumez, mouillez de coulis & faites réduire aux deux tiers; retirez & les servez avec une sauffe au vin de Champagne, ou vous les laissez un peu mitonner & dégraisser avant de servir.

Truffes en serviette.

14. Nettoyez de grosses truffes à l'eau tiede, faites-les cuire avec bouillon, vin blanc, bouquet, clous, racines, oignons, sel & poivre; étant cuites, servez dans une serviette.

CCCCLXXXIV.
TULIPPE.

Tulipa.

M. Adanson dit que dans quelques pays on fait cas de la bulbe de tulippe pour alimens.

CCCCLXXXV.
VANHOM.

C'est une espece de cucurma qui croît au Japon; les feuilles passent pour potageres.

CCCCLXXXVI.
VANILLE.

Vanilla, meriam.
Epidendrum vanilla, Linn.

La gousse de cette plante est d'une odeur très-suave & très-aromatique, on en fait usage dans la préparation du chocolat; on peut par le moyen de l'esprit de vin, extraire toute la partie résineuse odorante de la vanille. Quelques cuillerées de cette essence donnent aux liqueurs spiritueuses une odeur & une saveur des plus agréables. Les Indiens nomment *anis arack*, la liqueur d'anis aromatisée de vanille; en général ils donnent l'épithete d'arack à toutes les pâtes sucrées ou autres préparations dans lesquelles ils font entrer la vanille.

CCCCLXXXVII.
VENCA.

C'est un arbre de la Chine, les fruits sont assez semblables pour la saveur aux raisins; on en exprime le suc, dont on fait une liqueur fort estimée dans le pays.

CCCCLXXXVIII.
VENTACA.

Arbor cucurbitifera, Raii.

C'est un arbre des Indes orientales, on confit son fruit mûr ou verd, au sucre ou au vinaigre, & on en mange avec plaisir.

CCCCLXXXIX.
VIGNE.

Vitis vinifera, Linn. & Pin.

Le raisin qui est le fruit de cette plante, est très-bon à manger mûr ou sec, il entre dans le raisiné & sert à faire le vin; tout le monde sait que c'est la meilleure de toutes les boissons de l'Europe, qu'il sert dans les cuisines pour les courts bouillons & pour plusieurs autres sausses; que changé en vinaigre il entre en plusieurs ragoûts, sert à assaisonner les salades & à confire les cornichons, que distillé en eau-de-vie ou en esprit de vin, il devient la base de tous les ratafias & sert à une infinité d'usage dans les offices; les feuilles de vigne servent à envelopper les cailles & les pigeonnaux qu'on fait rôtir. C'est à la culture ou plûtôt au hasard, que nous devons le verjus, le chasselas & les autres variétés cultivés.

Le durchal est une espece de liqueur vineuse dont on use en Perse, elle ressemble à du syrop & elle en a la consistence, on la fait avec du mout de vin; quelquefois on l'évapore jusqu'à siccité, afin d'en rendre le transport plus facile; & quand on veut en faire usage, il suffit d'en dissoudre un peu dans de l'eau mêlée avec un peu de vinaigre; alors on a une boisson qui est, dit-on, très-propre à appaiser la soif, & sur-tout très-commode dans un pays où l'usage du vin est défendu.

Le vin de malvoisie nous vient de l'Isle de Teneriffe, il est fait avec un raisin singulier, qui porte le même nom; on cueille en Octobre ses grapes avec attention, & on ne prend que celles qui sont parfaitement mûres pour les porter au pressoir; quand le vin est tiré, on y mêle de la chaux vive, afin qu'il se conserve lorsqu'on le transporte dans les divers climats du monde. Dans notre *Dictionnaire des Plantes de la France*, nous avons donnés les différentes méthodes de faire le vin dans ce Royaume, & dans notre *Chymie Champêtre & Végétale*, nous rapportons toutes les différentes liqueurs & ratafias qu'on peut faire avec l'eau-de-vie.

CCCCLXXXX.
VIOLETTES, VIOLIER.

Viola odorata, Linn.
Viola martia purpurea, flore simplici odoro, Pin.

On fait avec les fleurs de violette une conserve, elles servent dans les offices à colorer les crèmes & le beurre à la violette.

Bouquet de Violettes.

1. Prenez de la belle violette avec leurs queues, mettez-en quatre ou cinq ensemble, que vous attacherez avec un peu de fil; trempez-les par tout dans un sucre cuit au petit lissé & à demi froid; vous les mettrez à mesure égoutter sur un tamis, ensuite vous les poudrerez par tout avec du sucre très-fin; soufflez dessus pour qu'il ne reste pas trop de sucre, mettez les sur un autre tamis, & que les fleurs y soient placées de façon qu'elles restent bien épanouies; mettez-les sécher à l'étuve pour les serrer ensuite dans

des boîtes garnies de papier blanc, dans un endroit sec.

Candi de Violettes.

2. Ayez de la belle violette épluchée, faites cuire du sucre à la plume, versez-le dans les moules à candi; lorsqu'il sera à moitié froid, mettez-y la violette que vous enfoncez légérement & également avec une fourchette; mettez par dessus une grille à candi, faite pour le moule; vous l'appuyez en mettant un poids de deux livres & qui soit propre; mettez le moule à l'étuve que vous ouvrirez le moins que vous pourrez; entretenez l'étuve du feu le plus également qu'il vous sera possible; pour connoître si votre candi est bien, il faut mettre quatre petits bâtons blancs secs aux quatre coins du moule que vous enfoncez jusqu'au fond pour essai, vous les retirez doucement lorsque vous croyez que le candi est fait, vous verrez si les bâtons font les diamans dessus & également, vous égoutterez alors votre candi, en penchant le moule par le coin que vous laissez égoutter pendant deux heures, vous renversez ensuite sur le moule une feuille de papier blanc un peu forte & également.

Fleurs de Violettes confites.

3. Il ne faut ôter que les trois quarts des queues de violettes, & laisser la fleur en-

tiere, vous les mettrez enfuite fans les laver dans un fucre clarifié & cuit au grand liffé; laiffez-les refroidir dans le fucre jufqu'au lendemain, que vous leur donnez une douzaine de bouillons jufqu'à ce que le fucre foit cuit à la petite plume; laiffez refroidir votre confiture pour la dreffer dans les pots. Si vous voulez confire de la violette fans être par bouquets, épluchez-en les feuilles que vous laifferez entieres, & obfervez la même façon.

Gâteau de Violettes.

4°. Il faut former un moule de papier un peu élevé, de la grandeur que vous voulez faire votre gâteau; épluchez de la violette, pefez-en une demi-livre, que vous mettez dans une livre de fucre cuit à la grande plume; travaillez-la promptement fur le feu avec une fpatule; quand le tout commence à monter & que vous êtes prêt à le verfer dans le moule, ajoutez-y un peu de blanc d'œuf battu avec du fucre en poudre, qui ne foit pas trop liquide & que vous avez tout prêt, ce qui fera monter le gâteau, verfez-le promptement dans le moule & tenez deffus le cul de la poêle chaud à une certaine diftance, ce qui fera encore monter le gâteau.

Pâte de Violettes.

5°. Prenez une livre de violettes épluchez, pilez-la dans un mortier, & mettez-y une goûte ou deux de jus de citron en la pilant, mettez-la dans un plat & joignez-y deux ou trois cuillerées de marmelade de pommes; faites cuire du sucre à la plume, & mettez en dans votre marmelade la quantité qu'il en faut, en la délayant doucement avec une cuillier; faites-la frémir, & dressez-la à demi froid dans vos moules ou sur des ardoises; il faut les mettre à l'étuve & les finir comme les autres; en les retournant, poudrez-les légérement de sucre; si vous vouliez faire cette sorte de pâte hors de la saison, vous pourriez avoir recours à la marmelade, en y joignant un peu de celles de pommes.

Clarequets de Violettes.

6. Prenez une douzaine de pommes de reinette des plus belles que vous pourrez trouver, coupez-les pour en tirer la décoction; on en fait une gelée comme celle de pommes. Vous prendrez de la violette bien épluchée que vous mettrez dans une terrine, faites bouillir un demi-septier d'eau que vous jetterez sur la violette, couvrez-la avec une assiette pour la faire enfoncer, & vous la mettrez à l'étuve du soir au lendemain; vous la passerez dans une serviette pour en exprimer toute l'eau; vous aurez soin de bien serrer la gelée de pommes dans la cuisson, & vous y mettrez votre décoction de violette comme si vous y mettiez de

la cochenille, en la tenant sur un feu bien doux, qu'elle ne fasse que frémir, & vous remuerez bien légérement avec une cuillier afin de la bien mêler & de ne la point engraisser ; vous ferez cuire au caffé autant de sucre que vous avez de décoction, mettez-y votre décoction de violette en la versant doucement, afin de décuire le sucre ; remettez sur le feu, au premier bouillon vous écumerez votre gelée & vous la ferez cuire deux ou trois bouillons couverts ; vous tremperez une cuillier d'argent dedans, si votre gelée tombe en nape & qu'elle quitte net, votre gelée sera faite ; vous la mettrez dans des moules à clarequets, & vous la ferez prendre à l'étuve.

Conserve de Violette.

7. Vous prendrez de la plus belle violette, vous en péserez deux onces, que vous pilerez dans un mortier ; en la pilant vous y mettrez une petite goutte de jus de citron, vous ferez cuire une livre de sucre à la premiere plume, vous le laisserez un peu refroidir, vous le remuerez avec une cuillier trois ou quatre tours & vous y mettrez la fleur, il faudra la remuer encore un tour & la dresser ; quand vous en aurez versez dans un moule, si vous voulez déguiser le reste, pressez-y promptement un peu de jus de citron, remuez-les avec la cuillier & versez-la dans un autre moule.

Glace de Violette.

8. Epluchez une bonne poignée de violette que vous mettrez dans un mortier pour la piler très-fine, retirez-la pour la mêler avec une pinte d'eau chaude, mettez-y fondre une demie-livre de sucre, laissez infuser une demie-heure, vous passerez ensuite cette eau au travers d'une serviette & vous la ferez prendre à la glace.

Syrop de Violette.

9. Il faut prendre la violette qui vient au commencement du printems, c'est toujours la meilleure à employer; il ne faut se servir que de la simple, la double n'est bonne que pour en extraire la couleur; on choisira le temps le plus chaud & le plus sec de la saison pour la cueillir, vous l'éplucherez, vous en ôterez le verd & vous mettrez infuser les feuilles de cette fleur dans un pot avec un peu d'eau sur la cendre chaude; mais il faut bien prendre garde que votre infusion ne bouille pas, parce que la couleur deviendroit verte, ainsi vous aurez soin de bien ménager le feu pour faire cette infusion : lorsque vous l'aurez bien préparé, vous la passerez dans un tamis & vous ferez ensuite votre syrop à caffé prêt à candir, & lorsque ce syrop sera fait, vous l'ôterez de dessus le feu & vous le passerez au tamis que vous mettrez sur un bassin où vous aurez mis votre

infusion, afin que le syrop passant à travers le tamis, tombe dans l'infusion. Aussi-tôt que le syrop sera passé par le tamis & mêlé avec l'infusion, vous remuerez bien ce mélange jusqu'à ce que le syrop & l'infusion soient parfaitement incorporés l'un dans l'autre; & quand le tout sera froid, vous le mettrez en bouteille. Il faut observer de ne pas laisser refroidir l'infusion aux fleurs pour y mettre le syrop, parce qu'en passant par le tamis & tombant dans l'infusion froide, il se figeroit sur l'infusion, attendu que le syrop est prêt à candir lorsque vous le retirez du feu; & en conservant la chaleur de l'infusion, votre syrop se mêlera plus facilement. Pour faire quatre pintes de ce syrop, vous employerez sept livres de sucre, quatre pintes d'eau, trois ou quatre œufs pour clarifier, & deux livres de sucre de violette; ces deux livres ne doivent fournir qu'une pinte de décoction; si elles en fournissoient d'avantage, le syrop ne seroit pas assez épais.

Pastilles de Violette.

10. Pour leur donner la couleur & l'odeur de violette, vous détrempez de l'indigo & de l'iris, & vous mêlez cette eau avec votre gomme; quand elle est fondue & dans le mortier, vous y ajoutez ensuite du sucre fin en poudre & vous continuez de tourner & de bien démêler le tout jusqu'à ce que

vous ayez une pâte maniable. On en forme ensuite des pastilles rondes en bâton, on les finit; si on en veut faire des rouges, il n'y a qu'à y mettre de la cochenille préparée en pilant la pâte, ou bien une cuillerée de marmelade d'épine-vinette qui soit d'un beau rouge.

Marmelade de Violette.

11. Il faut prendre une livre de belle violette épluchée, la bien piler; vous ferez cuire trois livres de sucre à la premiere plume, & vous y mettrez votre violette; vous la remettrez sur le feu pour lui faire prendre cinq ou six petits bouillons à petit feu, il faut la remuer ensuite avec une spatule & la mettre toute chaude dans des pots.

CCCCLXXXXI.
VIORNE MANSIENNE,
Mansienne, Coudre Mansienne, Valinié.

Viburnum lanterna, Linn.
Viburnum vulgare, Pin.

Les Comtois & les Provençaux mangent les fruits de cet arbrisseau comme des cornouilles.

CCCCLXXXXII.
YUCA.

En Pérou on tire de la racine d'yuca une farine avec laquelle on peut faire du pain.

CCCCLXXXXIII.
ZERUMBETH.

Zerumbethum.

La racine seche & réduite en farine de cette plante, est propre pour faire une espece de pain dont les Indiens se nourrissent dans la disette.

FIN.

SUPPLÉMENT.

SEMOULE.

ON donne ce nom à une pâte faite avec la farine de riz ou avec une fine fleur de froment & de l'eau, qu'on fait passer en filets minces par une presse criblée d'une infinité de petits trous. Ces filets étant secs, on les coupe en très-petits morceaux, qui ressemble au millet mondé, ils sont blancs ou jaunes ; s'ils sont faits avec les seules farines de riz ou de froment, ils sont blancs ; si on les veut jaunes, on met dans la pâte un peu de safran avec quelques jaunes d'œufs ; quelquefois on y met un peu de sucre pour la rendre plus agréable.

Potage de Semoule.

1. Prenez-en la quantité convenable pour le potage que vous voulez faire, faites-la mitonner sur la cendre chaude pendant deux bonnes heures, avec du meilleur bouillon & du jus de veau, mais en petite quantité de ce dernier ; quand elle est bien renflée, elle est cuite, il faut qu'elle fasse à peu près l'effet du ris quand il est bien crevé.

VERMICELLES.

C'est une pâte de la même composition que celle de la semoule, si ce n'est qu'on laisse les filets beaucoup plus longs. Quand au lieu de passer cette pâte en filets, on l'applatit & qu'on l'étend en rubans, large de deux doigts, les Italiens l'appellent *Kagnes*; si on les découpe par les côtés, ils l'appellent *Lazagnes* ; si on la forme en bâtons ronds, on l'appelle *Macaronis* ;

VER

Macaronis ; on la roule enfin en espece de bols, qu'on enfile comme des chapelets, c'est ce que les Italiens appellent *Patres*.

Potage de Vermicelles.

1. Prenez-en la quantité d'une demi-livre, jettez-la dans l'eau bouillante, & ensuite dans l'eau fraîche ; faites égoutter ensuite sur un tamis & faites cuire dans d'excellent bouillon pendant une heure, puis dressez & servez avec un peu de bouillon, jus de veau, coulis blanc ou autre, garni de parmesan rapé, gruyeres ou autre fromage. Le parmesan est le meilleur.

LIQUEURS VINEUSES,
TRÈS EN USAGE PARMI LES NEGRES ET LES SAUVAGES.

Boisson appellé Ouycou.

1. Prenez deux cassaves, une douzaine de patates, cinq pintes de syrop de cassine canne, une douzaine de cannes coupées par morceaux ; concassez le tout & les mettez dans cinquante pintes d'eau ; fermez le vaisseau & laissez le tout fermenter pendant deux ou trois jours ; écumez ce qui sera au-dessus & filtrez la liqueur.

Vin d'Acajou, d'Ananas & de Genipaïer.

2. Prenez tant que vous voudrez des sucs de pommes d'Acajou, d'Ananas & de Genipaïer, laissez-les fermenter pendant deux jours, écumez la liqueur & la filtrez.

Tt

Boisson appellée Maby.

3. Dans vingt-cinq pintes d'eau & quatre pintes de syrop mêlées ensemble, mettez douze patates à *maby*, & autant d'oranges sauvages concassées, passez la liqueur après vingt-quatre heures de fermentation.

Vin de Banane.

4. Passez au travers de l'*hébichet*, (tamis qu'on employe pour passer la farine de manihot) des bananes bien mûres ; mettez cette pulpe en tourteaux, que vous ferez sécher au soleil ou sous les cendres chaudes, délayez cette farine dans l'eau, c'est une boisson très-agréable & très-nourrissante.

EXTRAIT DU TRAITÉ OU ABRÉGÉ DES PLANTES DE SAINT-DOMINGUE, PAR M. POUPPÉ DES PORTES, MÉDECIN DU ROI.

PLANTES NOURRISSANTES.

Liste des herbes & arbrisseaux dont les racines servent à la nourriture.

Artichaut de Jérusalem.
Gingembre.
Igname blanche.
Igname violette. On fait bouillir l'igname, elle est de facile digestion & ne fatigue point l'estomac.
Manihot blanc.
Manihot gris.
Manihot rouge ou violet & blanc en dedans.
Manihot doux. On rape la racine de manihot sur une grage de cuivre, on la met à la presse pendant vingt-quatre heures pour en exprimer le suc qui est

un poison; on la fait cuire ensuite en forme de galette sur une platine de fer. Cet aliment est le pain des Negres & des Sauvages.

Patates blanches à grosses racines, dites à gros bois.

Patates blanches moins grosses, dites à suif.

Patates violettes en dehors & blanches en dedans.

Patates violettes en dedans & en dehors, dites à meby.

Patates jaunes à feuilles luisantes.

Patates d'un jaune d'abricot, dites du samana. On fait cuire les patates dans l'eau ou sur les charbons ardens, ce qu'on appelle aux Isles *Boucanner*. Cet aliment est pesant & très-venteux.

Pomme de terre de l'Amérique, racine de très-difficile digestion.

Truffe blanche.

Liste des herbes & arbrisseaux dont les semences servent à la nourriture.

Gigeri ou Lazeli.
Maïs.
Petit Mil d'Affrique à panache plus fournie.
Petit Mil ordinaire.
Petit Mil à chandelle.
Pois à savon blanc.
Pois à savon marbré.
Pois à savon rouge.
Pois blancs ovales, dits pois chicanes.
Pois blancs ovales & durs, dits Pois bourcousson.
Pois de Saint-Domingue, dits à Negres.
Pois de Saint-Domingue jaunes.
Pois de Saint-Domingue blancs, dits Pois inconnu.
Pois damas semblables aux haricots de France.
Pois dits sorciers noirs, ou marqués de noir.
Pois rouges.
Pois dits casse-canari ou à pigeon.
Pois à siliques très-longues & très-dures.

Pois de France, dits petits pois.
Piſtache de Saint-Domingue.
Piſtache ou Pois de terre plus gros.
Riz ordinaire.

On fait avec la farine de Maïs un aliment qu'on appelle *Mouſa*. On délaye cette farine dans l'eau, & on la fait cuire en conſiſtence de bouillie épaiſſe & un peu dure, on la met enſuite en tourteaux & on y mêle de l'huile de gigori ou la ſemence de cette plante broyée; on peut faire la même pâte avec la farine de petit Mil ordinaire & de petit Mil à chandelle.

On appelle *Plau* un aliment qu'on fait avec la groſſe farine de Maïs, qu'on fait devenir en grumeaux & qu'on aſſaiſonne avec les ſemences de Gigeri & de Piment; mais ſur-tout avec la décoction de viande ſalée ou de morue dont on l'imbibe. Ces alimens ſont ſains.

Liſte des Plantes potageres de l'Amérique.

Beringene jaune.
Beringene violette.
Choux caraïbe verd.
Choux caraïbe violet.
Choux caraïbe petit & verd.
Choux palmiſte.
Concombre ordinaire, dit de l'Europe.
Concombre petit & épineux.
Concombre petit, jaune & poli.
Creſſon de ſavane.
Epinars doux.
Epinars grands, nommés par le P. Labat, *Sacra Malon*.
Giromon verd.
Giromon jaune & gros.
Giromon jaune & petit.
Gombo grand.

Gombo petit.
Kaïa ou Mouzambai.
Melon d'eau.
Melon d'Espagne verd.
Melon ordinaire, dit de France.
Morelle, dite Lamare.
Oseille de Saint-Domingue.
Patagon.
Piment à petit fruit rouge, dit à chien.
Piment rouge à gros fruit.
Piment doux.
Sarriette grande de Saint-Domingue.
Sarriette petite.
Taumatte rouge.
Taumatte jaune.

De ces Plantes cuites on prépare un aliment qu'on nomme *Calalow* ; il est très en usage & très-sain, & il est de tous les ragoûts que les Sauvages & les Negres ont communiqués aux Européens, celui qu'on doit le plus estimer. La façon la plus ordinaire est de le faire avec les feuilles & les bourgeons des épinars, des choux caraïbes, de morelle, de kaïa, de patagon & de petit gombo, les bourgeons & les fruits coupés par tranches du grand gombo, le pourpier & les feuilles tendres de patates ; on fait bouillir quelques-unes de ces herbes, on les exprime & on les fait rebouillir & achever de cuire, en y mêlant de la *mentaigue* ou graisse fraîche, dite saindoux, ou un morceau de viande de cochon, ou d'autre viande salée, ou enfin avec de la morue. On assaisonne ce mets avec le piment & le suc de citron. Si les Bourgeons & les fruits de gombo dominent, on appelle alors ce ragoût *gombo*.

Liste des arbres dont on mange les fruits.

Abricotier à gros fruit.
Abricotier à petit fruit.

Acajou à fruit rouge & en mamelon.
Acajou à fruit rouge & un peu rond.
Ananas, dit à Pitte.
Ananas épineux à grand fruit en cône.
Ananas à fruit jaune en cône, dit à gros yeux.
Ananas épineux à fruit ovale & chair blanche.
Avocatier à fruit rond en mamelon.
Avocatier à fruit verd ovale.
Avocatier à fruit oval & violet.
Bananes longues & grosses.
Bananes courtes, dites Figues à cochon.
Bananes petites, dites Figues masquées.
Bergamotier.
Bois d'Inde.
Brignolier jaune.
Brignolier violet.
Cacao.
Café.
Canelier de l'Amérique.
Caïmitier à gros fruit.
Caïmitier à fruit rond & petit.
Caïmitier sauvage à petit fruit.
Cerisier de l'Amérique.
Chader ou Citron de la Barbade.
Citronier de Portugal.
Citronier doux.
Citronier sauvage.
Corossolier à fruit épineux.
Corossolier, dit Cachyman ou Cœur de Bœuf.
Corossolier, dit pomme de cannelle.
Courbaril.
Cyrovenne verte.
Cyrovenne violette ou pourpre.
Cyrovenne d'Espagne.
Daltier.
Figuier ordinaire ou d'Europe.
Genipayar.
Goyavier à gros fruit blanc.
Goyavier à petit fruit verd framboisé.
Grenadier à fruit aigre.

Grenadier à fruit doux.
Grenadier nain à petit fruit.
Jaune d'œuf.
Icaquier à fruit noir.
Icaquier à fruit blanc.
Icaquier à fruit violet.
Marigovia.
Micacouïllier.
Monbin.
Noisetier des Isles.
Noyer de l'Amérique.
Oranger ordinaire à fruit doux.
Oranger de la Chine.
Oranger sauvage à fruit peu amer & âcre.
Oranger sauvage à fruit aigre & amer.
Oseille de Guinée rouge.
Oseille de Guinée blanche.
Papaïer.
Poix doux.
Raisinier du bord de la mer.
Raisinier de montagne.
Raisin de coudre.
Roquette.
Sapotillier à fruit âpre & oval.
Sapotillier à fruit petit.
Tamarin.

On confit avec le sucre les fruits d'Abricotier, d'Acajou, de Cacaos, d'Ananas, des Citrons, de Papaïer, de Cerisier, de Goyavier & d'Oseille de Guinée. On fait avec le fruit des trois derniers, le suc d'Orange, de Monbie, de Corrossolier & des Citrons, des gelées très-transparentes, très-bonnes pour la santé & très-agréables au goût.

Fin du Supplément.

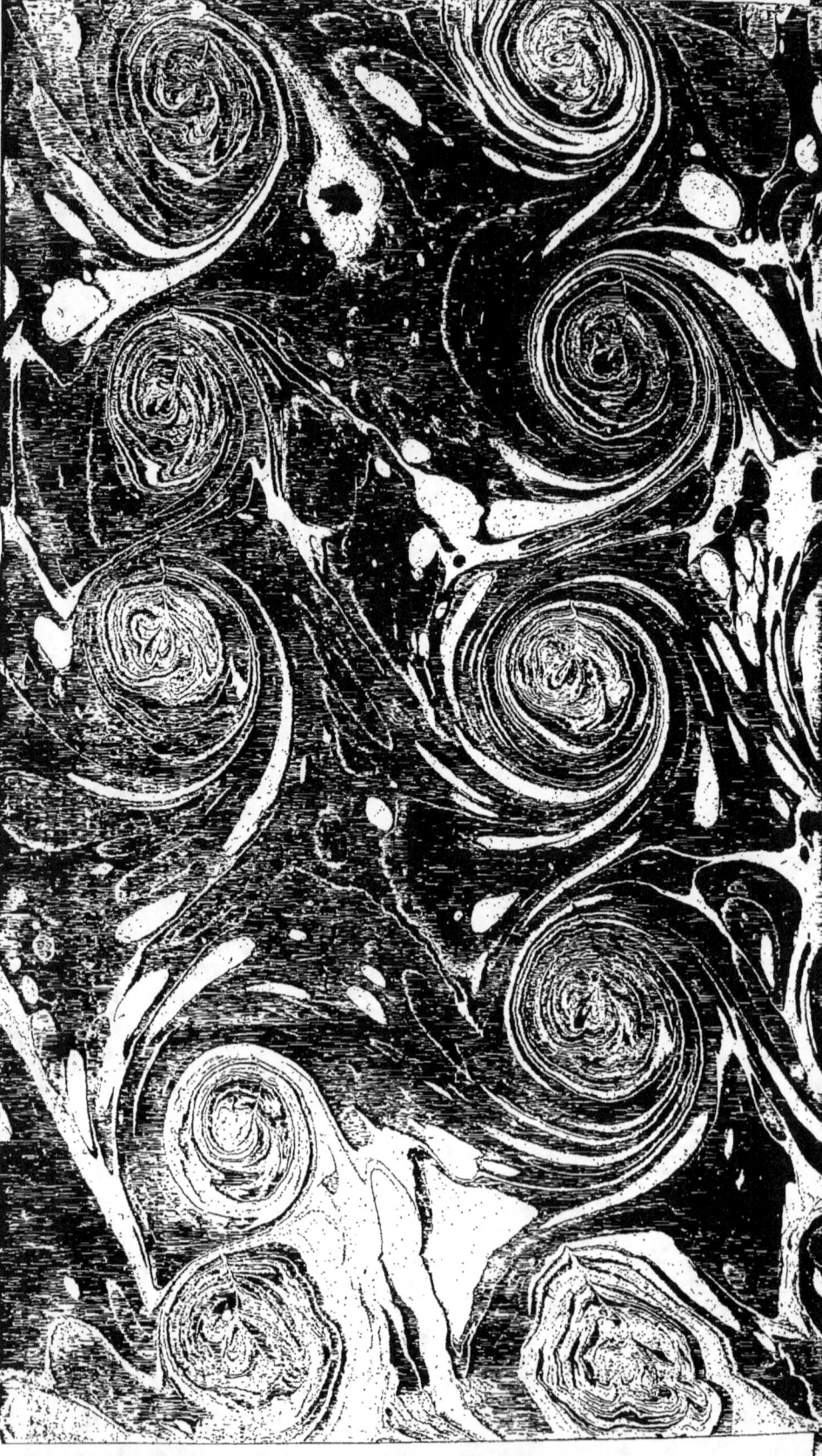

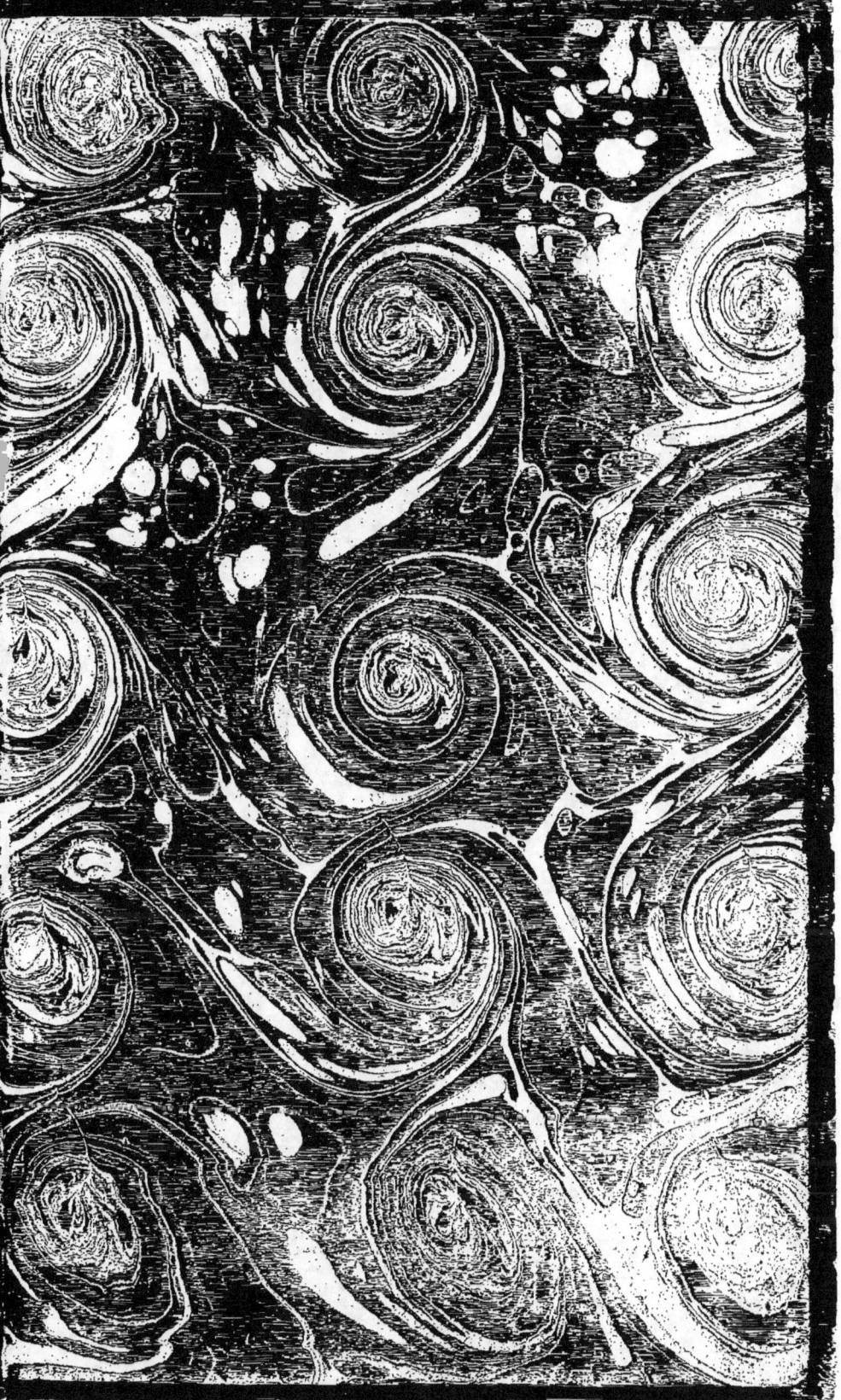

www.ingramcontent.com/pod-product-compliance
Lightning Source LLC
Chambersburg PA
CBHW050059230426
43664CB00010B/1374